아기치과 입문서

구강기능 & 치열

DaehanNarae Publishing, Inc.

SK V1 Tower 1507
Younmujang 5 gagil 25, Sungdong-gu,
Seoul 04782, Korea
TEL: +82-2-922-7080
FAX: +82-2-922-0841
E-mail: nrpub@naver.com
Website: www.nrbooks.kr

Original Japanese Title: 0歳からの口腔機能と歯列の育て方
益子正範 著

아기치과 입문서—구강기능 & 치열

발행일 2022년 1월 5일
저자 Mashiko Masanori
감수 이재천
역자 이효설·강정민·이고은
발행인 최용원
편집디자인 김애선
표지디자인 김애선
교정·교열 윤수현
발행처 **대한나래출판사** (등록 제2012-000051호/1994.6.10)
주소 서울시 성동구 연무장 5가길 25, 성수역 SK V1 Tower 1507호
전화 (02) 922-7080
팩스 (02) 922-0841
이메일 nrpub@naver.com
홈페이지 www.nrbooks.kr

ISBN 978-89-5741-828-4

정가 30,000원

Printed in Korea

아기치과 입문서

구강 기능 & 치열

'아기치과' 입문자를 위한 기본 지식과 실천 노하우

Mashiko Masanori (益子正範) 저
이 재 천 감수 | 이 효 설·강 정 민·이 고 은 역

dh 대한나래출판사

저자 약력

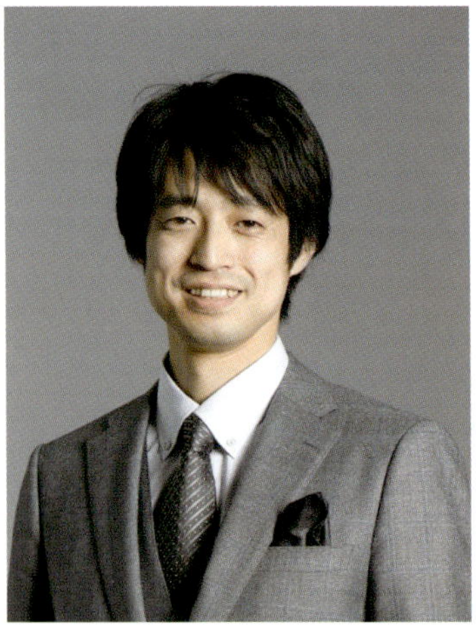

Mashiko Masanori (益子正範)

2006년	오카야마대학 치학부 치학과 졸업
2006년~	쓰쿠바대학 임상의학계 치과구강외과 연수의
2008년~	효고현 마쓰무라치과의원 상근 근무
2009년~	와카야마현 가나오치과의원 상근 근무
2011년~	도쿄도 산신카이히카리치과의원 상근 근무
2013년	이바라키현 히카리치과의원 개원
2014년	의료법인 히카리치과의원 설립
2019년	보육교사 면허 취득

〈주요 소속학회 등〉

일본소아치과학회, 일본인류학회, 일본연하의학회, 일본소아이비인후과학회, 일본계량생물학회, 아기치과 네트워크, 악안면구강육성연구회

발간사

이 책의 제목인 '아기치과'란 익숙하지 않은 용어이다. 필자가 속한 '일반사단법인 아기치과 네트워크'에서는 '학과명'이 아닌 '일반 명칭'으로 사용하고 있다. 아기치과의 목적은 신생아기부터 관리하여 건전한 신체 구조와 기능을 발달시켜서, 장래에 어떤 치료가 필요하더라도 대응할 수 있도록 하는 것이다. 그러나 안타깝게도 일부에서는 잘못 해석되기도 한다. 아기치과는 장래 치과치료가 불필요하게 만드는 것이 절대로 아니다. 만일 환자에게 이러한 오해를 일으킨다면 무책임한 것이다. 아기에 대해서는 아직 모르는 것이 많다. 아기치과는 그것부터 시작하는 학문이다.

그러던 중에 아기치과에 대한 집필 기회가 생겼다. 소아치과 전문의가 아닌, 소아치과를 표방하는 일반의사인 필자가 집필한다는 것이 맞지 않을 수도 있겠지만, 현재 알고 있는 '아기치과'의 정의를 널리 알리고 싶어서 이번 기회에 펜을 들었다. 또한 경험이 풍부한 소아치과 전문의 선생님들 덕분에 많은 것을 공부하고 경험하게 된 것도 집필 배경이 되었다.

아기치과에 대해서 공부하다 보면 내용이 다방면에 걸쳐 있어 취합이 어렵고 시간이 걸리게 된다. 기초부터 공부하면서 보육교사 자격도 취득하게 되었다. 아기에 대해 골똘히 생각하다 보면 로봇 공학까지 생각하게 된다. 그 정도로 아기치과는 넓고 미개척된 영역이다. 치과뿐만이 아닌 다른 의료 관련직과의 연계도 필요하다. 그런 점까지 고려하여 집필해 보았다.

이 책의 내용은 다른 의료 관련직과 함께하면서 얻은 지식과 노하우이다. 전반에는 아기치과를 도입하는 데 알아두면 좋은 것, 즉 아기 발달 기본 지식과 아기치과 콘셉트를 서술하였다. 후반에는 실제 진료내용과 증례를 소개하였다. 입문자도 이해하기 쉽도록 사진을 많이 활용하였다. 진료에 널리 활용된다면 행복하겠다. 또한 이 책은 아기치과의 모든 것이 아니며 어디까지나 입문서이다. 이 책을 계기로 아기에 관한 지견을 넓혀 볼 것을 권유한다. 또한 지역의 다양한 관련직과 연대하면 좋겠다.

※

지금까지 많은 것을 가르쳐 주신 Okazaki Yoshihide, Ishida Fusae, Mitani Yasushi, Kanao Kousyou 그리고 집필의 계기를 만들어 주신 Sekizaki Kazuo 선생에게 마음 깊이 감사드린다. 앞으로도 선생님들께 받은 가르침을 확실히 익히고, 주치의로서 지역에 공헌하며 과학적으로도 아기치과를 발전시키도록 노력하겠다.

2020년 2월

Mashiko Masanori (益子正範)

감수의 글

소아치과의사라는 직업을 운명으로 받아들여 살아온 지 35년이 되었다. 처음 10년은 별다른 고민 없이 매일 찾아오는 충치질환을 겪는 아이들의 수복치료를 반복하였는데 언제부터인가 단순히 입안에 우식질환, 잇몸질환이 없는 것이 건강한 것이 아니라 입, 즉 구강이 제 기능을 제대로 하는 것이 건강이라는 생각을 하게 되었다. 그런 고민을 하던 중 2012년에 영국의 John Mew 선생님 댁에서 Mashiko Masanori 선생님을 처음 만나 같이 이야기를 나누며, 어린이의 성장발육 연구에 대한 선생님의 강한 열정을 느끼게 되었다. 그 후로도 일본의 JSCG(일본 두개안면성장연구회) 학회 때마다 연자로 선 선생님의 발표 내용에 탄복한 바 있다.

일본의 아기치과 네트워크(Baby Dental Network)는 소아치과의사뿐 아니라 일반치과의사, 보육지도사, 소아과, 모유지도사 등 여러 직군의 전문가들이 모여, 출생 전 지도를 포함해 출생 직후부터 2세 전까지 영유아의 전신 발달과 두개안면의 기능적, 형태적 발달과 성장을 지원하는, 매우 의미 있고 중요한 영역을 연구하고 임상에 적용하는 분들의 모임이다. 그 모임에서 중추적 역할을 하고 있는 Masanori 선생님의 책을, 평소 기능소아치과학에 대해 관심을 가지고 연구에 매진하고 계신 이효설 교수님이 번역하셨고, 필자는 이를 감수할 영광을 얻게 된 것이다.

아기치과 영역은 국내에서는 아직 생소한 영역이지만 이번에 발행되는 이 책이 아기치과, 보육치과, 성장유도학으로 이어지는 기능소아치학의 초석이 될 것을 의심치 않는다.

2021년 11월

CDC어린이치과 **이 재 천** 원장

감수자 약력

이 재 천

- 1986년 서울대학교 치과대학 졸업
- 1995년 서울대학교 치의학박사
- 1995년~현재 서울대학교 치과대학 겸임교원
- 현재 CDC어린이치과 대표원장

역자의 글

구강이 우리 몸의 건강상태를 비춰 주는 거울이라는 측면에서 '생애 초기의 구강'은 평생의 전신 건강에 있어 매우 중요하다. 그러나 일반적으로 치과는 '치아'를 치료하는 곳이라 생각하기 때문에 치아가 없는 아이들이 치과에 오는 일은 드물다. 국내 소아청소년치과학 교과서와 미국소아치과학회 가이드라인에서도 생후 12개월 이전이나 첫 치아가 맹출하는 시기에 치과에 방문할 것을 추천하고 있는 것도 이러한 이유 때문일 것이다. 하지만 출생 직후부터 아이의 구강 형태는 변화하기 때문에 전신 및 구강의 기능 습득을 도와주기 위해 치과의사의 관심과 노력이 필요하다.

'아기치과'는 태어나서 18개월까지의 아기를 위해 치과의사로서 관심 있게 봐야 하는 모든 것들을 다루게 된다. 연하와 저작 같은 구강기능 획득뿐만 아니라 식습관, 자세, 육아 환경에 대해 월령별로 확인해야 하는 사항들을 알 수 있다. 아기는 계속해서 성장하며 기능과 형태가 변화해 가기 때문에 아이의 발달에 따른 기능과 형태의 상호작용을 파악함으로써 치과의사는 아이가 가질 수 있는 발육 가능성을 최대로 끌어올리는 데 도움을 줄 수 있을 것이다.

역자 모두 소아치과의사이자 가정에서는 아이들을 키우는 엄마로서, 병원에서도 집에서도 아이를 건강하고 바른 형태로 키우고자 노력하고 있다. 아이들의 구강기능 이상에 대해 관심을 가지던 중 '아기치과 입문'을 번역하게 되어 기쁘게 생각한다. 앞으로 국내에서도 이에 대한 관심이 높아져 아기치과가 더욱 활성화되기를 기대한다.

2021년 11월

역자 일동

역자 약력

이 효 설

- 2005년 연세대학교 치과대학 졸업
- 2015년 연세대학교 치의학박사
- 2012~2015년 연세대학교 치과병원 소아치과 임상연구 조교수
- 현재 경희대학교 치과대학 소아치과 조교수
  대한소아치과학회 보험이사
  대한장애인치과학회 국제이사
  김재원, 김지원 엄마

강 정 민

- 2011년 연세대학교 치과대학 졸업
- 2015년 연세대학교 치의학박사
- 2015~2017년 연세대학교 치과병원 소아치과 강사, 임상연구 조교수
- 2017~2019년 연세대학교 의과대학 약리학교실 연구 조교수
- 현재 연세대학교 치과대학 소아치과 조교수
  조아인, 조아연, 조아윤 엄마

이 고 은

- 2014년 연세대학교 치과대학 졸업
- 2021년 연세대학교 치의학박사
- 2018년 연세대학교 치과병원 소아치과 강사
- 2019년 경희대학교 치과병원 소아치과 강사
- 현재 경희대학교 치과병원 소아치과 임상연구 조교수
  김하연 엄마

목차

Part 3 —지금까지의 치과적 대응과는 다르다!— 아기치과만의 사고방식 ······ 27

Part 4 아기치과의 구체적인 내용 ······ 41

목차

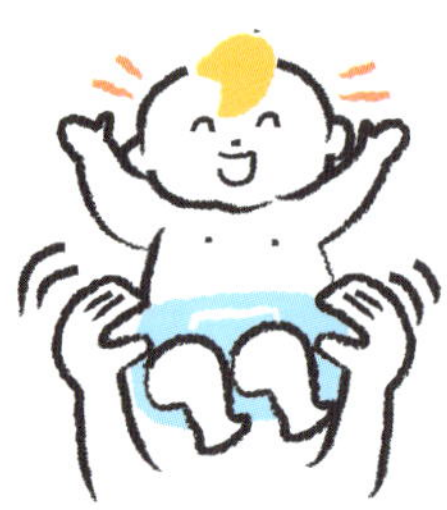

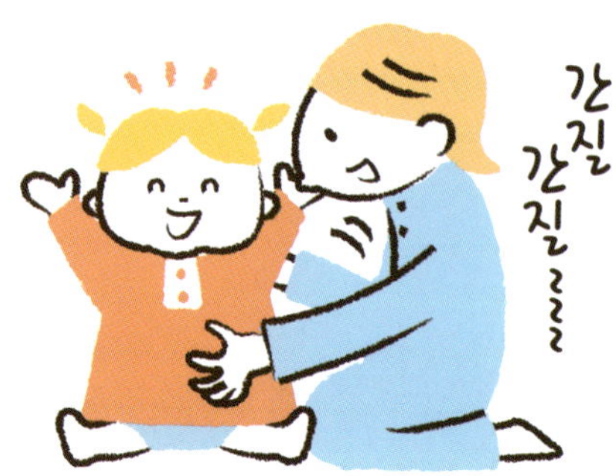

Part 5 증례로 본 아기치과 진료에 따른 변화 ··· 91

목차

칼럼

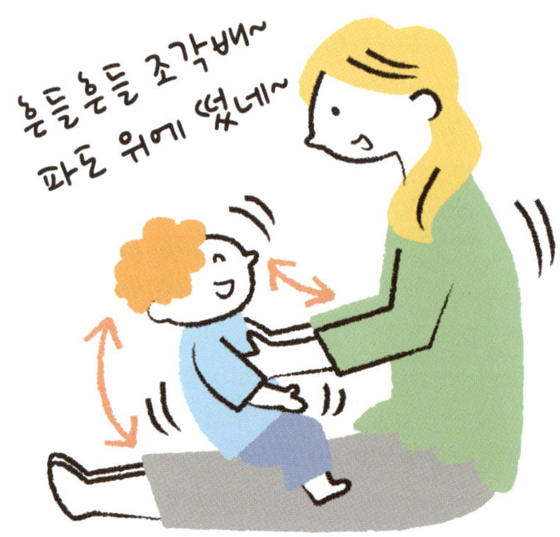

Part 1

왜 '아기치과'가 필요한가

'아기'의 연령을 정하기는 어렵지만,
이 책에서는 생후~1년 6개월경까지를 '아기', '유아'라고 칭한다.

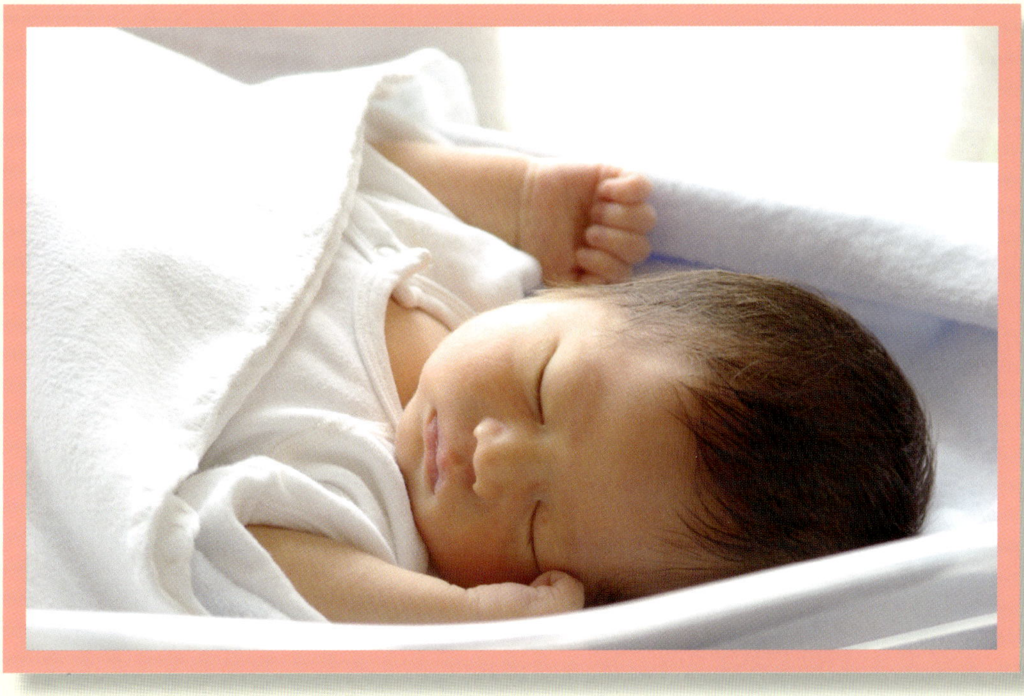

'아기치과'가 필요한 이유 ①

새로운 움직임 —소아 구강기능발달부전증에 대한 보험급여 인정

일본의 연간 출생률은 제1차 베이비 붐(1947~1949) 270만 명, 제2차 베이비 붐(1971~1974) 210만 명을 피크로 해마다 감소하고 있다. 2016년에는 처음으로 100만 명보다 적은 97만 6,978명이 태어났다[1].

지금 태어나는 아기들의 생활환경은 빠르게 변화하고 있다. 식생활을 포함한 생활양식도 이전과는 매우 다르다. 생활양식은 아이들의 발육에 여러 가지 영향을 미쳐서 두개안면구강영역의 형태와 구강기능이 변화하고 있음을 느끼는 치과의사도 적지 않다.

2018년부터 소아 구강기능발달부전증에 대해서 소아 구강기능 관리 가산을 보험점수로 도입하자는 새로운 움직임이 시작되었다. 이것은 꼭 도입되어야 하는 일이다. 필자가 스승으로 모시는 분들이 쌓아온 소아치과에서의 노력이 결국 인정되었다는 느낌이었다.

소아 구강기능발달부전증은 소아치과뿐만 아니라 많은 치과의원을 대상으로 하고 있다. 아이들과 실제로 접하는 치과의사는 일반개업의가 많기 때문이다. 성인만이 아니라 노년기 구강기능의 토대가 소아기에 있다고 생각하면 소아기의 문제는 치과의료 전체의 문제이다.

칼럼

'아기치과' 후에는 '돌봄치과'를[2]

'아기치과'는 0세~1년 6개월 정도까지의 영아기가 대상이다. 그 이후의 유아기가 되면 다음 단계인 '돌봄치과'로 이행한다. 그 시기는 어린이집과 유치원 또는 가정에서의 육아가 생활의 중심이 된다.

발달기 치과의료학이라고도 하는 돌봄치과는 '치아우식학(cariology)'만이 아니다. 구강기능발달은 그 시기에만 할 수 있는 것이 있다. 아기치과에서 했던 기초를 돌봄치과에서 발전시키는 것이 중요하다. 구강기능에 관한 조언과 보건지도 외에도 전신적인 것과 생활에 관한 정보제공, 지도가 필요하다. 최근에는 이런 돌봄치과가 주목받고 있다.

‘아기치과’가 필요한 이유 ②

동네치과의원, 구강 관리는 아기 때부터!

치과의원은 전 생애에 걸쳐 환자를 본다는 특징이 있다. 이는 1차 의료기관으로서의 역할을 하면서 보편적 예방의료기관으로서의 사회적인 기능을 함을 의미한다. 보건복지부는 지역에 있는 일반개업의에게 치과 주치의를 맡기려 하고 있다. 의과에서도 ‘류마티스과’와 ‘당뇨전문내과’처럼 전문성이 높은 진료과가 있는 한편, 생애의료를 담당하는 분야로서 ‘통합진료과’와 ‘가정의학과’가 주목받고 있다.

필자는 오카야마 치과대학을 졸업하고 구강외과에서 수련을 받았다. 고령자 진료 외에도 구순구개열과 선천성 유전질환을 가진 아동을 진료하기도 했다. 전문성을 추구하는 것은 좋은 일이지만, 구강외과의사나 교정의사라도 아이들의 구강기능발달부전을 조기에 발견하고 개선할 수 있다면 좋을 것이다. 이렇게 ‘전 생애에 걸쳐 본다’고 생각하면 ‘아기’도 시야에 둘 수밖에 없다.

아기는 태어나자마자 모유와 분유로 영양을 섭취하면서 (정확히 말하면 태어나기 전부터) 입을 사용하기 시작한다. 일부 의원에서는 이 시점에서부터 진료를 시행하고 있다. 건강한 아이와 장애가 있는 아이의 구별 없이 이 시기의 발달을 지원하는 것이다. 바른 구강의 사용법을 몸에 익히기 위해서는 신생아기 구강발육부터 시작해야 한다. 그래서 신생아 보호자에게 구강에 대한 정보를 알려 주어야 한다. 또한 한 개체는 자라면서 치아우식증과 치주질환에 이환될 수 있다. 이런 질환의 첫 번째 예방책은 바른 구강기능과 골격의 성장 및 치열의 확립이다. 병에 잘 걸리지 않는 몸의 기초가 만들어지면 치아를 오래 유지하고 건강한 인생을 보낼 수 있다.

이러한 필자의 견해는 ‘아기치과 네트워크’라는 모임을 통해 공유 및 발전되고 있다. 아기치과 네트워크는 ‘생애에 걸쳐’, ‘0세부터 접근’을 콘셉트로 아이들의 건강한 성장과 발달에 대해 공부하는 연구회이다. 대표이사 Ishida Fusae 선생(치과의사)이 2008년에 ‘아기에게서 배우는 세미나’를 이바라키현 쓰쿠바시에서 설립했고 2014년부터 ‘아기치과 네트워크’라고 변경했다. 아기치과 네트워크는 구강만이 아닌 전신의 발달에 대해서도 전문성이 높은 세미나를 개최하여, 치과의사를 중심으로 치과위생사는 물론, 의사, 조산사, 보육교사 등 여러 직종이 참가해서 공부하고 있다. 특히 요즘은 관심을 가진 사람이 늘어나서 시대의 흐름을 실감하고 있다.

'아기치과'가 필요한 이유 ③

현대적인 생활환경이 구강기능 저하와 형태 변화를 야기하고 있다

❶ 최근에 나타난 신체 변화

19세기 반경, Darwin은 생물다양성 이론을 제시했다. 생물다양성 이론은 생물이 진화과정에서 무엇을 획득하고 무엇을 버리게 되는지를 생각하는 것이다. 1991년에는 현대의 의학적 문제를 해결하기 위한 '진화의학', '다윈의학'이 탄생했다[3]. 예를 들면, 당뇨병과 고혈압은 많은 병의 원인이지만, 진화의학의 관점에서 보면 이것은 배고픔을 극복하려고 나타난 신체적 특징이자, 생명을 지키기 위한 방어반응이다. 즉, 사람의 몸에는 정말 흥미로운 역사가 새겨져 있다.

인류 역사상 현대처럼 생활환경 변화가 사람의 몸에 영향을 미친 적이 없는 것 같다. 필자의 고향은 이바라키현으로 자동차가 생활필수품이었다. 가까운 마트에 갈 때도 자동차로 이동하는 것이 일상적이어서 자동차가 없으면 매우 불편했다. 그것은 어른만이 아니라 아이들도 마찬가지였다. 도보보다는 버스 통학을 하는 경우가 많았다. 지역 차가 있겠지만, 걷는 거리와 몸을 움직이는 시간이 감소하는 것은 시대의 흐름인 것 같다. 걷지 않으면 근력이 저하된다. 최근에 이러한 신체 변화에 대한 여러 가지 보고가 있으며, 이 중 Narumoto의 보고가 매우 흥미롭다[4].

시대에 따른 임신 후기 여성의 골반 형태

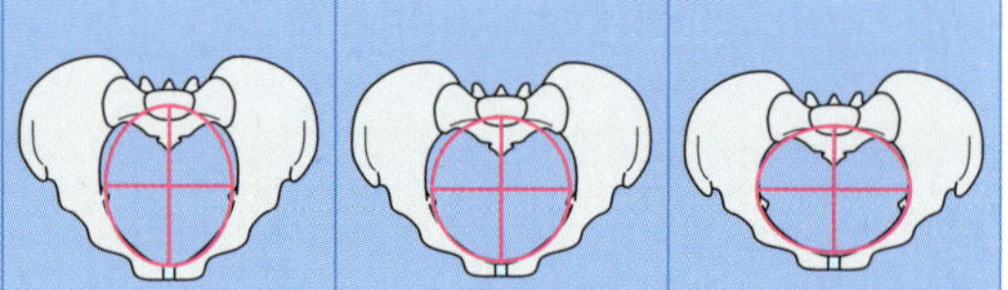

	종형	환형	편평형
2010~2012년	47%	45%	8%
	↑ 약 2배 증가		↑ 반감
1980년	25%	58%	17%
1960년	8%	60%	32%

참고문헌 5를 인용하여 수정

Narumoto는 시대에 따른 임신 후기 여성 골반 형태의 비율을 비교했다. 직립보행에 적합한 편평형 골반은 감소하고, 유인원형 골반의 비율이 증가하고 있다고 하였다. 이 내용은 Takahashi의 연구와 같다[5]. 이런 결과는 어떤 의미에서는 '인류의 진화'일지도 모른다. 현대인의 근력 저하를 연구한 Masaki[6,7]와 Abe[8]의 데이터와 함께 생각하면, 근력 저하와 함께 골반 형태가 변화하고 있는 것 같다. 신체 변화는 골반만이 아니다. 우리의 전문 분야인 악골에도 변화가 나타나고 있다.

일반적으로 상악골은 구개골과 접형골에 접촉하는 후방부 골첨가에 의해 전하방으로 성장한다[9]. 그러면서 좌·우 폭경과 전·후 길이가 커진다. 한편 하악골은 상악골의 성장에 따라 형태가 변한다. 하악 구치부는 상악골성장에 따라 수직 또는 설측으로 맹출한다. 상악골성장이 어떤 원인으로 손상된 경우에는 하악골성장이 부진하다. 즉, 하악골성장은 상악골성장의 영향을 받는다. Kasai 등은 신석기시대 사람과 현대인의 하악골을 조사한 결과 현대인에서는 상·하악골을 포함하여 골형태 변화가 있다고 하였다[10]. 또한 시대 변화와 함께 생활습관 변화로 인한 구강기능발달부전으로 골첨가가 부족해졌다고 하였다. 그 외에도 일상적인 저작력이 상악의 양호한 성장에 영향을 준다고 하였다[11,12].

이렇게 악골도 신체의 일부이며, 신체발육에는 생활습관이 크게 영향을 준다는 것이 알려지게 되었다.

❷ 악골에 영향을 미치는 '자세'

1900년대 John Mew(영국)는 '입술을 다무는 것', '혀가 입천장에 닿아 있는 것', '안정 시에 가볍게 치아가 맞물리는 것'이 중요하다고 하는 'Tropic Premise'의 개념을 제창하였다. 그는 Tropic Premise를 바탕으로 한 Orthotropics란 치료 방법을 고안하여 형태와 기능의 관계를 이론적으로 체계화하였고, 치열로 표현되는 형태 중심 치료와 구강기능에 대해서는 근기능요법을 시행하였다. Mew는 '성장', 즉 "시간축상에서의 '형태의 발육'과 '기능의 획득'이 치아가 교합하는 것처럼 변화해 간다"라고 하는 사고방식을 확립하였다. 또한 '자세'와 '호흡'이라는 개념을 추가하여 성장기 필요충분조건으로서 전신과의 관계성을 강조하였다(자세한 것은 Mew의 저서 참조)[13].

최근에 자세가 악골발육에 큰 영향을 미친다는 것이 알려졌으며[14], 호흡도 주목받고 있다[15]. 현대 생활은 근력 저하를 야기하고, 그 결과 악골발육부전이 일어난다. 적게 걷는 것뿐만이 아니라 스마트폰과 게임의 영향도 있다. 스마트폰의 장기적인 사용으로 머리가 숙여지면서 좋지 않은 자세가 유도되어, 거북목 같은 증상이 빈번하게 나타난다. 스마트폰과 게임은 모두 중독성이 있으며 호흡에도 영향을 미친다. 화면에 대한 중독성과 흥분 같은 뇌과학적인 문제도 있는 것 같다[16]. 반면 독서는 극단적으로 이상한 자세를 취하는 경우는 적고, 자세에 신경을 쓰면 큰 문제가 되지 않는다.

최근 문제시되고 있는 자세와 호흡, 구강의 관계는 치과만이 아닌 사회적으로도 주목받고 있다.

자세와 악골의 관계

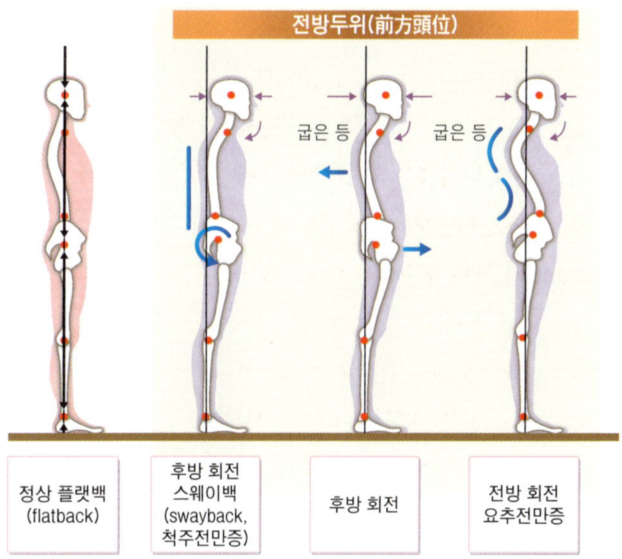

참고문헌 17, 18을 인용하여 수정

'아기치과가 필요한 이유' ④

과거와는 다른 아기의 육아 환경

❶ 현대 육아 환경과 육아 담당자

최근 가족 형태는 현저하게 변화하고 있다. 핵가족(부부, 부부와 아이, 한부모 가정)이 증가하고 있다[19]. 또한 워킹맘들이 육아와 일을 양립할 수 있도록 '저출산 사회대책'과 '인구계획' 등이 만들어졌다. 남성의 육아참여와 육아휴직을 촉진하는 제도도 활성화되고 있다. 이러한 핵가족화, 여성의 사회 진출 및 인구의 도시 집중화 등의 결과로 육아의 대부분은 가정 밖에서 해결되고 있다. 원래 사람은 집단으로 사회를 형성해서 생활하는 동물이다[20]. 그렇게 생각하면 현대의 핵가족은 부자연스럽다. 가정 밖에서 육아를 담당하는 대표적인 기관은 '어린이집'과 '유치원'이다. 즉, 사회적으로도 아이들에게도 '어린이집'과 '유치원'의 역할은 이전보다도 커졌다.

요즘에는 어린이집 대기가 사회문제화되고 있으며, 문제 해결을 위해 어린이집 수를 늘리고 있다[21]. 여성의 사회 진출을 위해서는 좋은 대책이지만, 반면에 가정 육아의 기회가 줄어들고 있는 것을 의미하기도 한다. 조부모와 손주가 같이 살면서 대가족 및 지역사회 협력을 통한 커뮤니티 육아에서 어린이집을 통한 집단육아로 변화하면서, 육아 환경과 육아 담당자가 달라지고 있다.

어린이집 대기 원아 수와 어린이집 이용률 추이

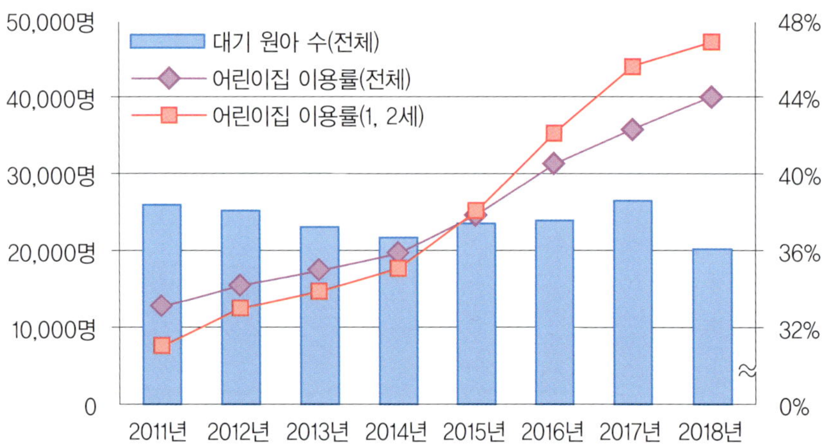

❷ 여러 가지 어린이집 운영방식

어린이집의 역할은 아이들을 맡아서 육아하는 것만이 아니다. 양육에 대한 상담과 사회제도 정보를 제공하는 사회적 역할로 워킹맘을 돕는다[22].

어린이집의 형태는 여러 가지이다. 어린이집 시설기준은 아동복지법에 규정되어 있다[23]. 지역과 시설에 따라 넓은 실외공간이 있는 곳도 있지만, 실외공간이 없는 곳도 있다. 가정어린이집도 어린이집으로 분류되지만, 그 규모와 형태는 실제로 여러 가지이다. 넓은 실외공간이 있는 어린이집에서는 외부 활동량이 많아 자연과 접촉하는 기회도 많다. 이처럼 어린이집에 따라 아이들의 발육에 미치는 영향이 각각 다르다.

또한 어린이집 방침도 다르다. 예를 들어, 맨발을 추천하는 어린이집이 있고 맨발을 금지하는 어린이집도 있다. 맨발로 생활하면 손·발 자극과 뇌자극이 커질 것이다. 한편 소규모 보육은 아이마다 눈이 닿기 때문에 발달에 대해 섬세하게 관찰할 수 있다는 장점이 있다. 현실에는 여러 가지 형태의 어린이집이 있다는 것을 알아 두어야 한다.

❸ 육아 환경은 전신 발달과 구강발육에 영향을 미친다

아이들에게 관심이 많은 치과의료 관계자들은 전신 발달이 구강발육에 크게 영향을 준다는 것에 동의한다. 입은 독립적으로 기능하는 것이 아니라 전신과 이어져 존재하고 기능하기 때문이다[24,25].

Penfield의 그림은 그것을 잘 나타내고 있다. 손과 발에서 받아들이는 자극과 입에서 받아들이는 자극이 뇌에 주는 영향은 거의 같다. 또한 밖에서 뛰노는 것, 오르막길을 오르락내리락하는 것, 나무를 타는 것, 흙장난을 하는 것 등 일상적으로 전신을 사용하여 노는 아이들은 씹는 문제가 좋아진다[26]. 이것은 전신을 움직이는 것이 몸의 발달 및 호흡, 저작, 연하에 좋은 영향을 미치기 때문이다. 모든 아이들에게 적용되는 것은 아닐 수도 있지만, 성장 중인 아이들에게 있어 전신발육과 구강발육은 모두 중요한 것 같다.

또한 전신발육, 구강발육과 함께 '마음의 발달'도 이루진다는 사고방식이 필요하다. '보육'은 각 어린이에게 맞는 성장과 발달을 목표로 하고 있지만, 단지 행동을 이끌어내는 것만이 아니다. 어떻게 하면 아이가 목적을 위해 행동하게 할 수 있을지 생각해야 하므로 심리학, 뇌과학적인 사고방식도 요구된다. 예를 들어, "이제 찰흙놀이 할까요?"라고 말을 걸었는데, 3세 아이는 "싫어요. 지금부터 붕붕 할 거예요."라고 말하여 장난감 자동차를 꺼낼 수도 있다. 이 시기가 소위 말하는 '미운 3살'이다. 어른들이 만든 커리큘럼에 맞추는 것을 목표로 하여, "밖에서 놀 시간이니까 밖으로 나가자."라고 하면 어린이의 마음과 어긋난 것이 될 수 있다. 실제 보육 현장에서는 이러한 커리큘럼이 우선시되는 경우가 있다. 그렇게 되지 않도록 유연한 대응이 필요하며 어린이의 마음을 읽고 뇌과학적으로, 즉 몸과 마음의 소통을 이해해서 행동 수정을 유도해야 한다.

이러한 '마음의 발달'을 이끌어 내는 보육 속에서 야외에서 신나게 놀면서 신체발육을 적절하게 이루는 것은 전신뿐만 아니라 구강의 발육에 큰 영향을 미친다.

Penfield의 뇌지도

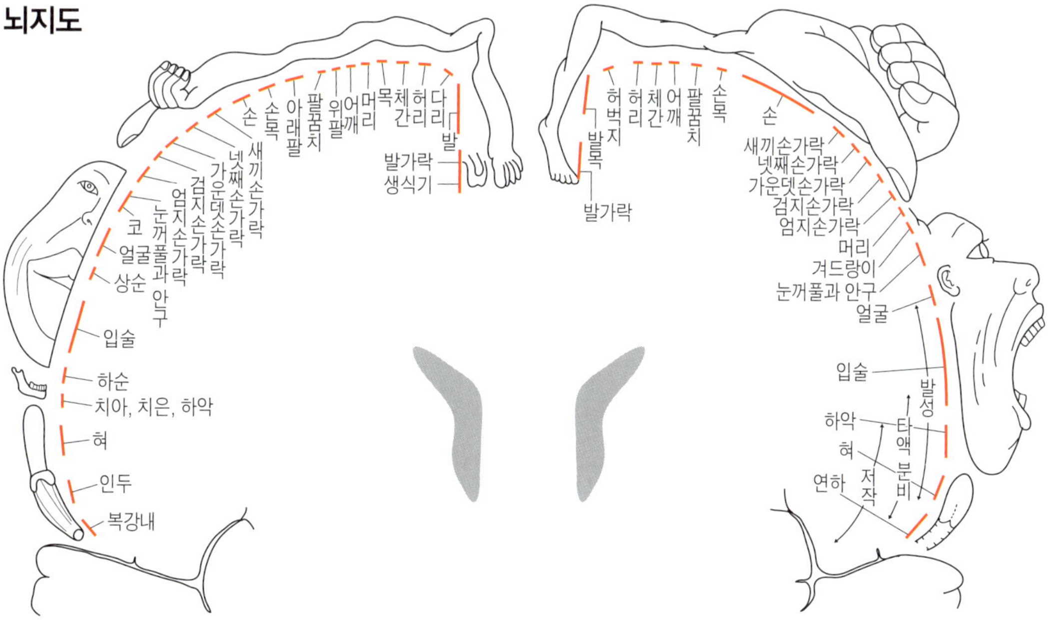

❹ 어린이집과 치과가 협력해서 구강 발달을 지원한다

어린이집과 유치원에서는 노래를 부르거나, 손가락을 빨거나, 몸을 써서 놀거나, 싸우기도 하면서 여러 가지 활동을 한다. 그러한 집단에서만 얻을 수 있는 모든 경험이 전신 발달에 중요하다. 전신 발달과 구강 발달의 상호작용의 관점에서 여러 방면의 전문가들이 치과와의 협력에 관심을 가지고 있다.

실제로 치과의원에서 어린이집을 설립하거나 지역 어린이집과 협력하는 경우가 있다. 본원도 근처의 '벚꽃 어린이집'과 제휴하여 구강과 몸의 건강을 기르는 것을 양육 목표의 하나로 정했다. 구강에 대한 전문적인 지식을 가진 사람이 적극적으로 양육에 관여하는 것은 큰 의미가 있다. 또한 아기치과에 있어서도 양육지식은 불가피하다는 것을 실감하고 있다.

단 모든 어린이집이 몸을 움직이는 것을 강조하는 양육을 실천하는 것은 아니다. 어린이집 운영방식은 여러 가지로 안전을 위해 활동을 억제하지 않으면 안 되거나, 커리큘럼에서 벗어나지 않기 위해서 집단교육을 하는 등 여러 가지 사정이 있다. 이러한 상황에서 치과의 관점에서 아이들에게 무엇이 중요한 것인지를 알려줄 필요가 있다고 생각한다. 어린이집에 다니는 아이들의 생활 리듬을 바꾸거나 잘 양육하고 싶다면, 우선 치과에서 어린이집과 보호자에 대해 잘 이해해야 한다. 그것도 이제는 치과의 역할 중 하나가 아닐까 한다.

매일매일 몸을 움직이는 활동을 하는 '벚꽃 어린이집'의 어린이들

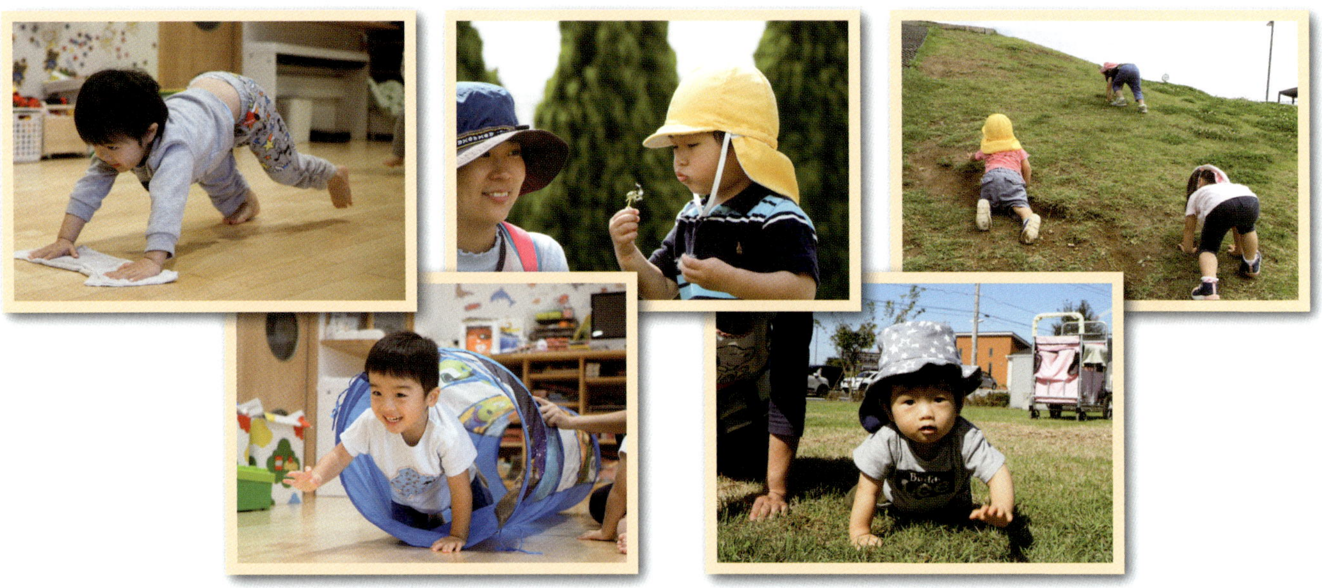

칼럼 아기의 성장·발달은 모체와 태내 환경에도 영향을 받는다

아기치과는 가능하다면 태아기부터 시작하는 것이 좋다고 생각한다. 발생단계, 그 전 모체의 건강상태부터 생각하는 것이다. 임신 중 모친의 건강상태가 태어난 아기들의 장래 건강상태에 영향을 미친다는 임상 결과가 다수 보고되고 있다[27]. 또한 태내에서 받은 여러 가지 영향이 유전자발현(유전자 표현형)에 영향을 미치는 것도 알려져 있다. 태내에서 받은 영향이 후세대까지 전해지는 것을 '후성유전학(epigenetics)'이라고 한다.

기본적으로 아기치과에서는 갓 태어난 아기의 구강기능과 형태를 보지만, 가능하다면 거기에 도달하기까지 태내 환경과 모체에 대해서도 지원하는 것이 좋다.

Part 2

아기치과의 개념에 맞는 대전제

—아기 발달의 기본 지식—

'아기'의 연령을 정하기는 어렵지만,
이 책에서는 생후~1년 6개월경까지를 '아기', '유아'라고 칭한다.

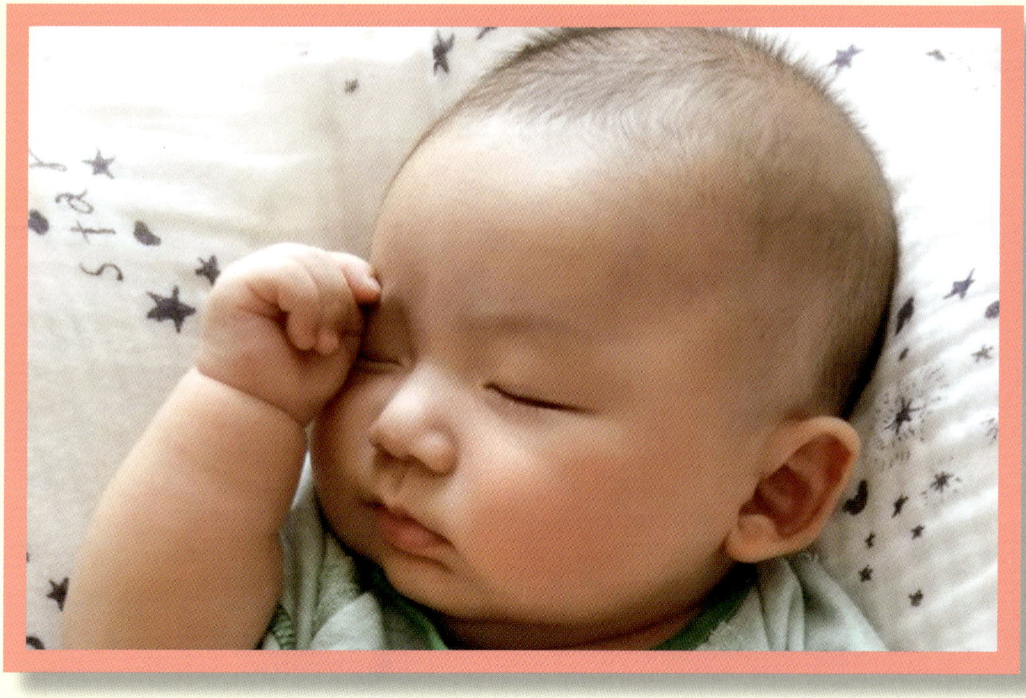

대전제 ①

아기는 태어나자마자 환경에 적응하기 위한 훈련을 시작한다

갓 태어난 아기는 자발적으로 몸을 조절하는 '기능'을 갖추고 있지 않다. 매일매일 반복되는 생활 리듬을 통해 몸의 기능, 즉 몸의 사용 방법을 몸에 익히게 된다. 그 기능은 성장 과정에서 최적화되어 '형태'를 만든다[1]. '기능'과 '형태'는 상호적으로 관련되어 있다. 즉, 생활하면서 사용한 기능이 형태를 형성하고, 형성된 형태가 보다 최적화된 기능획득을 초래한다. 닭이 먼저냐, 달걀이 먼저냐는 말과도 같지만, 이미 수십 년 동안 논란이 계속되어 왔다. 하루아침에 결론 내리기 힘든 일이지만, 분명한 것은 눈앞에 보이는 형태와 기능은 그때까지의 '결과'이며, 태어났을 때부터 '기능획득'과 '형태형성' 과정이 계속 반복된다.

따라서 '결과'는 아기의 성장발육 환경에 따라 달라진다. 건전한 기능획득과 형태형성을 위해서는 이러한 발육이 생후 점진적으로 이루어지는지, 주위 어른들이 어떻게 접근하고 있는지가 중요하다.

아기의 하루 생활 리듬의 예

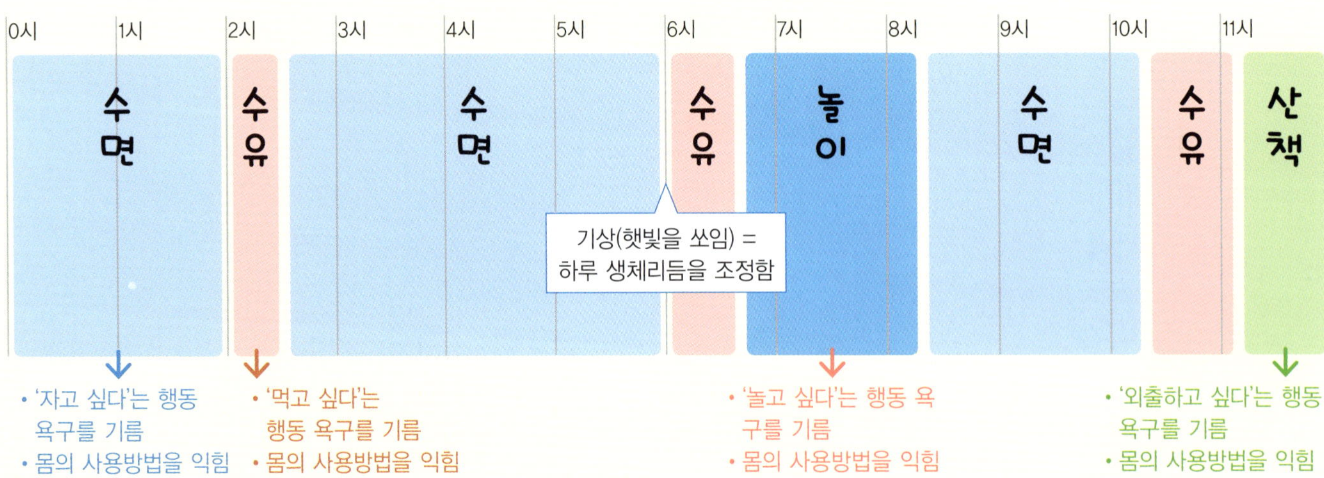
0시
1시
2시
3시
4시
5시
6시
7시
8시
9시
10시
11시
수면
수유
수면
수유
놀이
수면
수유
산책
기상(햇빛을 쏘임) = 하루 생체리듬을 조정함
• '자고 싶다'는 행동 욕구를 기름
• 몸의 사용방법을 익힘
• '먹고 싶다'는 행동 욕구를 기름
• 몸의 사용방법을 익힘
• '놀고 싶다'는 행동 욕구를 기름
• 몸의 사용방법을 익힘
• '외출하고 싶다'는 행동 욕구를 기름
• 몸의 사용방법을 익힘

대전제 ②

'반복'을 통해 아기의 뇌와 신체가 발달한다

아기 신체발육에서 중요한 것은 '같은 것의 반복'이다. '반복'을 통해 뇌와 신체가 발달·성장한다. 뇌는 신경계통을 갈고 닦아서 신체기능을 자유자재로 구사하게 된다.

하루 동안 아침에 일어나서 밥을 먹고 몸을 움직이며 세수를 하고, 때때로 쉰다. 뇌는 자극을 받아들여 몸을 움직이고, 최후에는 취침에 드는 생활 리듬이 있다. 기능과 형태는 신체 사용에 따른 신체발육의 반복으로 배가된다. 이러한 하루하루 흐름에 대한 행동 욕구는 성인이 되어도 크게 변하지 않는다. 보육교사의 말을 빌리면 '먹는다', '잔다', '외출한다'로 아기의 하루를 정리할 수 있다고 한다. 반복을 통해 하루의 생활 리듬이 강화되고, 안정된 환경 속에서 뇌의 발달과 신체의 성장이 순조롭게 이루어진다.

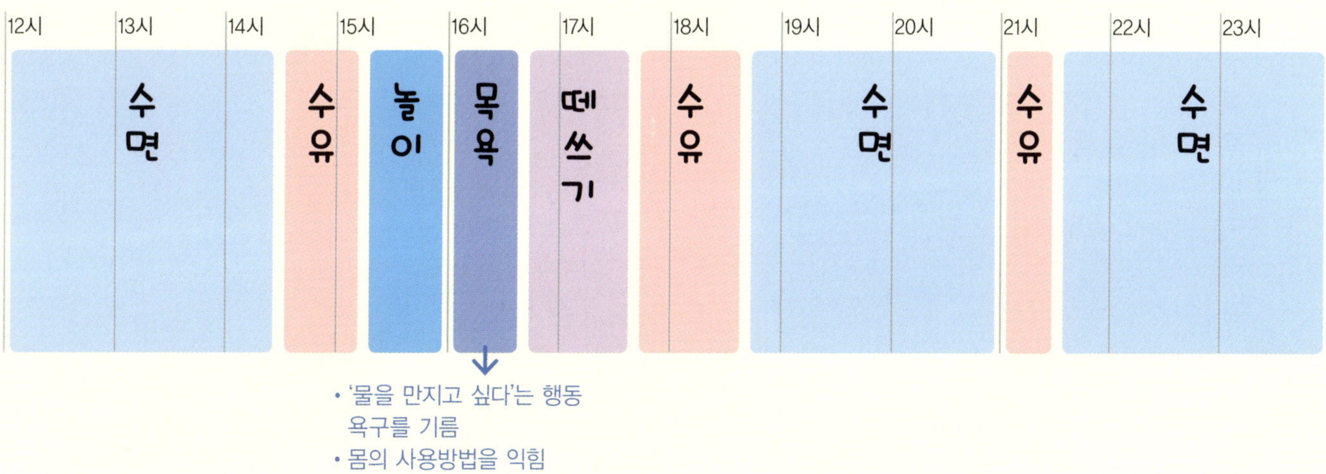

하루의 생활 속에서 기능획득과 형태형성이 계속 반복된다!

❶ 반복되는 식사에 대한 '욕구'의 중요성

아침에 눈을 뜨고 아침 햇살을 받는 것으로 시작해서 '생체리듬(circadian rhythm)'이라는 체내시계는 하루 동안 신체 리듬을 조절한다. 아기는 이를 통해 뇌와 신체의 발달과 성장 기초를 만든다[2,3]. 아기는 이러한 기초를 만드는 것, 생활 리듬 형성이 중요하다. 아기는 본능적으로 움직이기 때문에 먹는 것과 노는 것에 대한 생활 욕구가 충만하다. 노는 것은 몸을 움직이는 것이고, 먹는 것은 그를 위한 에너지를 비축하는 것이다. 노는 것과 먹는 것을 바탕으로 생활 리듬이 형성된다. 그 때문에 아기의 먹고 싶다는 욕구의 표현과 그 욕구를 만족시키는 것이 생활 리듬 성립의 첫걸음이다.

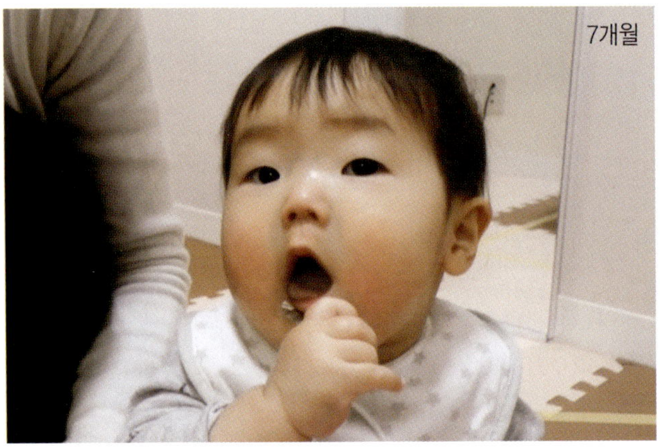

마른 다시마를 입에 넣으려고 하지만 잘되지 않는다. 그래도 먹고 싶다는 욕구가 있고, 반복해서 입에 넣으려고 하고 있다. 먹고 싶다는 욕구가 있어도, 먹기 위해서는 협조운동의 훈련이 필요하다.

'먹고 싶다'는 욕구는 매우 중요하다. 다른 장에서 이유식에 대해 서술하겠지만, 아기의 이유식은 '체간(역주: 척추동물의 몸의 가운데 중축을 이루는 부분. 두부, 경부, 흉부, 복부, 미부로 나뉨. 유의어는 몸통, 코어, Trunk 등)의 유지', '협조운동' 그리고 '먹는 욕구'가 조화된 결과이며, 이 세 가지 조건은 서로 독립적인 것이 아니다.

아기들은 맛있어 보이는 것이 있거나 주위의 어른이 맛있게 먹는 모습을 보면서 처음으로 눈앞의 먹을 것을 먹고 싶다고 생각하게 된다. 그러나 신체를 생각한 대로 바로 조절하거나 스스로 먹을 수 있는 것은 아니다. 아기는 감정과 자아조절이 발달되어 있지 않기 때문에 본능에 따라 행동한다. 그런 행동의 하나가 손을 뻗어 움켜쥐거나 손으로 만지면서 놀거나 입으로 가져가는 것이다. 먹고 싶다는 욕구에서 촉진된 당연한 행동이라고 생각할 수 있다. 그러나 아기는 그런 움직임, 즉 '손으로 잡아서 먹는 것'도 처음에는 잘할 수 없다. '손으로 잡아서 먹는 것'은 '손', '입'과 '뇌'가 협동하는 '협조운동'이다. 그 때문에 협조운동의 훈련이 필요하다. 처음에는 '손으로 쥐기'가 좋다. 물론 토대가 되는 '체간의 유지'도 중요하다[4].

아기가 스스로 신체를 움직이려는 욕구를 가지고 욕심을 내는 식사와 주위에서 어린이에게 먹여 주는 식사는 신체의 사용법과 마음(뇌)에 전해지는 것이 완전히 다르다. 숟가락 같은 도구를 사용한 식사를 논하기에는 조금 이르다.

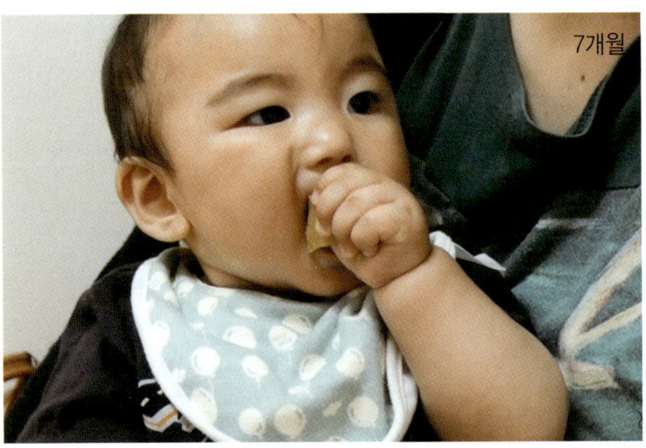

입까지 가져왔지만, 음식물이 너무 커서 입에 넣지 못한다. 입을 크게 벌리는 것이 어렵다.

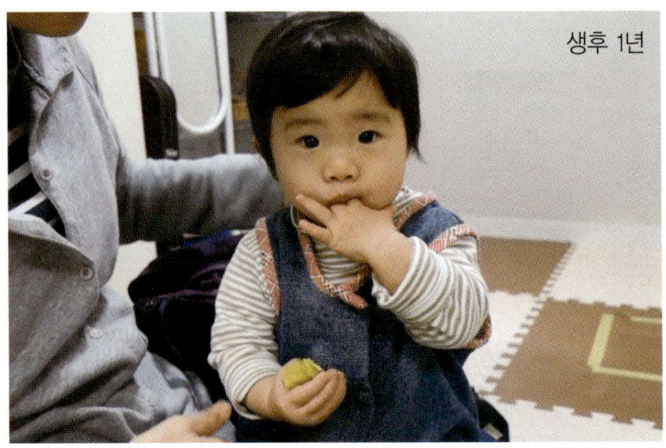

너무 큰 음식물을 손가락으로 눌러서 먹고 있다. 아기는 나름대로 이 손 저 손을 이용해서 상황을 타개하려고 한다.

❷ 반복적인 '말놀이', '리듬 놀이'

식욕과 함께 중요한 것이 있다. 손·발을 사용한 움직임을 '반복해서 하는 놀이'이다. 놀이를 통해서 같은 움직임을 몇 번씩 하면서 '몸의 사용법을 인식할 수 있는 뇌'와 '신체를 움직이는 법'을 획득해야 한다[5]. 이것들은 일상생활 중에 강화된다. 식사할 때 협조운동, 놀이할 때 신체운동을 상호적으로 획득할 수 있다. 예를 들어, 현재 보육현장에서는 '리듬체조', '리듬운동', '리듬 교육' 같은 말을 자주 한다. 아기 마음에 음악과 리듬에 맞추어 몸을 반복해서 움직이는 것을 심는 것이다. 단 아기에게는 아직 리듬이라는 개념이 없다. 2~3세 정도 되어야 생활 리듬과 음악 리듬이라는 반복 개념을 떠올릴 수 있다. '리듬에 맞춰서'라고 말해도 아기가 스스로 반복적으로 신체를 움직일 수는 없다.

아기는 생후 얼마간은 반사적인 몸의 움직임으로 생존한다. 반사를 억제할 수 없는 발달단계로, '순환반응'이라는 반복된 동일한 동작을 하는 반응이 있다[6]. 그때 추천되는 것이 '말놀이'이다. 부드러운 노래와 리듬에 맞춰서 몸을 움직이는 말놀이는 아기에게 있어서 기분 좋은 것이다. 반사와 순환반응을 이용해서 '반복적인 놀이'를 매일 매일 생활 속에서 한다.

리듬에 맞춰서 몸을 움직이는 것에는 '말놀이' 외에도 '리듬 놀이'가 있다. 0~3세 정도의 아동이 음악에 맞춰서 몸을 움직이는 것으로 아이들의 신체발달에 효과적인 운동이다[7]. 스위스 Dalcroze가 체계적으로 확립한 음악교육방식이다. 그는 음악교육을 통해 집중력과 사고력, 사교성을 발달시킬 수 있다고 하였으며, 현재는 세계적으로 보급, 발전되었다. 리듬 교육의 근원에는 음악 능력만이 아니라 협조성과 적극성을 포함한 인격교육이 있다는 것은 굉장히 긍정적이다.

치과의원에서 말놀이와 리듬 놀이가 가능하지 않을 수 있다. 그러나 신체 움직임의 중요성을 알려 주는 것이 중요하다. 치과 보건지도만이 아닌 생활에 대한 정보, 즉 반복되는 움직임이 아기의 발육에 중요하다는 것, 그것이 구강발육에 기초가 된다는 것을 제공하는 일도 아기치과의 필요성이다.

칼럼

자연스럽게 '마음이 편해지는' 음악을!

필자는 대학생 때 밴드부를 했다. 학교생활은 결코 쉽지 않았지만, 동아리 활동에 대해서는 진심이었다(학생의 본분인 공부를 대충한 것은 아니다. 국가시험을 패스한 것으로 참작해 주시길 바란다). 기억나는 것은 화음이 맞을 때의 '쾌감'이다. 음의 중첩이라는 게 낯선 것은 아니다. 그러나 적지 않은 멤버로 구성된 밴드의 음악이 중첩된 순간의 폭발적인 중량감을 상상해 보라. 정말로 마음이 편해진다. 빅밴드와 오케스트라가 되면 더욱더 커질 것이다. 몸은 거기에 맞춰 마음이 편해지면서 움직이고 싶어지게 된다.

유아 음악교육은 음악에 맞춰서 몸을 자연적으로 움직이는 것이 중요하다. 기분 좋게 몸이 움직여지면 즐거워진다. 자연스럽게 마음이 편해지는 것이다.

❸ 반복은 자기 몸의 사용법을 뇌가 기억하는 것

식사와 놀이를 하면서 반복해서 몸을 움직이는 것은 몸의 사용법을 기억하고 획득하는 것이다. 동시에 뇌는 자신에게 손·발이 있다는 것과 손·발을 움직이는 것, 그리고 어떻게 움직이는지, 어떻게 움직이면 좋을지, 어디까지 닿을 수 있는지를 인식한다[8]. 그러면서 '먹고 싶다는 생각에서 먹을 것에 손이 닿을 정도로 몸을 기울이기, 입에 넣을 수 있는 크기의 음식물을 선택하기(즉, 먹기 쉬운 크기로 잘게 찢거나 만져서 기분 좋게 하기), 부수지 않고 손으로 움켜잡기, 손(팔)을 움직여서 도중에 떨어뜨리지 않고 입으로 잘 넣기' 등과 같은 동작을 뇌와 몸이 협동해서 자연스럽게 수행한다. 이런 자연스러운 일련의 움직임이 가능해지는 것이 '자기조직화'이다(24페이지 참조)[9].

아직 손을 잘 쓰지 못하고 뇌가 몸을 잘 움직이지 못하며, 기억과 신체 동작의 일치가 되지 않아 '자기조직화'가 되기 전까지는 식사 시 많이 흘리고 지저분하게 먹게 된다. 약간 서투르더라도 반복적인 손놀이 등으로 신체의 사용법과 신체 지지를 지원해 주어야 한다. 이 시기에는 신체를 협조해서 움직이는 감각, 운동하는 감각을 반복해서 뇌에 몸의 움직임을 인식시키는 것이 중요하다. 이와 더불어 먹고 싶다는 욕구가 더해져 스스로 식사를 하게 된다. 처음에는 어수선하지만 서서히 어수선한 모습은 사라지게 된다. 그러면서 한 단계 더 발달하는 것이다.

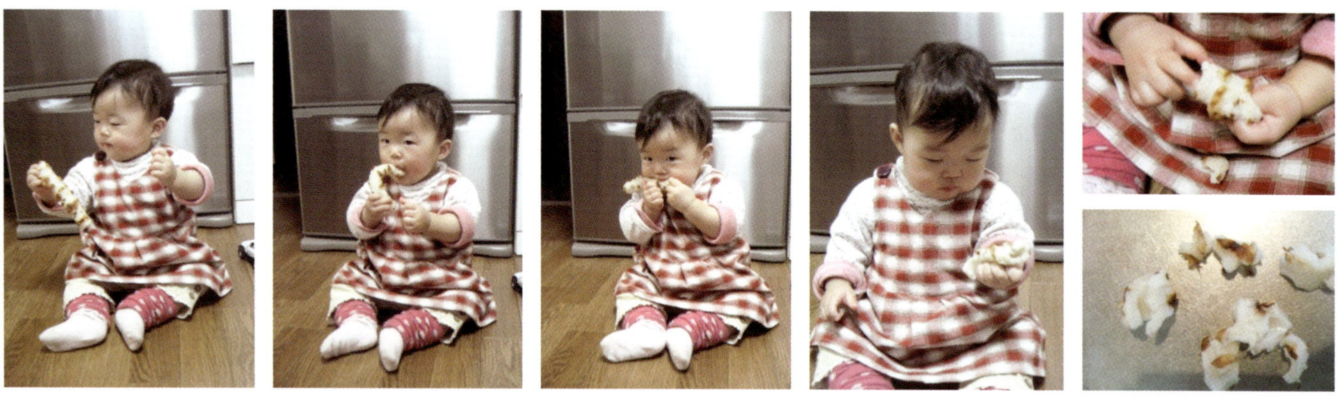

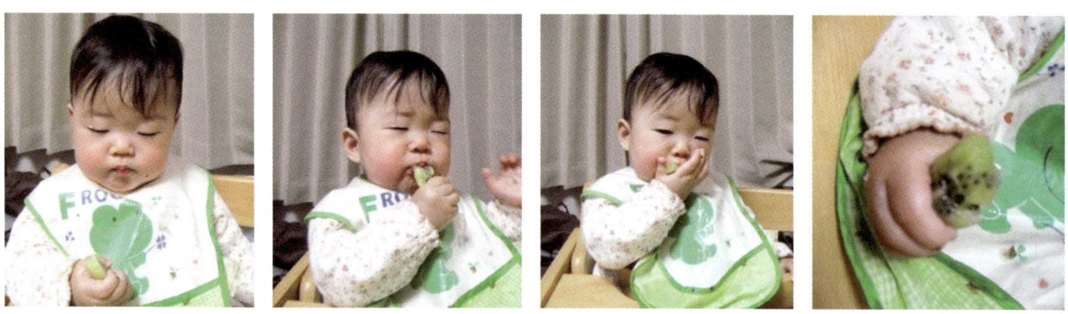

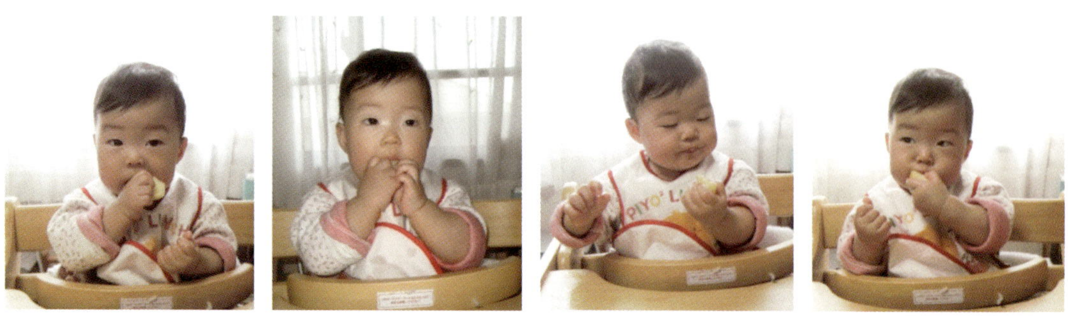

❹ 아기에게는 양질의 수면이 필수

성장기 아이들에게는 수면이 매우 중요하다. 충분하게 수면을 취하지 못하면, 자신의 욕구를 억제할 수 없거나 짜증을 잘 내게 된다. 수면은 뇌의 자기조절분야(전두엽)의 성장을 촉진한다고 하며, 뇌과학과 신경의학에서 연구되고 있다[10].

최근에는 유아기 수면 부족이 문제시되고 있다[11]. 본원의 어린이집에서도 취침 시간이 빠르면 21시이고 22시와 23시라고 하는 경우가 적지 않다. 휴일에는 부모의 스케줄에 맞추어 외출하는 경우가 많아서, 월요일과 연휴 뒤에는 아이들이 피곤해하는(기분이 안 좋음, 수면 부족) 경향이 있다.

'수면'은 성장기 아기에게 '식사'만큼 중요하다. 아기는 하루 동안 습득한 신체사용법을 수면 중에 뇌에 기억시켜 학습한다. 즉, '신체사용법'과 그것을 '인식하는 뇌'의 연결을 수면이 조정하는 것이다. 수면은 몸과 마음의 조화를 강화해 준다.

아기치과는 전 생애, 즉 아기의 장래까지도 염두에 둔다. 구강발육에 있어 중요한 전신발육을 위해서 생활 리듬과 패턴이 중요하다. 그러면 아무래도 수면에 대한 접근도 중요해진다. 수면 부족에 따른 영향은 의료인으로서 인식해 두어야 하지만, 매우 미묘한 부분이 많다. 진료실에서 수면에 대해 접근하기 위해서는 우선 신뢰관계의 구축과 배려가 필요하다. 필자는 구강발육과 뇌발달에 중요하다는 면에서 수면의 중요성을 보호자에게 설명하고 있다.

❺ 어른들의 노력으로 발육은 변화할 수 있다

아기는 반복하며 신체사용법을 학습한다. 실제로 사람은 유전적으로 협조운동과 자기조직화 등이 가능하도록 프로그램되어 있다(성숙우위설)[6]. 예를 들면, 유명한 쌍둥이 실험이 있다. 1명에게는 8개월부터, 다른 1명에게는 조금 늦은 1세부터 계단 오르기를 시켰다. 기는 시기에는 차이가 있었지만, 1년 6개월경에는 비슷한 발달을 보였다. 즉, 개시 시기가 다소 달라진다고 해도 일정 시기를 지나면서 발달단계를 따라잡고, 다시 말하면 신체기능이 갖추어진다고 할 수 있다. 단 그 후 연구에서는 주위 환경의 작용에 따라 크게 영향을 받는다는 것이 알려졌다(상호작용설)[12]. 즉, 일반적인 생활의 '행위' 자체는 그냥 두어도 누구나 어느 정도 할 수 있게 되지만, 그 행위의 '질'은 누구나 같은 정도로 발달되는 것은 아니라는 것이다.

식사 시 손으로 음식을 잡고, 그 감촉을 파악하고 으깨거나 부수면서 입으로 가져가는 적극적인 상황과 의자에 앉아서 먹을 것이 입으로 다가오기만을 기다리는 경우를 비교한다면, 획득한 신체기능과 삶의 방식이 크게 다를 것이다. 즉, 아기가 받아들이는 자극은 환경에 크게 영향을 받는 것이다.

이러한 발달 사고방식은 보육심리학 분야에서 여러 가지 연구로 검증이 되었다. 유전보다 환경요인이 크다고 하는 연구자도 있고, 유전요인이 더 크다는 연구자도 있었다. 그러나 최근에는 생활환경에서 자극을 받아들이면서 기능이 발달하고 획득된다는 의견이 대부분이다. 즉, 유전과 환경은 상호작용한다는 것이다. 성장이라는 시간 축을 중심으로 하는 아기치과에서 중요하게 여겨야만 하는 사고방식이다.

대전제 ③

의료인이 아기를 보는 것은 성장 도중의 한 시점일 뿐이다

성장 중인 아기의 기능과 형태는 계속 변한다. 새로운 기능을 얻거나 형태 변화가 일어난다. 진료실에서 아기를 볼 때 눈에 보이는 기능과 형태는 성장 도중의 한 시점이며, 시간 축의 안에 있는 한 상태에 불과하다. 그러므로 신체 변화를 나타낸 성장곡선(18페이지 참조)과 신체기능 발달(22페이지 참조) 같은 기본적인 아기의 성장 과정을 이해해야 한다. 더 나아가 보호자로부터 아기의 생활에 대해 잘 듣고, 구체적인 상황을 이해하는 것이 중요하다. 그렇게 하면 현재의 기능과 형태에 무엇이 영향을 주고 있는지를 떠올리기 쉽다.

아기의 기능과 형태는 항상 변화하고 있다

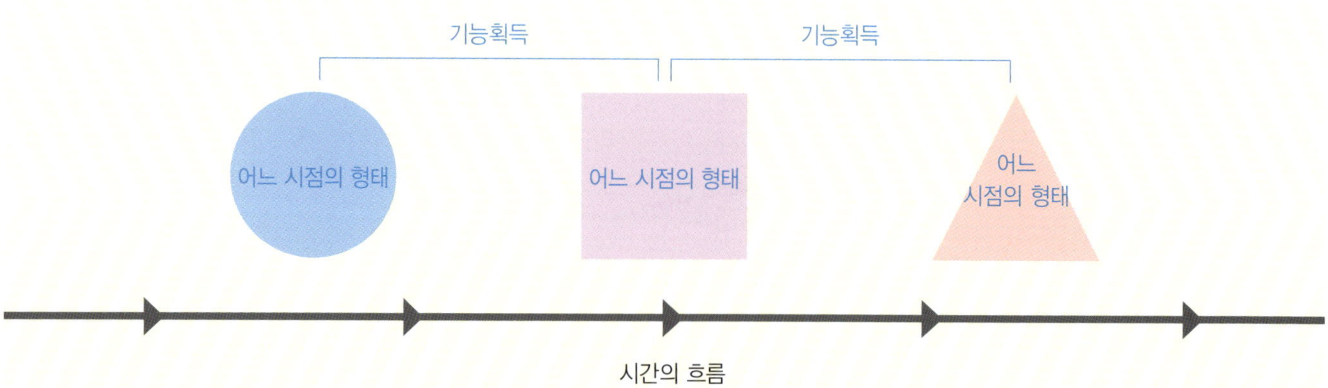

좋든 나쁘든 기능과 형태의 변화가 일어나고 있다. 기능과 형태는 서로 상호작용을 한다.

대전제 ④

가능한 한 발육의 가능성을 높이는 것이 아기치과의 목표

아기는 '발육기에 있는 사람'이다. 성인도 발육하지 않는 것은 아니지만, 특징적인 신체 변화는 없다고 할 수 있다. 인생 중 가장 빠른 발육기에 있는 아기와 비교하면, 성인은 마치 '발육하지 않는 것'과 같다. 아기는 발육에 있어서 '잠재력'을 가지고 있다. 즉, 미래의 발육을 고려하더라도 기본적인 발육은 아기일 때 획득해야 한다.

구강의 발육에서도 아기가 가지고 있는 '발육잠재력'을 확실히 성장시켜 두는 것이 필요하다. 이 시기에 얼마나 성장했는지가 그 후의 전신과 구강발육의 방향성과 가능성을 결정하기 때문이다. 예를 들어, 무른 죽같은 이유식으로 키운 아이는 학령기에 목이 메이는 문제를 일으킬 가능성이 커지는 것 같다. 반면에 손으로 움켜쥐고 먹고 저작·연하를 반복해서 훈련한 아이들은 마시기만 하는 습관에서 벗어나 건강한 식생활을 한다고 생각된다[13]. 극단적인 예일지도 모르지만, 이것은 전신적인 신체사용법의 문제라고도 할 수 있다. 식사하는 방법이 부적절하다면 그것을 개선하기 위해 몸의 적응력을 키울 필요가 있다.

발육은 탄생 이후 지속되기 때문에 '아기치과'의 개념과 같이 결과가 바로 나타나지 않는다. 바로 효과가 나타나는 지도도 있을지 모르지만, 아기에게 하는 지도는 이후 성장에 있어서 '발육잠재력(potential)'에 작용하는 것이 대부분이다.

치령에 따른 구강기능 변화

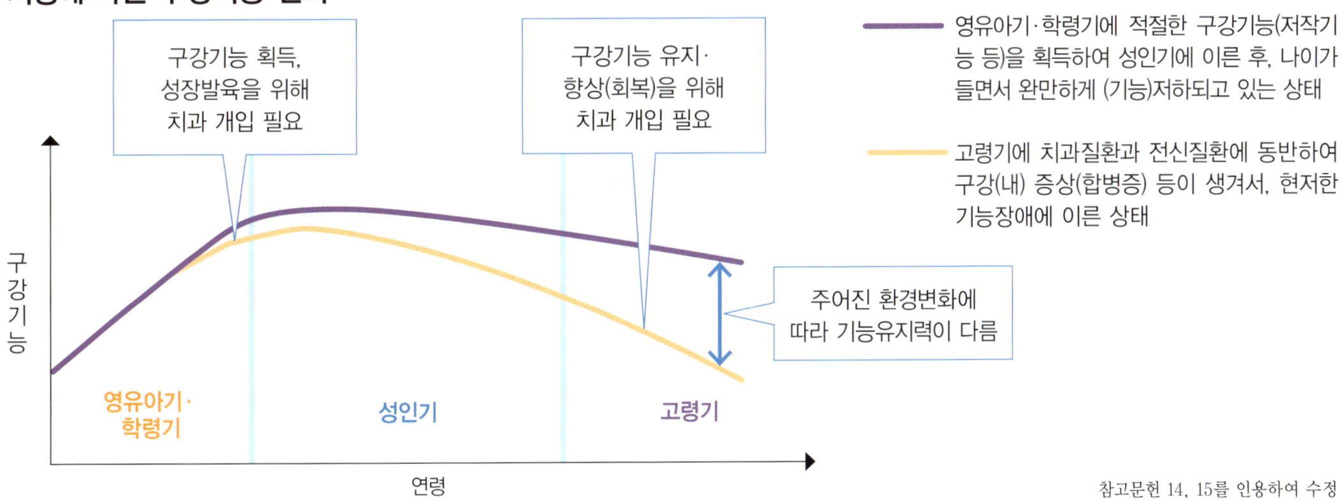

참고문헌 14, 15를 인용하여 수정

대전제 ⑤

아기일 때 획득하고 싶은 기능과 변화시키고 싶은 형태가 있다

발육기에 있어서 신체적 변화는 일반적인 성장곡선을 따른다. 국가표준 신장과 체중의 성장곡선이 유명하다[16]. 태어난 직후 아주 빠른 성장이 특징적이다.

구강기능도 유아기에 크게 발달하며, 기능획득과 형태의 변화가 일어난다. 이 시기를 일차성장기(영아기~학령기)라고 하며, 이와 같은 큰 폭의 성장은 이후 생애에는 없다. 즉, 학령기 이후 성장·발달의 근본은 영유아기에 길러진다. 영유아기에 획득하는 기능은 영유아기가 아니면 획득하기 어려운 것이다. 형태도 학령기에 변할 수 있다고는 하지만 어렵다[17]. 유아식 면에서 아기의 발육을 보면, 단기간에 그 기능이 향상된다. 조금씩 천천히 성장하는 것이 아니라 정말로 짧은 순간에 성인과 같은 음식을 먹을 수 있게 된다. 다시 말하면, 잇따라 여러 가지 음식 형태에 도전하는 것은 이 시기밖에 없다는 것이다(22페이지 참조). 실제로 구강기능이 제대로 발달되지 못해 학령기에 음식물 사고(질식 등)가 일어나고 있다[18]. 따라서 식재료 선택과 식사 자세, 먹는 방법, 식욕 등 이 시기에 필요한 식사에 대한 지원이 중요하고[18], 이러한 지도가 음식물 사고를 예방할 수 있다고 생각한다.

성장곡선(남)

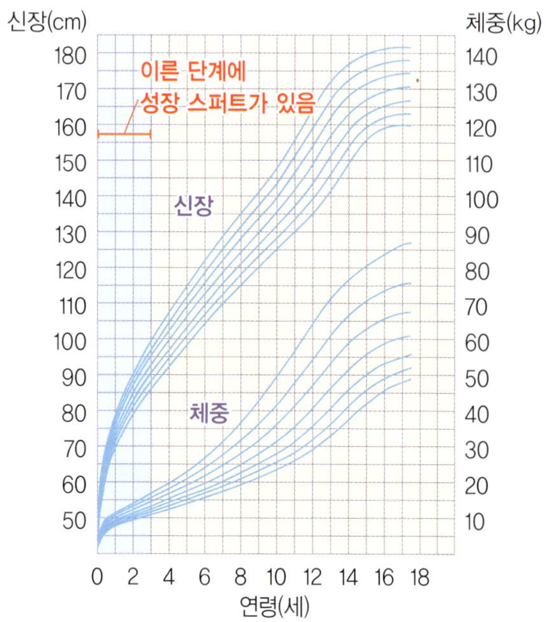

성장곡선(여)

참고문헌 16을 인용하여 수정

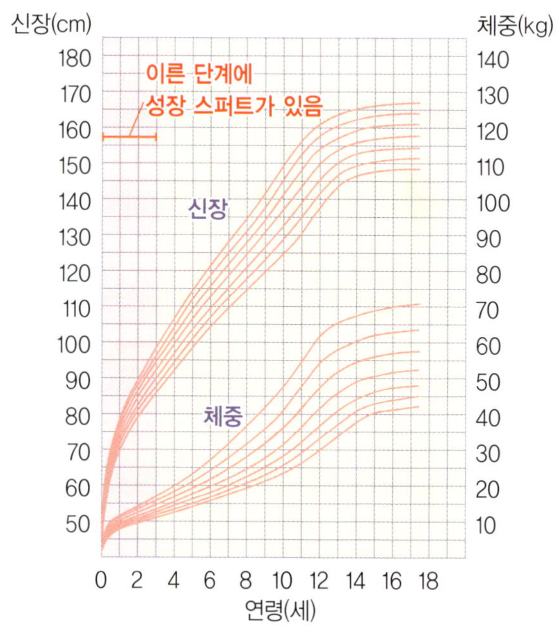

대전제 ⑥

아기는 편안한 상태에 있는 것이 중요하다

모든 아기가 스트레스 없이 편안한 상태에서 여러 가지 기능을 획득하고 형태를 형성하는 것이 중요하다.

예를 들어, 성인의 경우 장시간 책상에 앉아 있으면 부자연스러운 자세가 되기 쉽다. 인체공학적으로 개발된 의자와 책상도 있지만, 장시간 같은 자세를 하면 신체가 긴장되어 뻣뻣해지기 마련이다. 마찬가지로 아기도 신체가 부담을 느끼는 상황에서는 신체가 긴장하고 뻣뻣해진다.

성인은 신체의 긴장감으로 뻐근함을 느끼면 마사지를 받거나 스트레칭을 한다. 그러면 '기분이 좋다'고 하는 '쾌감'이 생긴다. 신체에 있어서 이러한 '쾌감'은 신체의 움직임을 순조롭게 한다.

아기의 발육에 있어서도 이렇게 편안한 상태가 좋다[19]. 신체에 긴장감이 없을 때 움직임이 좋아지고 전신기능을 능숙하고 적절하게 사용되게 된다. 배밀이와 기어가기에서도 상황에 맞게 양손과 양발의 사용 방법이 가능하게 되는 것이다.

마사지를 통해 쾌감을 느끼는 아기

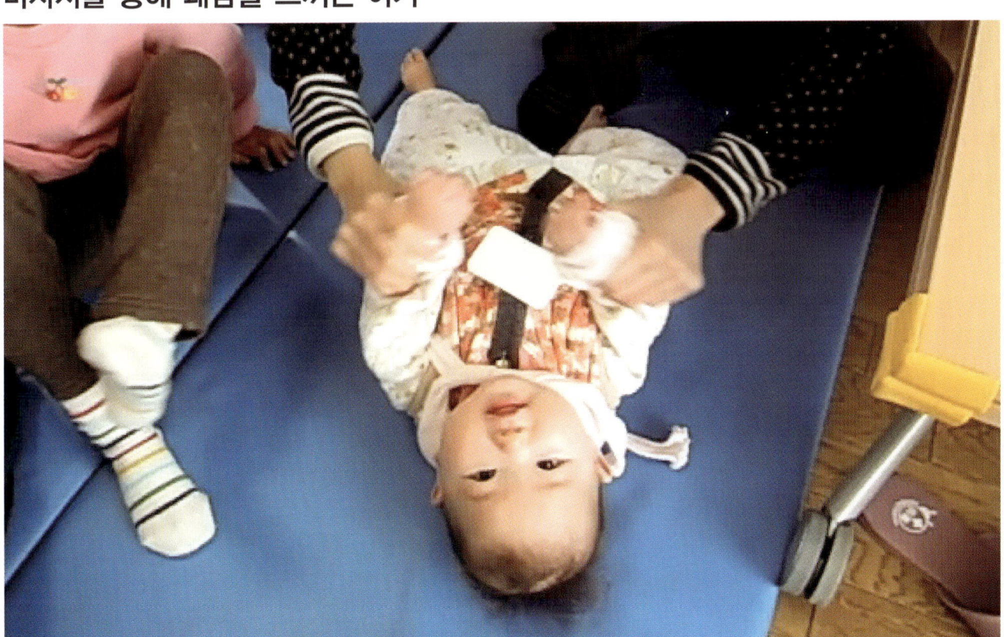

대전제 ⑦

아기의 편안한 상태 = 몸을 둥글게 한 상태

아기에게 스트레스 없는 편안한 상태란 어떤 자세일까? 그것은 엄마 뱃속에서처럼 몸을 둥글게 한 상태, 즉 '태아자세'이다[20].

인간은 원숭이의 유형성숙(neoteny), 결국 성숙이 지극히 천천히 진행되는 영장류라는 가설이 있다[21]. 동물의 새끼는 태어나자마자 살아가기 위해 걷거나 먹이를 찾는다. 그러나 인간의 아기는 태어나자마자 걸을 수도 없고, 주위 사람들의 보호가 없으면 살아갈 수 없다. 인간의 임신 기간은 10개월 정도이다. 실제로 이런 유형성숙의 사고방식에 있어서 인간 태아는 22개월 정도 임신 기간이 필요하다고 한다. 그렇다면 10개월에 태어나는 것은 자연계, 동물계에서는 부자연스러운 것이다. 다시 말하면, 조산 상태로 태어나는 것이며 그것을 '생리적 조산'이라고 한다. 사람은 뇌용량의 증가와 함께 직립 이족보행하도록 진화하였다. 그러한 신체 변화와 함께 골반이 작아졌다. 그 때문에 임신 기간을 길게 가질 수 없는 신체의 특징적 변화가 생겼다. 이러한 인류학적인 면에서 아기는 생후 얼마간은 태내와 유사한 환경을 필요로 한다는 가설이 생겼다.

임신 기간(태아기) 동안 아기는 일반적으로 몸을 둥글게 하고 있다. 또한 태아 주위에는 양막이 있어 신체를 감싸고 있기 때문에 태어나서도 감싸여 있는 편이 안정감을 얻을 수 있을 것이다. 뱃속에 가까운 환경은 아기에게 있어 '편안한' 환경이며, 그것이 '태아자세'이다. 이런 환경은 아기의 신체 긴장을 완화시킨다. 반면 둥글게 감싸 안지 않았을 때 아기는 불편하고 신체가 긴장하게 된다.

신체를 둥글게 하는 것, 신체를 감싸는 것에 대해서는 '태내회귀'라는 현상으로도 이해할 수 있다[22]. 유아들이 좁은 곳이나 계단 밑에 들어가는 현상이다. 때때로 해외 뉴스에서 담장에 끼인 아이들을 구조대가 구출했다는 보도도 있다. 자신의 몸을 기억하는 역할도 하겠지만, 어떤 의미에서는 태아기의 기억으로 안정감을 얻는 것일지도 모른다. 인류학적, 생물학적인 시점에서 아기들이 태아자세에서 안정감을 얻는 이유를 설명할 수 있다.

그러면 임신 22개월 후, 즉 생후 12개월까지 태아자세를 계속해서 좋은가 하면, 그렇지는 않다. 확실히 1세를 넘기면 아기는 혼자 앉을 수 있다. 몸을 펴는 것은 성장에도 중요한 것으로, 계속 몸을 둥글게 하는 것은 좋지만은 않다. 또한 8~9개월에도 기어서 스스로 움직이는 아기도

칼럼

사람의 진화와 생리적 조산

사람은 250만 년 전에 유인원에서 진화하면서 이족보행을 획득했다. 그 때문에 골반 형태가 작아졌다고 한다. 또한 손과 도구를 사용하면서 대뇌전두엽이 발달하여, 뇌용량이 커졌다. 결국 두개의 확대이다. 그 때문에 태내 기간이 10개월 정도를 넘어 버리면 출산이 곤란해진다.

사람의 진화와 아기 발달에 대해서는 아직 미지의 영역이 많다. 지금도 연구가 진행되고 있다.

있다. 스스로 움직이고 행동하는 아기는 태아와 같은 환경을 원하지는 않을 것이다. 자기 생각이 있고, 어쩌면 22개월의 벽을 이미 돌파해서 스스로 성장할 단계에 있다고 생각된다. 반면 5~6개월 아기는 아직 자다가 몸을 뒤척일 수 있을까 말까 할 정도이다. 자신의 몸을 스스로 조절할 수 없고, 조대운동(22페이지 참조)도 만족스럽게 할 수 없는 상태라면 태아와 같은 환경을 만들어 주는 것이 스트레스를 줄이는 것이 아닐까 한다. 결국 아기에게 있어 쾌적한 상태를 제공하는 것이 중요하며, 태아자세를 그만두는 시기는 아기 자신이 결정하는 것이다.

아기치과에서 추천하는 태아자세 안기

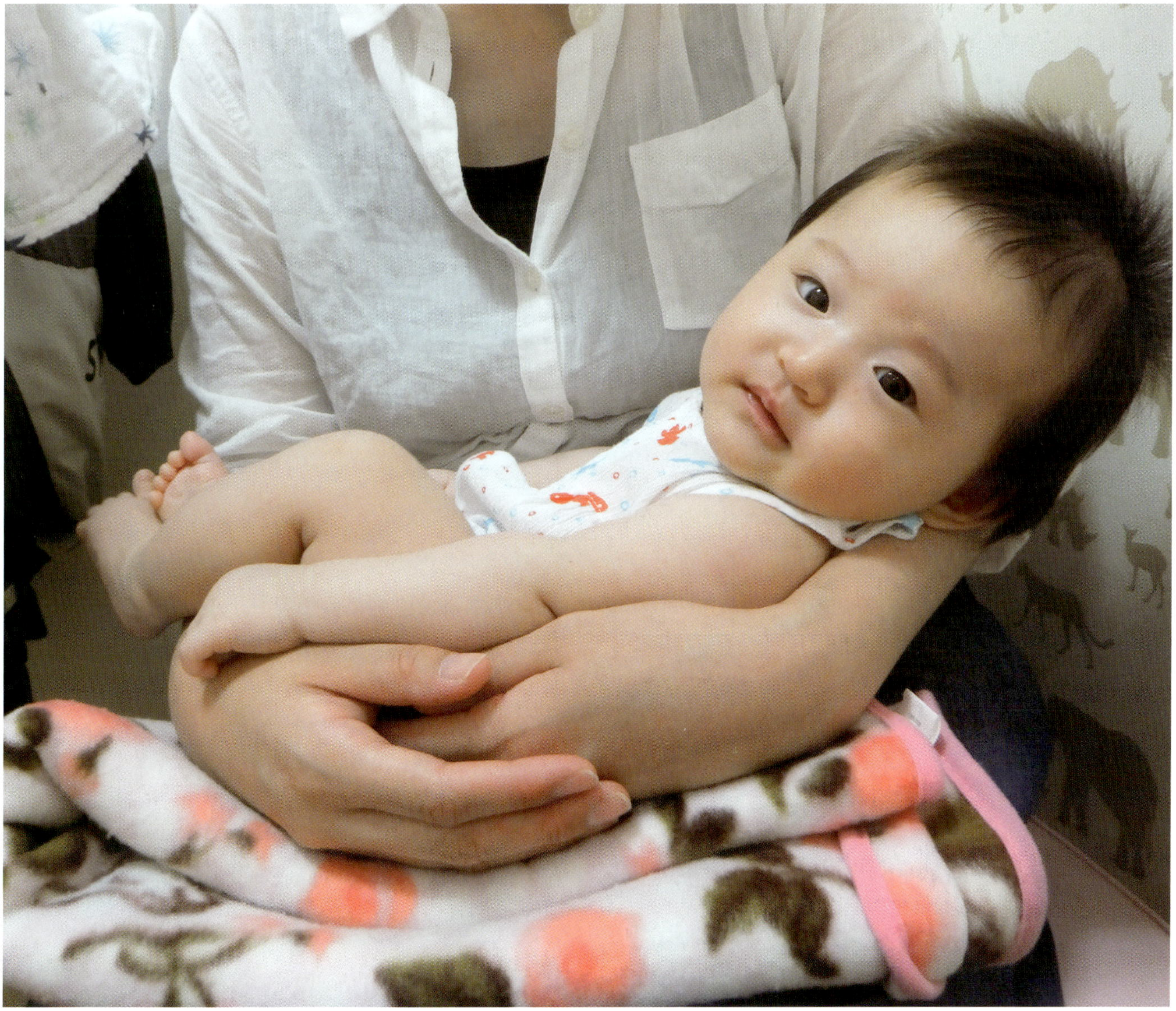

대전제 ⑧

미세운동은 조대운동이 가능해지면서부터

아기는 크면서 갑자기 무언가를 할 수 있는 것이 아니다. 예를 들어, 걸을 수 있게 되기까지는 기기와 붙잡고 서기, 잡고 걷기 같은 여러 가지 단계가 있다. 운동 발달에는 '조대운동'과 '미세운동'이 있으며, 적절한 발달단계가 이루어지도록 주위 어른의 도움이 중요하다[23]. 중요한 것은 조대운동이 가능해지면서부터 미세운동도 가능해진다는 것이다. 조대운동과 미세운동의 이해는 이유식 지도에도 도움이 된다.

아기의 발달단계(월령은 표준)

참고문헌 24, 25를 인용하여 수정

	출생 시	1~2개월	3~4개월	5~6개월	7~8개월	9~10개월	11~12개월
조대 운동	• 머리를 움직임	• 시선을 따라감 • 배밀이놀이를 함 • 머리를 들어올림	• 고개를 가눔 • 엎드린 자세가 안정적	• 자다가 몸을 뒤척임 • 뒤집기를 함	• 배밀이 • 네발로 김 • 혼자 앉기	• 잡고 일어섬 • 손잡고 걷기	• 직립자세를 선호
미세 운동	• 손에 닿는 것을 움켜쥠	• 손을 입에 가져가서 빨게 됨 • 뺨에 닿는 것을 잡으려고 손을 움직임	• 180°까지 시선을 따라감 • 머리 가까이에 온 것을 쥠	• 손에 잡은 것을 바꿔 쥠	• 엄지와 검지로 집음	• 손에 넣은 것을 계속 봄	• 책의 페이지를 넘김
언어 발달	• 건강한 소리로 울음 • 큰 소리에 반응함	• 옹알이	• 웃는 소리가 나옴	• 사람을 향해서 소리를 냄 • 부모가 이야기하는 방식으로 감정을 이해함	• 언어 발성이 시작됨	• 언어와 소리를 모방함	• 의미가 있는 말을 함
사회적 발달	• 신생아 미소 • 울고 있을 때 감싸 안으면 진정함	• 사람의 얼굴을 알고 쳐다봄 • 사람의 목소리가 나는 방향으로 향함	• 엄마의 얼굴과 목소리를 앎 • 사람을 보면 웃음을 지음 • 눈앞에서 움직이는 것에 흥미를 보임	• 거울에 비치는 자신의 얼굴에 반응함	• 손가락으로 가리키는 대상물을 봄	• 몸짓을 흉내 냄	• 아빠와 엄마를 모방함
기본적 습관	• 공복시에 안으면 얼굴을 가슴 쪽으로 향함			• 컵을 사용해서 마심 • 고형물을 삼킴	• 컵을 양손으로 입에 가져감	• 울지 않고 욕구 표현	• 상대방과의 사이에 제3자를 공유함

❶ 조대운동

책상 오른쪽에서 왼쪽으로 물건을 옮길 때, 우리는 아무 생각 없이 손으로 물건을 잡아서 팔을 움직여서 이동시킨다. 이것은 어깨관절, 팔꿈치관절, 손목관절을 하나로 활용하면서, 손목부터 손가락까지 관절의 파지력이라는 기능을 이용한 것이다. 일련의 움직임 중에서 몸의 중심(체간)을 사용한 것이 '조대운동'이다.

0세 아동이 신체를 움직이는 자체가 조대운동이며, 말단의 움직임으로 이어진다. 조대운동을 0~1세 때 충분히 해 두면 다음 단계에 있는 말단의 섬세한 운동, 즉 '미세운동'을 획득할 수 있다.

손으로 집어 먹는 것을 시작할 때 상지 조대운동은 점점 발달하고 있는 것이다. 유아식에 있어서 그런 관점을 가지는 것이 중요하다(39페이지 참조).

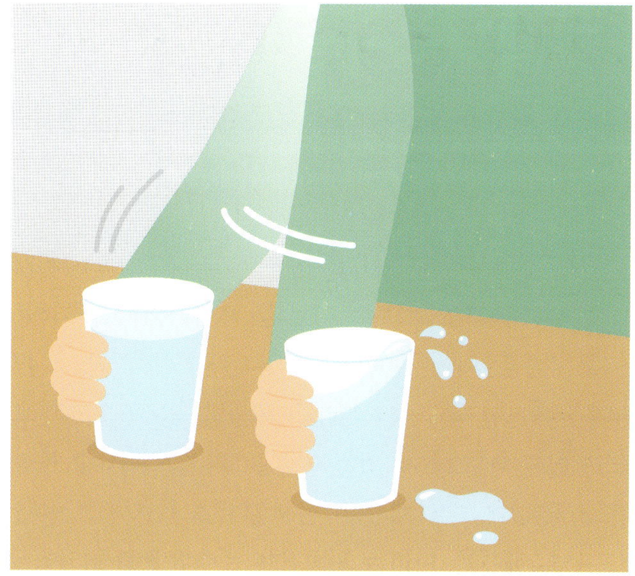

거칠고 큰 움직임

❷ 미세운동

한편 손가락으로 콩을 집는 것 같은 미세한 움직임은 '미세운동'이다. 미세운동은 섬세한 관절을 사용해야만 한다. 예를 들어, 인형 뽑기 게임에서 조종자는 가로, 세로 움직임만을 조종한다. 물건을 잡는 높이와 물건을 움켜쥐는 동작은 기계에 맡긴다. 기계는 물건을 쥐거나 쥔 물건을 잘 움직이지 못한다. 그런데 움켜쥔 동작도 조작할 수 있는 버튼이 있다면 어떨까? 잡은 강도까지 조작할 수 있다면 떨어뜨리지 않고 안정적으로 운반할 수 있을 것이다. 음식물을 옮기는 팔의 움직임과 함께 손목 돌림과 손가락의 미세한 움직임이 가능하다면 숟가락 같은 도구를 사용한 식사가 가능하다.

단 아기에게 중요한 것은 미세운동이 아닌 조대운동이다. 음식물을 움켜쥐고 찌부러트리거나 팽개치거나, 테이블을 어지럽히는 운동도 신체의 사용법을 알아가는 데 중요한 과정이다. 섬세한 움직임인 젓가락이나 숟가락의 사용은 손으로 먹는 것이 능숙해진 다음에 가능한 것이다.

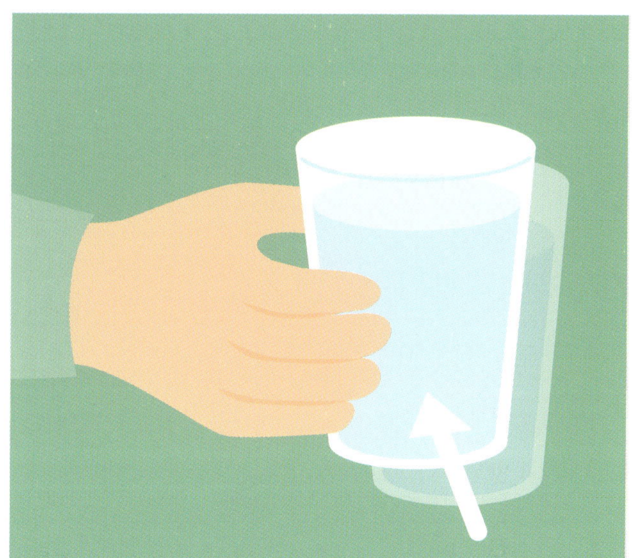

느리고 주의깊은 섬세한 움직임

대전제 ⑨

아기치과의 목표 중 하나는 '자기조직화'이다

❶ 자기조직화란

'자기조직화'란 단어는 낯설지만 소아발달을 이해하기 위해서 중요한 키워드의 하나이다.

Tomita는 '자기조직화'를 주위 환경 정보를 바탕으로 자신과 환경 사이의 안정된 시스템을 찾아내는 작업이라고 하였다[26]. 아기에게는 엄마 뱃속에 있을 때는 없었던 것, 즉 '중력'도 하나의 환경이 된다. 아기는 중력이 있는 환경 속에서 안정된 움직임을 찾아내는 작업을 하고 있다.

중력이 있는 환경에서는 아기가 엎드려서 처음으로 손을 앞으로 뻗는 것도 어렵다. 그러나 중심이동이 조금씩 되면서 느닷없이 손을 뻗는 경우가 있다. 이렇게 중심이동이 되거나 손을 앞으로 내미는 움직임이 되면서 동작 하나하나가 협조적으로 되는 것이 우선 중요하다. 그것을 연속적으로 질서 있게 하는 동작(시스템화된 동작)으로 발전시키는 것이 자기조직화로 연결된다[27].

자기조직화와 협조운동

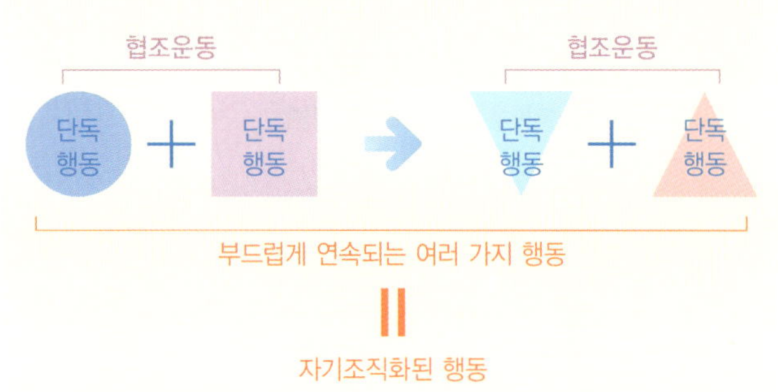

단독 행동은 그 자체로는 어색하지 않은 움직임이 된다. 운동해서 움직이는 것으로 협조운동이 획득된다. 일련의 움직임이 부드럽게 되는 것이 자기조직화이다. 중력만이 아닌 주위 어른의 도움, 환경에 따라 쉽게 획득할 수도 있다.

엎드린 상태에서 몸을 움직이려고 하는 아기

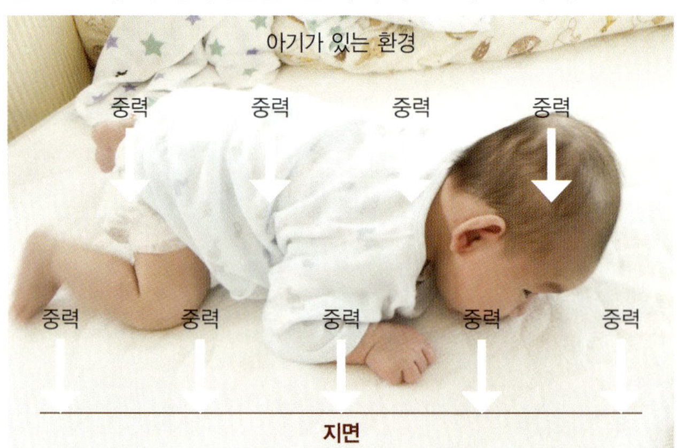

중력이 있는 환경에서는 엎드린 상태에서 신체의 균형을 확보하고 스스로 안정되어 움직이는 상황을 찾아내려고 한다. 반복하면서 스스로 조직화시켜 신체를 움직이게 된다.

❷ 자기조직화에 중요한 시기

0세부터 2세 정도까지 뇌신경에 특이적인 현상이 나타난다. 그것은 자주 사용하는 몸의 움직임을 담당하는 신경계가 더욱 단련되고, 사용하지 않는 움직임을 담당하는 신경계는 퇴화, 소멸되는 현상이다. 이 시기는 큰 변화가 많은 시기로 가역성 기(감수성 기)라고 한다[28]. 이러한 신경계의 취사선택이 되는 기관이 대뇌피질이다. 사람은 대뇌피질이 있기 때문에 본능적인 생명활동(원시반사 등)을 담당하는 뇌간을 억제(조절)하는 것이 가능하다. 또한 대뇌피질이 협조적인 움직임을 가능하게 하고, 반복해서 훈련하면서 움직임을 자기조직화할 수 있다.

따라서 이 시기에는 오감을 사용하여 외부세계로부터의 자극을 흠뻑 받아들이고, 반복된 신체 움직임을 통해 많은 것을 기억하도록 하는 것이 좋다. 자기조직화에 가장 중요한 시기이다.

Pfeifer는 이 시기를 '몸에 뇌가 붙어 있다'라고 표현했다[29]. 뇌는 피질과 같은 외배엽 유래이기 때문에, 진화과정에서 상호적으로 큰 영향을 받았다고 생각된다. 여러 가지 외부세계의 자극을 받아들이는 부위는 신체를 덮고 있는 피부이다. 뇌가 받아들이는 자극은 신체의 피부조직을 통한 것이며, 그 자극이 발달에 큰 영향을 미치는 것이다. 그중에서도 손, 발 그리고 입이 받아들이는 자극이 무엇보다도 뇌에 큰 자극을 미친다. 유명한 Penfield의 그림에서도(7페이지 참조) 잘 나타나 있다. 그래서 아기치과에서는 가역성 기에 손으로 먹는 것을 추천한다.

자기조직화를 이해하기 위해서는 '원시반사'도 알아 두어야 한다. 원시반사는 원래 인간이 가진 원시적인 움직임으로 뇌간이 담당하고 있다. 대표적인 반사에는 '탐색반사', '빨기반사' 등이 있다[30]. 원시반사는 자신의 의사로 판단해서 행동하는 움직임이 아니다. 예를 들면, 신생아기에 있어서 입 주위를 손가락으로 만지면, 반사적으로 머리를 움직이거나 입을 벌린다(탐색반사). 이 때문에 원시반사를 제어하지 못하면 생활 속에서 튀어나오게 되어 대단히 불편해진다. 그것을 조절하는 것이 '대뇌피질'이다. 아기는 성장과 함께 대뇌피질이 발달해서 몸을 보다 자유롭게 움직이게 된다.

대뇌피질에 따른 조절은 사람에게 있어 정도에 차이가 있다. 가능성(사람이 최대로 사용할 수 있는 능력)이 100%인 사람도 있지만, 50%인 사람도 있다. 그것을 결정하는 것은 가역성 기에 어느 정도 반복적인 움직임을 하였거나 자극을 받았는지 하는 것이다. 가역성 기를 지난 후에도 훈련 등에 따라 능력을 높이는 것이 가능하다. 예를 들면, 설소대강직증(설소대가 짧음)이 있는 아이들이 MFT(근기능운동)를 실시하여 건강한 기능에 가깝게 되는 것이다. 단 필자의 임상경험으로는 구강 형태에 문제가 없는 아이들 쪽이 MFT의 효과가 크다. 가능성을 높이고자 한다면 형태에 문제가 발생하기 전에, 즉 아기일 때 자기조직화된 움직임을 확실히 몸에 익히는 것이 중요하다.

원시반사

탐색반사	입 주위에 손가락이 닿으면, 반사적으로 대상을 탐색하는 것처럼 그 방향으로 머리를 돌리고 입을 벌리는 것
입술반사	입술에 부여되는 자극에 입술과 혀를 내미는 움직이는 것
빨기반사	유아의 입안에 손가락 등을 넣으면 빠는 것
깨물기반사	구치부 부위에 무언가가 닿으면 턱을 깨물어 닫는 것
혀내밀기반사	고형물을 입에 넣으면 그것을 입 바깥으로 배출하는 것

원시반사의 잔존 시기

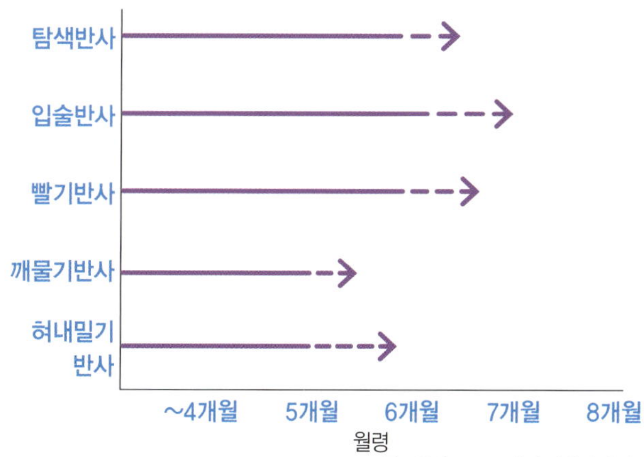

참고문헌 30, 31에서 인용하여 수정

Part 3

—지금까지의 치과적 대응과는 다르다!—

아기치과만의 사고방식

'아기'의 연령을 정하기는 어렵지만,
이 책에서는 생후~1년 6개월경까지를 '아기', '유아'라고 칭한다.

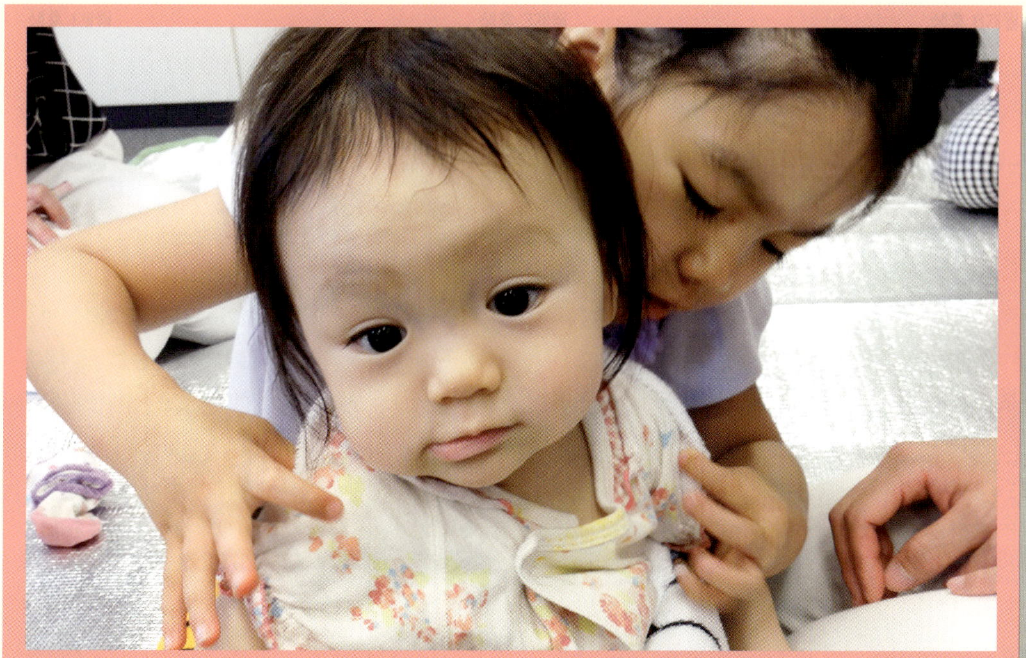

사고방식 ①

'구강은 몸의 일부'이다

❶ 치과는 전문성을 발달시켜 온 학문

예로부터 치과 임상교육은 구강만이 아닌 전신을 살피는 것을 중시한다. 치의학과 신입생 오리엔테이션에서도 '입안을 진료하면서, 개인의 배경을 고려하라'라고 교육받았던 기억이 있다. 그러나 임상에 있으면 시야가 좁아지는 경향이 있다. 역사적으로는 치과와 이비인후과가 분리되지 않았던 시대도 있었지만 현대에는 치아와 턱, 구강을 전신의 일부로 보기보다는 독립된 기관으로 보는 경향이 있다. 이는 사고방식이 세분화·전문화하는 것으로 세부적인 것에 대한 추구가 가능하다는 장점이 있다. 하지만 전체적인 모습을 보기 어려워지기 때문에 임상적 시야가 좁아지는 단점도 있다. 필자는 그런 세분화가 기술적으로 필요하다고 생각한다. 어느 시대에서나 제너럴리스트와 스페셜리스트가 있기 때문에 의학 발전도 있는 것이다.

역사적으로 치의학의 전문화는 18세기 정도에 시작했다. 기원전 이집트 문명에서는 치아에 해로운 '벌레'가 있다고 생각한 것이 파피루스에 기록되어 있다[1]. 당시에는 구강내 세균총에 대한 생각이 불확실했겠지만, 뮤탄스균과 치주병균 등이 인류 역사상 근절된 적은 없다. 현대의 우리가 균의 전파에 대한 사고방식으로 '감염의 창이 열리는 시기에 먹는 것에 주의해야 한다'는 사고를 가지게 된 것은 안타까운 일이다. 필자는 긴 역사적인 안목으로 생각한다면 구강세균과 대립하는 자세가 아닌, 공생하는 자세가 중요하다고 생각한다.

15세기 이후 세계는 대항해시대를 거쳐 문화적 발전을 이루게 되었다. 의학의 발전도 그와 함께 이루어져, 레오나르도 다빈치의 인체해부도가 저술되는 등 인간에 대한 구조적 흥미가 나타났다. 그 시대 해부학은 시대의 흐름을 따라서 종교적인 가치관 같은 정신적인 내면 세계관으로부터 서서히 외적인 것에 대한 발전으로 승화되었다.

치과교정학에서 Ⅲ급 골격성 부정교합의 예로 자주 거론되는 칼 5세와 합스부르크 가계도는 이 시대의 이야기이다. 합스부르크가는 당시 스페인왕국, 신성로마제국(독일 제국) 등 광대한 영역을 지배하였다. 칼 5세도 설마 자신의 골격 얘기가 현대에 크게 활용될 것이라고는 생각하지 못했을 것이다.

18세기, 세계는 격동의 혁명시대가 되었다. 산업혁명과 농업혁명으로 사람들의 생활이 크게 변화하였다. 그즈음 유명한 '외과치과의학'의 Pierre Fauchard(프랑스)와 석고를 개발한 Phillip Pfaff(독일), 치아와 턱의 발육을 연구하여 현대 치과교정학의 초석을 다진 John Hunter(영국)도 나타났다. 그들이 있었기에 치의학의 발전이 가능했다. 그 후 1783년 미국이 독립하였다. 초대 대통령인 George Washington은 의치를 한 것으로 유명했다. 볼티모어 치과학교가 Chapin Harris에 의해 설립되어 점점 발전하였다. 일본에서는 Kaibara Ekiken이 "양생훈(養生訓)"을 쓰고, 공중위생과 건강 의학에 대한 의식이 높아져 갔다.

아시아와 유럽, 미국에서는 의학의 역사가 이렇게 시작되고 있었다. 유럽과 미국에서는 서서히 세분화·전문화의 흐름이 나타났다. 힘이 있는 유럽과 미국에 비해서 일본은 에도시대에 승의(승려 의사)와 구중의(구강병 전문의사)가 존재하였으며, '치발사'라는 직업이 있어 문제가 있는 치아를 빼는 정도였다. 중국(청)에서는 아편전쟁 등으로 내정이 혼란해서 대변혁기에 있었다. 한편 미국에서는 얼마 후 1859년 JADA(The Journal of the American Dental Association)가 설립되었다. 당시에는 현재와 같이 치과와 이비인후과가 명확하게 구분되지 않았기 때문에 당시 잡지인 "Dental Cosmos"에는 지금 읽어 보면 매우 흥미로운 내용의 문헌이 많다.

20세기가 되면서 치과보철학과 치과보존학, 치과교정학이 발전하여 현재에 이르렀다. 이와 같이 치과에는 구강과 전신이 상호 영향을 주는 것이라는 역사가 있었다. 그 역사 중에는 태아연구도 있었다.

아기치과는 전신을 배우는 데 있어 보육과 발달 분야도 중요하게 여긴다. 그 때문에 '사람에 대해 배운다'라는 의미로, 기초의학인 생리학과 발생학을 공부하는 자세도 중요하다고 생각한다.

❷ '전신'과 '구강'의 발육은 수레의 양 바퀴

막 태어난 아기에게 기대하는 것은 표준적인 발육이다. 성장기를 거쳐 각자의 생각대로 움직이는 것이 가능하며 질병에 잘 걸리지 않는 건강한 몸과 건전한 마음을 가지고 일생 동안 생활하는 것이 목표이다. 구강기능과 턱의 발육에 있어서도 성인이 되었을 때 총생이 없는 건강한 교합을 가지고, 호흡과 연하에 기능적인 문제가 없으며, 치주질환과 치아우식증이 없는 이상적인 성장을 기대하게 된다. 그러한 신체, 구강과 턱의 발육은 아기 때부터(정확히는 태아일 때부터) 쌓아올린 것이다[2]. 그리고 중요한 것은 표준적인 구강기능과 구강 형태형성은 표준적인 전신발육과 함께 얻어진다는 것이다.

예를 들어, 식사(모유와 이유식)와 말하는 것과 같은 아기가 입을 움직이는 행위는 구강발육에 크게 연관되어 있으며, 이유식을 입에 넣는 것은 손과 전신의 협조운동에 따라 가능한 것이다. 손과 전신의 발육이 미숙한 시기에는 능숙하게 먹는 것도 곤란하다. 또한 성장과 발육에 따라 좋지 않은 자세로 연하를 하면 구강주위근에 악영향을 미치게 된다. 성장과 발달에 따른 좋지 않은 자세란 몸을 지탱하지 못할 때부터 무리하게 의자에 앉혀 보는 것이다. 자세한 것은 Part 4에서 설명하겠지만, 전신과 구강이 상호 발육하는 중에 구강의 기능획득과 형태형성이 연관되어 있다는 것이다. 따라서 아기치과 개념에서는 '구강을 몸의 일부로 생각하는 것'이 중요하다.

손과 입 등의 협조운동으로 먹을 수 있다

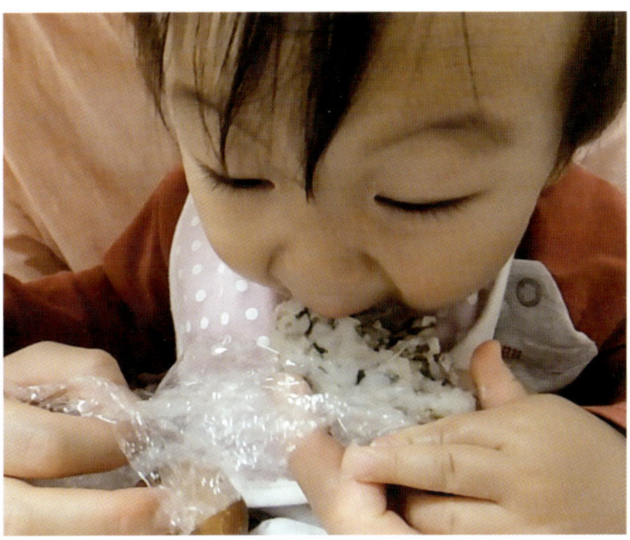

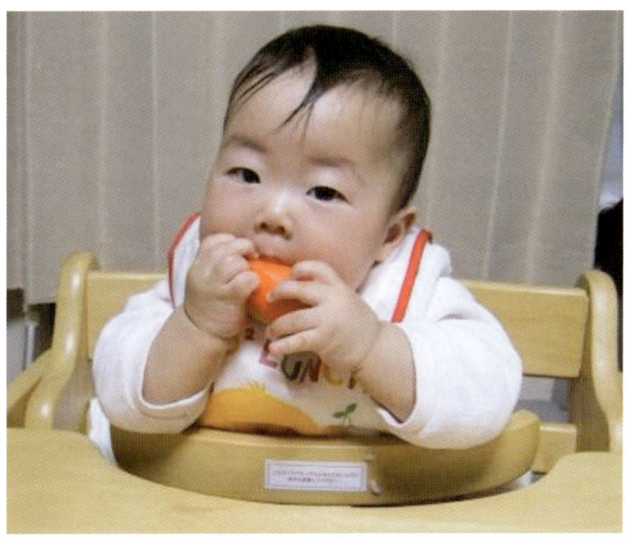

사고방식 ②

아기치과에서는 자세에 대한 접근이 필요하다

아기치과에서는 전신을 보기 때문에 어느 연령, 월령에 있어서도 '자세'를 중요시한다. 안는 자세와 수면 자세에 대해서도 관여하고 있다. 치과는 환자의 자세와 연관이 없다고 생각하는 치과 관계자도 있을지 모른다. 그러나 자세에 관한 치과치료가 지금까지 없었던 것이 아니다. John Mew가 제창한 Orthotropics라는[3] 교정치과치료에 따르면, 구순폐쇄를 통해 혀를 바른 위치로 유도하고 구강형태를 조정하면 자세를 바르게 할 수 있다고 말한다. 단적으로 말하면, '구강에 대한 접근으로 전신을 변화시키는 치료법'이다. 혼합치열기에 제2유구치가 잔존되어 있는 소아를 대상으로 한다. 필자도 이 치료법에 공감하는 한 사람으로서 아기치과와 일맥상통하는 것이 있다고 생각한다. 그러나 아기치과와 크게 다른 점도 있다. 그것은 아기는 혼합치열기보다 더 활발하게 발육 중이라는 것이다. 즉, 아기치과에서는 '구강과 전신(자세)에 대한 양쪽의 접근을 통해서 발육을 돕는다'는 사고방식이다. 구순폐쇄와 혀의 바른 위치, 건전한 자세는 구강과 전신에 작용하면서 성공적인 양육이 가능하다는 것이다.

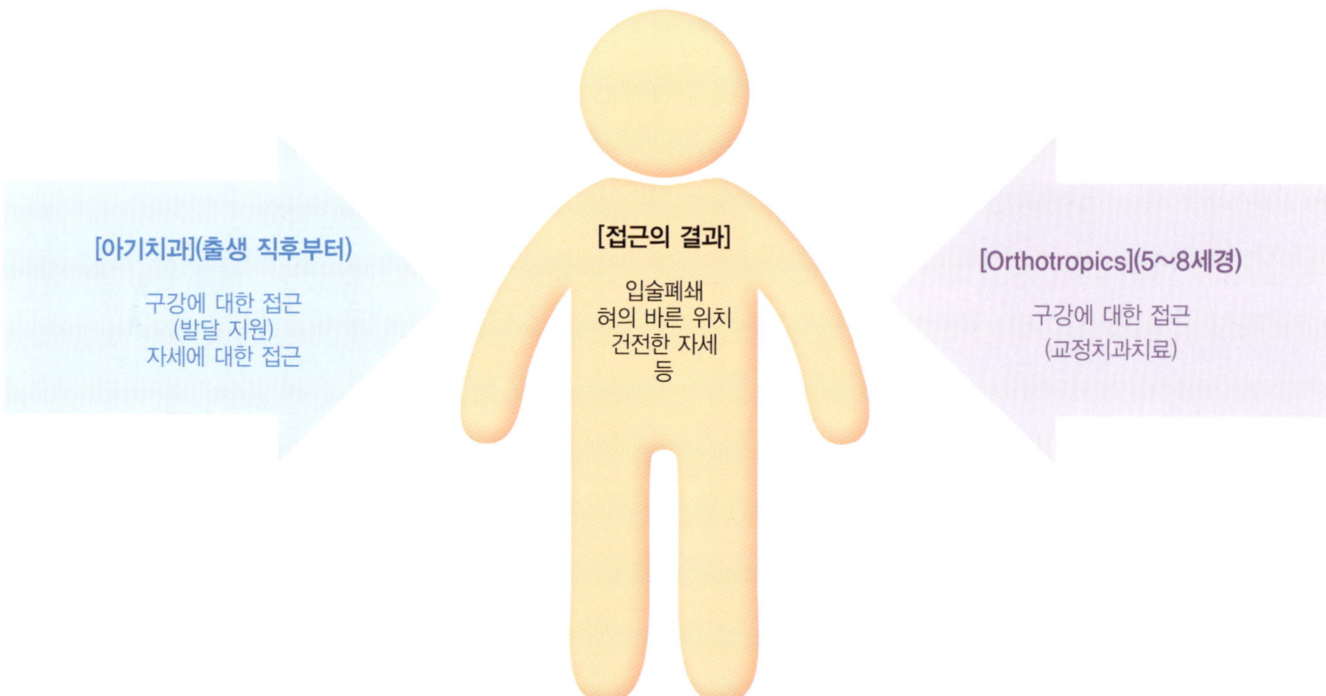

사고방식 ③

아기치과의 시작은 출생 직후부터

18페이지의 신장과 체중 성장곡선으로부터 알 수 있는 것처럼, 출생 후 변화비율은 인생 중 가장 크다. 이 시기에는 구강 형태에도 똑같이 큰 변화가 나타난다. 생후 0~7개월 구강모형을 3차원적으로 계측한 Ishida의 연구에서는 생후 2~3개월 사이에 큰 변화가 일어난다는 것을 알 수 있다[4]. 아기는 몸을 지탱하는 힘이 아직 부족하다. 태내 환경은 무중력인 데 비해 출생 후에는 중력의 영향을 받기 때문에 출생 후 환경이 아기 발육에 크게 영향을 준다. 아직 모유나 분유가 구강 형태에 영향을 준다는 확정적인 근거는 없지만[5,6], 출생 후 발육 환경의 차이에 따라 변화한다고 생각한다. 형태는 그 후에 획득하는 기능에 영향을 주고, 더 나아가 형태와 기능은 상호적으로 영향을 준다. 출생 직후부터 구강 형태가 변화하기 때문에 출생 직후부터 개개인의 나쁜 생활환경을 배제하고, 중력과 신체 능력을 고려해서 전신 및 구강의 적절한 기능습득을 위한 지원이 필요하다. 이러한 지원이 없으면 유아기 구강 형태에 문제가 일어날 수도 있다. 출생 직후 입의 사용 방법과 식생활에 따라 상·하악 폭경의 크기에 영향을 준다는 보고가 있다[7]. 즉, 이 시기에 치과에서 개입하는 것은 의미가 매우 크다.

태아기의 아기 환경이 아기치과의 개념에 얼마만큼 중요한지 고려해야 한다. 우리의 전문 분야가 아니지만, 태아의 발달과 발생 등 태아기부터 아기에 대한 지식은 굉장히 중요하다고 할 수 있다[8].

출생 후 바로 구강 형태가 변화하는 이유

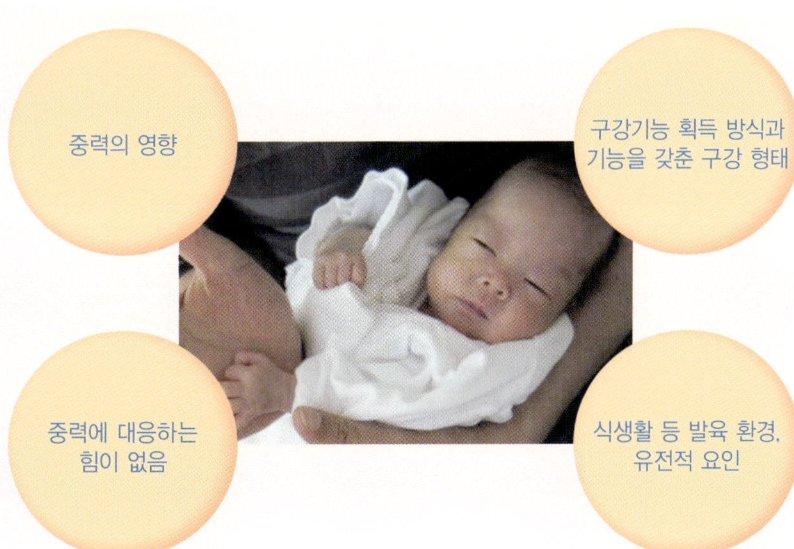

이와 같은 이유로 구강 형태가 출생 후 변화하고 있다. 다양한 환경에 있어서 개별적으로 나쁜 조건을 배제하고 중력과 신체 능력을 고려해서, 전신 및 구강의 적절한 기능습득을 위한 지원이 필요하다.

사고방식 ④

아기치과에서는 형태형성보다도 구강기능 획득을 우선한다

'건전한 구강'에는 두 가지 축이 있다.

① 구강의 '형태'로 생각하는 건전성
(표준적인 형태란 무엇인지를 판단하는 것)

② 구강의 '기능'으로서의 건전성
(표준적인 기능이란 무엇인지를 판단하는 것)

양쪽이 건전한 것이 당연히 바라는 바지만, 발육 중인 아기들은 양쪽에 차이가 있기 때문에 '기능'의 획득을 우선해야 한다.

이유 ❶ 무치아기에는 형태 변화보다도 기능 쪽이 획득하기 쉽다

구강내 형태를 변화시키는 것은 외적인 힘을 이용한 교정치료가 있으나, 무치아기의 아기에게 적용하기는 어렵다. 또한 가역성(변화하기 쉬운)이 큰 아기에게는 기능의 획득을 목표로 하는 것이 접근하기 쉽고 보다 자연스럽다. 아기는 유연성이 높기 때문에 조기에 어느 정도 효과를 얻을 수 있다.

한편 가역성이 적은 시기(어느 정도 성장이 이루어진 학령기 이후)에는 기능에 대한 접근만으로는 어렵고, 교정치료에 따른 형태 변화도 포함시켜 접근해야 할 것이다.

기능에 대한 접근이 적절

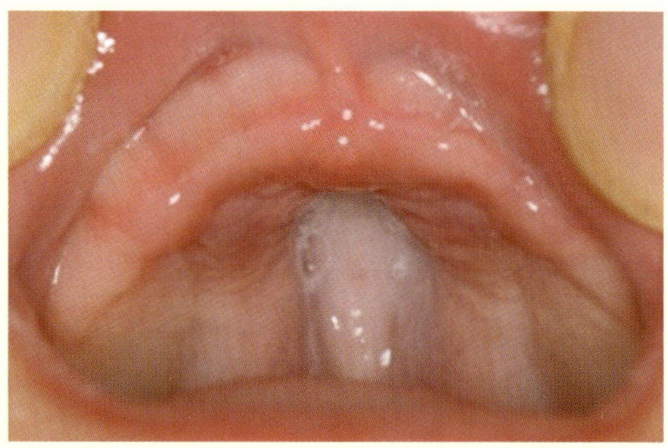

형태에 대한 접근이 적절

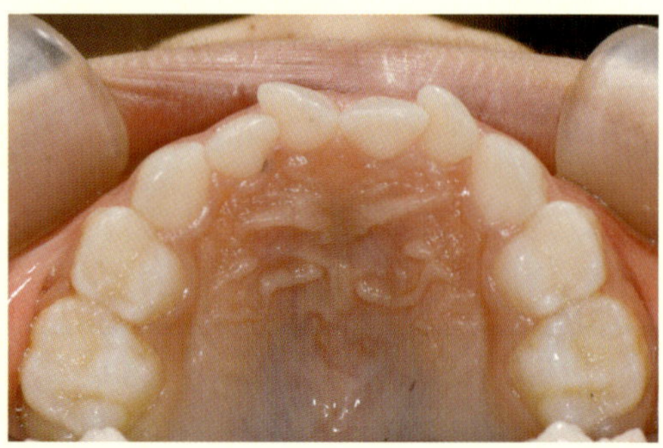

이유 ❷ 형태는 성장 중의 한 시점에 있지만, 변화는 늘 도중에 있다

아기의 구강 형태는 성장 중 '어느 한 시점'에서의 결과이다. 아기 특유의 초성장기라고도 하는 시기에 있는 것을 생각하면 눈 깜짝할 사이에 형태는 변화하는 것이다. 만일 형태를 조정한다면 곧 변화할 수 있다. 한편 획득한 기능은 그 시점에서의 형태에 적응하게 된다. 이것이 다음 성장단계(다음 기능획득과 형태형성)로 이어지게 된다. 또한 기능보다도 형태를 우선하면 원하는 기능을 획득해야 하는 시기를 지나칠 수 있다. 급속한 성장 피크에 있는 아기에게는 우선 기능에 대한 접근을 하는 것이 좋다.

다음 그림은 구강의 상태를 '형태'와 '기능'의 면에서 4개 그룹으로 분류한 것이다. 형태는 유치가 맹출한 1세경의 치열로 판단하였다. 기능에 대해서는 먹는 방법과 말하는 방법에 이상 연하습관 등이 없고, 구강 주위근육과 그 주변조직을 잘 사용하고 있는 상태를 양호하다고 하였다. 그중에 형태(치열)도 기능도 양호한 것이 그룹 C이다. 한편 그룹 B는 형태(치열)도 기능도 불량하기 때문에 접근이 더욱 어렵다. 여기서 주의해야 할 것은 우선은 기능에 접근하고, 차후에 그룹 C로 이동하는 것을 목표로 하는 것이다. 그러나 학령기의 그룹 B라면 치료로 그룹 A가 되는 것이 목표이지만, 형태가 점점 변화하는 아기 시기의 그룹 B라면 그룹 D를 목표로 하는 것이 중요하다.

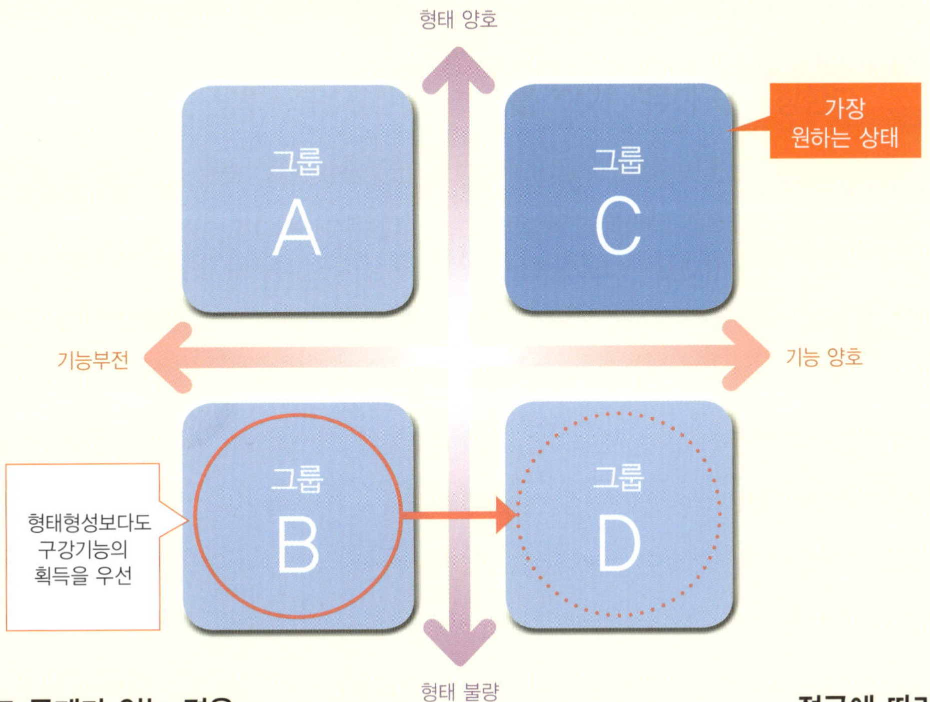

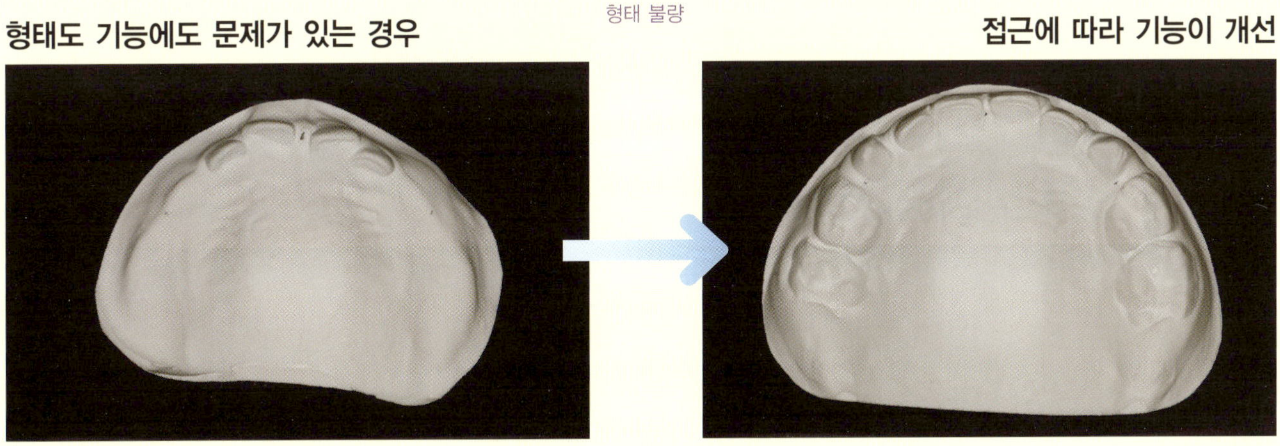

이유 ❸ 형태가 건전해도 기능에 문제가 없다고는 할 수 없다

다음 사진은 그룹 A로 치열은 건전하지만 혀의 사용법이 나쁘거나 입술습관 같은 기능부전이 있기 때문에 그룹 C가 되는 것이 목표이다. 형태가 건전해도 모두 기능이 건전한 것은 아니기 때문에, 앞서 말한 것처럼 기능에 대해 접근해야 하는 것이다. 특히 주의해야 할 점은 '형태가 건전한 것처럼 보이는' 경우이다.

일반적으로 악골도 치아도 작은 경우와 악골은 큰데 치아가 작은 경우, 구개가 깊고 치아가 작은 경우, 구개가 얕고 치아가 작은 경우에는 상·하악 각각을 단독으로 봐서 치열만 배열하면 '건전'해질 것으로 가정하는 경우가 있다. 그러나 치조골 상에 충분한 공간이 있다 해도 문제가 되는 치열이나 거미스마일(gummy smile) 등이 있다. 악골이 작은 것이 결과적으로 불건전한 요소가 될 수 있지만, 구강의 형태를 구성하는 악골의 크기, 치아의 크기, 구개의 깊이 등의 관계성은 복잡하게 얽혀 있어서 악골의 크기만으로 형태가 건전한지 아닌지를 판단해서는 안 된다.

형태보다도 기능에 문제가 있는 경우

접근에 따라 기능이 개선되는 경향이 있음

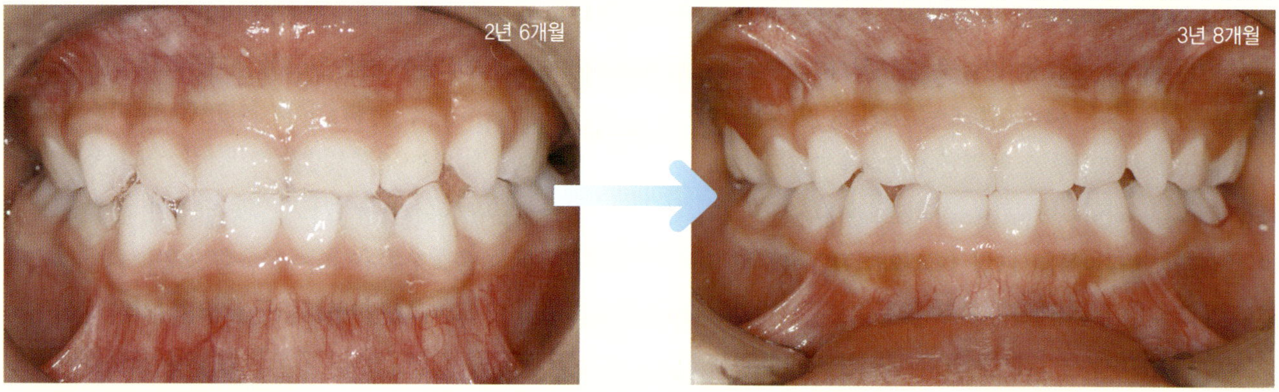

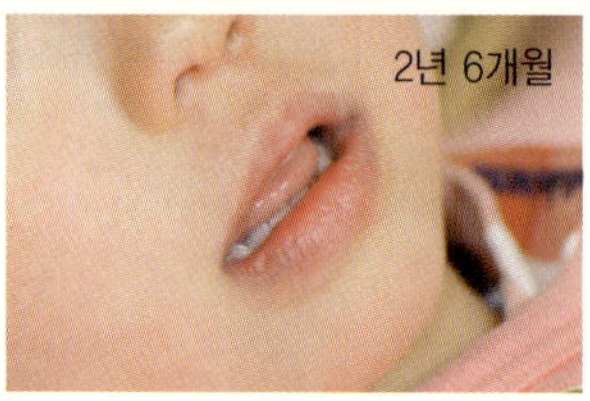

'입 벌리기' 상태

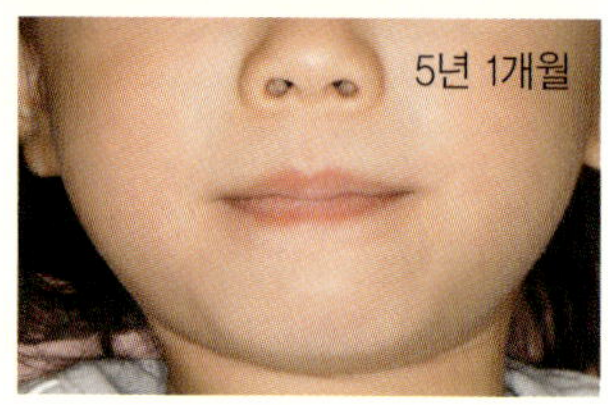

'입 벌리기' 개선

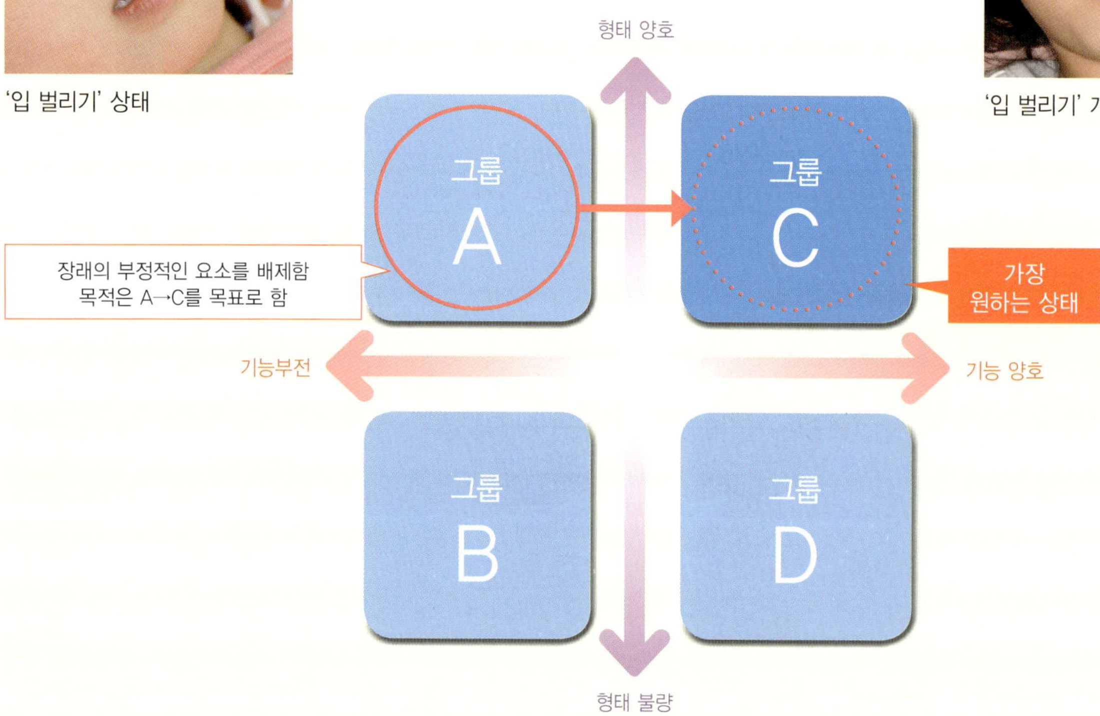

이유 ❹ 형태에 문제가 있어도 기능에 문제가 없는 경우도 있다

형태에 문제가 있어도 기능에는 문제가 없는 경우도 있다. 다음 그림의 그룹 D이다. 예를 들어, 턱이 작은 경우에도 성장하면서 구강내 용적을 증가시키거나 구개의 깊이가 깊어지는 등, '기능하고 있는 상태'가 될 가능성이 있다. 간단하게 말하면, 턱이 작은 아이는 턱이 작은 대로 건전하게 기능하려고 몸이 자연적으로 적응한 상태이다. 구강내가 좁으면 혀의 공간도 좁아진다는 것을 이미지화하면 소아교정과 기능교정이 더 쉬울지도 모르겠다.

이런 경우에도 형태 건전성을 중시한 나머지, 형태를 변화시키려고 하기도 한다. 매일의 임상 진료 중에 그것이 결과적으로 꼭 치료해야만 하는 것이었을지 생각하게 되는 경우도 적지 않다. 불필요한 대응을 하는 것은 상호 간에 있어 유리한 방법은 아닐 것이다. 형태가 건전하지 않아도 기능이 건전하다면, 그 후 치료가 순조롭게 진행되거나 문제를 일으킬 위험성이 낮아지거나, 어쩌면 성장 중에 자연적으로 양호한 형태가 될 가능성도 생각해 볼 수 있다.

형태도 기능도 발육 중에 있는 아기를 대상으로 하는 아기치과에서는 앞으로의 형태형성을 위해서 기능획득을 한다는 방향성이 중요하다고 생각한다.

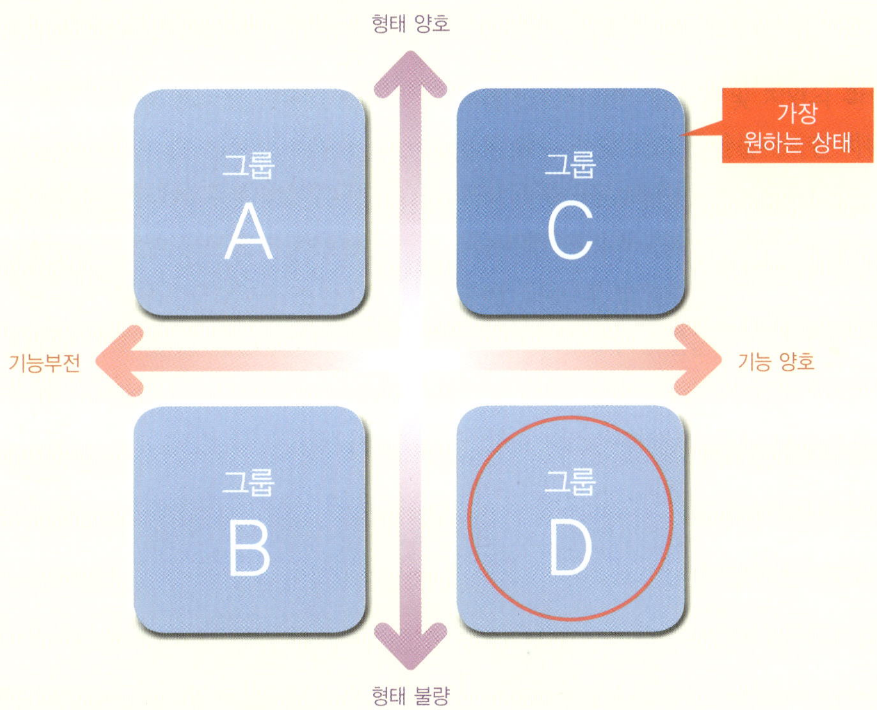

형태에 문제가 있으나 기능은 양호한 경우

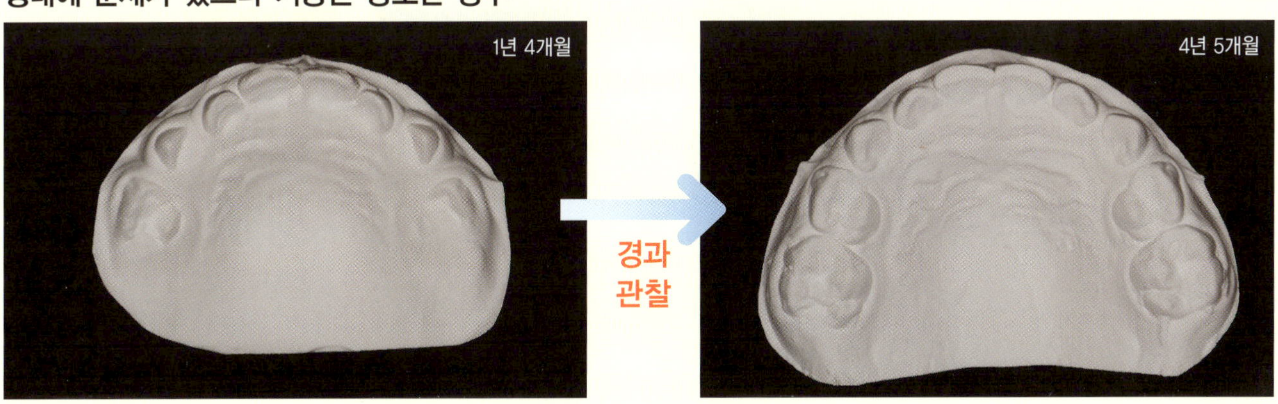

사고방식 ⑤

세 가지 조건이 이루어진 다음, 이유식을 시작한다

최근 보호자가 자녀 양육을 하면서 곤란해하는 것의 하나가 '밥을 먹지 않는다'는 것이다. 미디어에서도 자녀의 건강한 성장을 위해 다양한 음식맛에 대한 연구, 동기 부여 등의 해결책이 제시되어 왔다. 치과에서도 식이에 대한 조언을 할 필요가 있으나 상황의 이해를 바탕으로 한 포괄적 접근인지 고민이 되며, 단순하게 영양학 전문가의 조언을 구하라는 이야기에 그치는 것은 아닐지 걱정이 된다.

본래 음식의 성상은 다양하고, 선천적으로도 개인차가 있다. '먹지 않는다'는 것의 근간에 있는 문제가 무엇인지를 충분한 경청을 통해 파악해야 한다. 아기에 따라서는 이유식을 시작할 준비가 되지 않았을 가능성도 있다. 아기가 먹지 않아서 고민이고 그러한 고민 때문에 만들기 힘들어지는 악순환으로 이어질 수 있으니, 아기가 스스로 먹는 환경을 만드는 것이 중요하다.

아기치과에서는 '식욕', '체간(trunk) 유지', '협조운동'의 세 가지 조건이 만족되면 '이유식을 할 수 있다'고 판단한다.

이유식을 시작하는 세 가지 조건

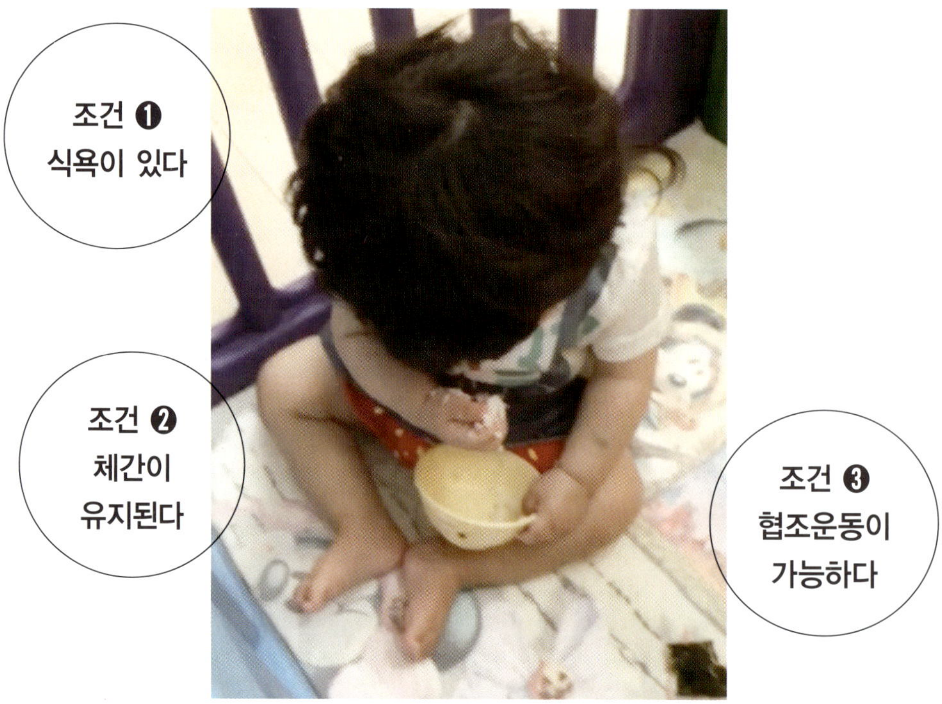
조건 ❶
식욕이 있다
조건 ❷
체간이
유지된다
조건 ❸
협조운동이
가능하다

조건 ❶ 식욕이 있다

아이들의 식사 시간을 살펴보면, 먹다 말고 노는 아이들도 있다. 그러한 경우 식사 전에 먹는 것에 '동기부여'가 이루어지지 않았는지를 생각해야 한다. '배가 고프다'라고 생각할 정도로 몸을 충분히 움직여야 한다. 배가 고프려면 상응하는 칼로리 소비가 필요하다. 어른들도 공복감을 잊고 취미나 일에 열중하지만, 보통은 잠시 쉴 때 '아, 배고프다'라고 느끼게 된다.

아기에 따라서는 식욕을 돋우기 위해서 보호자의 먹는 모습도 중요하다. 먹을 것이라는 인식이 명확하지 않은 시기에는 보호자가 먹는 것 = '맛있는 음식', '먹어도 안전한 것'이라는 본능이 아기에게 작용하는 것 같다. 따라서 부모와 아이가 같이 식사할 때에는 손으로 집어 먹는 것이 추천된다. 아이가 보호자의 자세를 보면 스스로 먹고 싶어서 스스로 몸을 움직이는 것으로 이어지기 때문이다[9]. 숟가락으로 떠먹여 주는 것을 아기가 먹는 것도 아름다운 장면이지만, 부모와 아이가 같이 식사할 때 스스로 먹는다는 면에서는 손으로 집어 먹는 것을 추천한다.

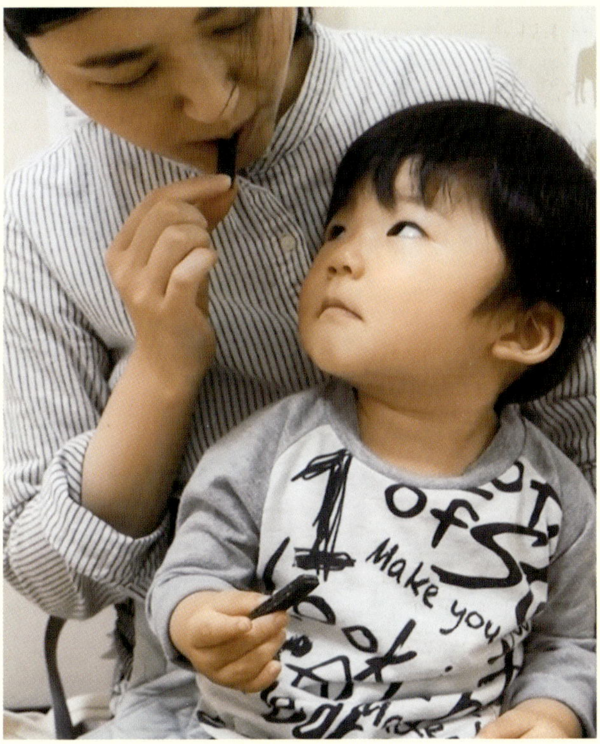

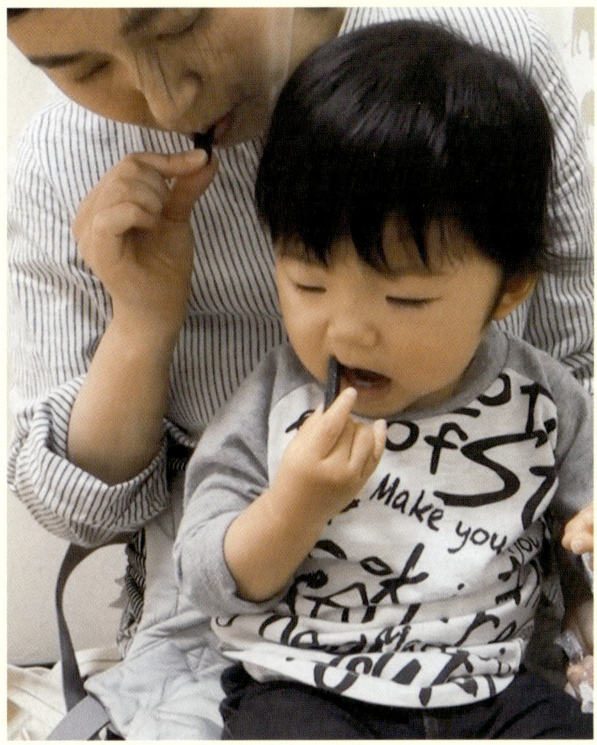

주의! 조건이 갖추어지지 않은 경우에도 해야 하는 것이 있다

여러 가지 조건이 불충분하다고 이유식의 시작을 뒤로 미룰까 고민하지만 말고, 준비 기간에는 준비 기간만의 지원이 필요하다. 예를 들면, 몸을 일으켜 지탱할 수 없어도 먹고 싶다는 의욕은 있다. 그럴 때는 연하 훈련을 하면 좋겠다. 장난감 등 위험하지 않은 것을 준다. 그러면 타액이 넘쳐흐르며 연하의 횟수가 증가한다. 연하를 잘하고 나서, 저작을 잘하도록 도와준다.

할 수 없는 것을 무리해서 시키지 말고, 발달의 과정을 하나하나 생각하는 것이 중요하다.

조건 ❷ 체간이 유지된다

이유식을 시작할 때는 식욕이 없지 않은지 심리적인 문제도 생각할 수 있지만, 신체발달도 생각해야 한다. 이것들은 상호연관되어 있다. 신체발달 조건의 하나가 '체간 유지', 또는 '바르게 혼자 앉기'이다.

중력에 대해서 몸의 축이 지지대 역할을 하면, 사지말단 조직을 안정적으로 움직이는 것이 가능하다. 혼자 앉기가 가능하다는 것은 체간을 고정하는 것이 가능하다는 것이다. 발은 몸을 지지하고, 몸체는 손의 움직임의 지축이 되며, 머리와 팔을 능숙하게 움직이는 것이 가능해진다. 평형기능을 활용해서 자세를 유지하고 유연한 움직임의 기초가 되는 운동, 즉 조대운동이 가능해진다. 조대운동이 가능해지면, 미세운동으로 이어진다. 이것이 확립되려면 운동의 자기조직화(뇌에서의 명령이 없어도 몸이 자연히 움직이는 것)가 필요하다(24페이지 참조).

최근에 기댄 자세로 이유식을 하는 영상을 보았다. 이런 자세로 먹기는 매우 어렵다. 필자도 어릴 때 감기에 걸리면 어머니께서 죽을 주셨다. 귀찮아서 누워서 먹으려고 했지만 제대로 삼킬 수 없었던 기억이 있다. 당시에는 물론 인체 구조를 이해하지 못한 상태였지만, 결국 이렇게는 먹지 못하겠다는 생각에 몸을 일으켰다.

체간의 유지가 가능하다

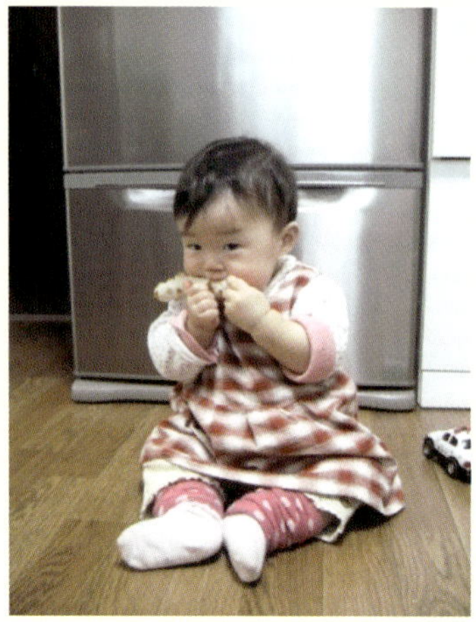

기댄 자세로 먹는 방법

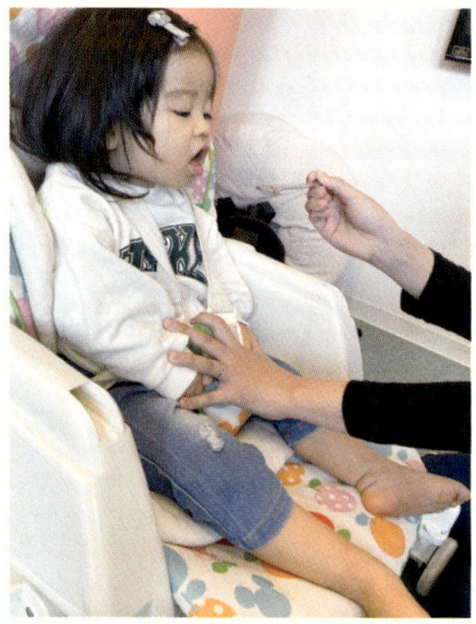

사진제공: 와타나베치과
(사이타마현 가스카베시)

조건 ❸ 협조운동이 가능하다

신체적인 발달 면에서 체간에서 팔로 조대운동이 가능하고, 손에 쥔 음식물을 입으로 운반하는 '협조운동이 가능한 것'도 이유식을 시작하는 데 필요하다.

신체의 움직임과 입의 사용법이 잘 협조하지 못하면 식욕이 있어도 자연스럽게 음식을 먹을 수 없다. 어른이 되어도 지저분하게 먹거나 혀와 입술, 협근을 협조해서 사용하지 못하고 혀와 뺨을 깨물어 버리거나, 능숙하게 연하하지 못하고 목이 메거나 부조화가 나타날 수도 있다. 손으로 먹는 것이 이유식기의 대표적인 협조운동이라는 것을 생각하면 그 중요성을 알 수 있다.

음식물을 옮겨서 깨무는 손과 입의 협조운동

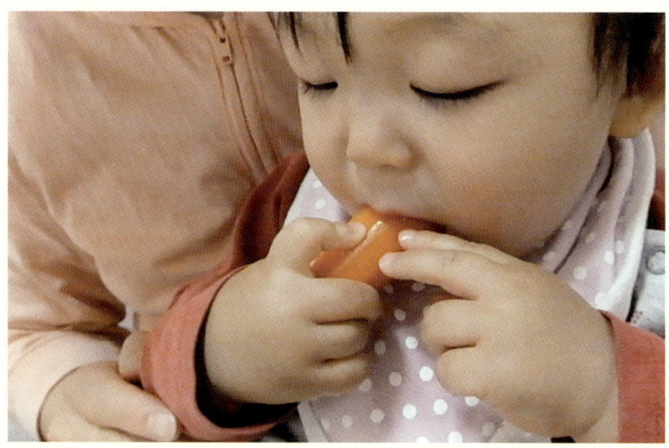

사고방식 ⑥

이유식은 '손으로 먹는 것'부터 시작한다

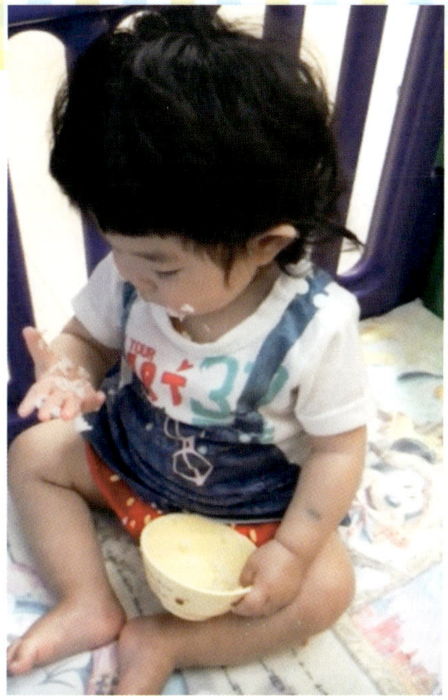

식사 시 '손으로 먹는 것'은 신체발달과 깊이 연관되어 있다. 그러나 '이유식'에 있어서만큼은 보호자가 숟가락으로 먹인다는 이미지가 있다. 또한 손으로 먹을 시기에는 먹을 것과 장난감에 대한 구별이 어렵고, 협조능력이 미숙하여 주변이 어지럽혀지고 치우기가 어렵다.

게다가 빨리 스스로 먹을 수 있게 되었으면 하는 부모 마음에 숟가락과 훈련용 젓가락을 사용하는 보호자도 있다. 필자의 병원에서는 이유식 교실을 운영하며 보호자에게 도시락을 가져오게 하여 실제로 먹이게 한다. 사전 지도가 없는 경우에는 대부분 숟가락과 마실 것(빨대가 달린 것)을 가져온다. 보호자의 시선에서 이유식의 목표는 숟가락으로 식사하는 것이라고 느껴진다. 어른들이 식사하는 모습만을 식사라고 생각할 수도 있지만, 아기들은 충분한 미세운동이 안 되기 때문에 도구를 잘 사용할 수 없다. 숟가락의 자루를 쥐고, 음식을 건지거나 운반하는 것은 할 수 없고, 겨우 조대운동이 가능하기 때문에 도구를 사용해서 입으로 가져가는 것은 매우 어렵다. 훈련용 젓가락으로 조기교육을 하는 보호자도 있지만, 정말로 필요한 것인지는 천천히 깊이 생각해 보는 것이 좋다고 생각한다.

이 시기에 중요한 것은 이 세계에 맛있는 음식이 있다는 것을 인식하고, 우선은 '음식물과 접촉하는 것'이다. 동시에 신체 협조운동 훈련을 하면서 식욕을 가지고 먹을 수 있는 신체를 만드는 것이다. 예를 들어, 3세를 생각해 보면 처음에는 조대운동에 집중하는 것이 좋다. 그래야 나중에 도구를 사용해서 엎지르지 않고 확실히 도구를 사용해서 먹을 수 있게 될 것이다[10]. 먹을 것에 대한 접촉을 기피하고 흘리거나 엎지르는 것을 매우 싫어하는 것은 가정 육아방침 때문일 수 있다. 가정의 방침과 병원의 방침을 잘 타협하면서, 아기와 보호자에게 좋은 방침을 상담해야 할 것이다.

숟가락으로 먹여 주는 것보다, 손으로 먹게 하기!

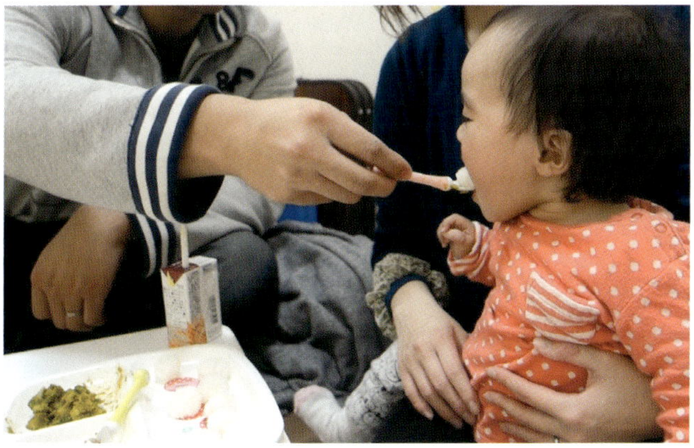

사고방식 ⑦

아기치과에서는 말놀이와 몸놀이를 중시한다

식욕은 기본적으로 태어나자마자 생기는 것이 아니다. 모유로부터 이유식으로의 단계 변화는 영양과 칼로리를 더 요구하는 아기에게는 필수불가결하다. 식욕과 함께 신체 능력도 동시에 훈련되어야 한다. 신체 능력과 입의 사용이 협조되지 않으면, 아무리 식욕이 있어도 순조롭게 음식을 먹기가 어렵다. 아기치과에서는 훈련의 하나로 말놀이를 추천한다.

말놀이와 몸놀이는 능숙한 이유식 식사와 신체기능발달로 이어진다. 이유식 안내는 '이유식 지원 가이드' 등의 여러 가지 방식이 있다. 말놀이는 보는 것, 듣는 것, 만지는 것 등 오감을 통해, 즉 몸과 입으로 아기에게 환경을 인식시키는 것이다. 말놀이를 가르치는 것은 누구라도 가능하다. 아기치과에서 꼭 도입해 보시기를 바란다(64페이지 참조).

말놀이를 하는 모자

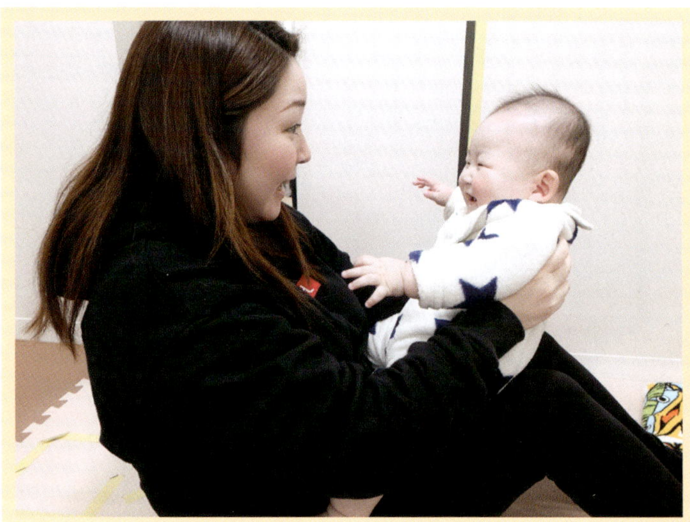

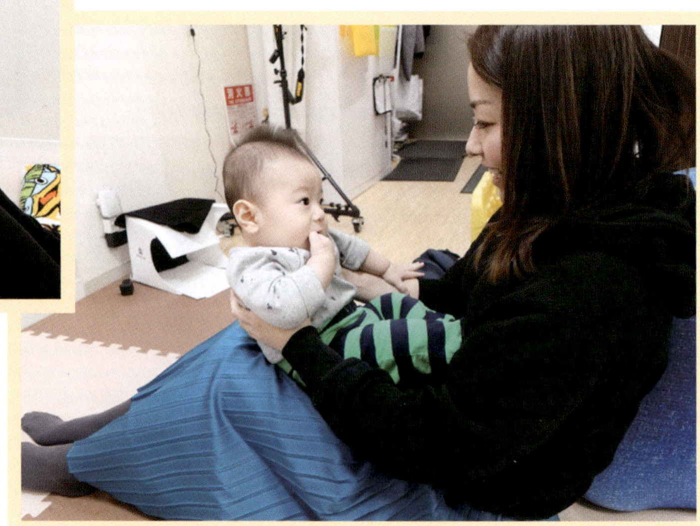

Part 4

아기치과의 구체적인 내용

'아기'의 연령을 정하기는 어렵지만,
이 책에서는 생후~1년 6개월경까지를 '아기', '유아'라고 칭한다.

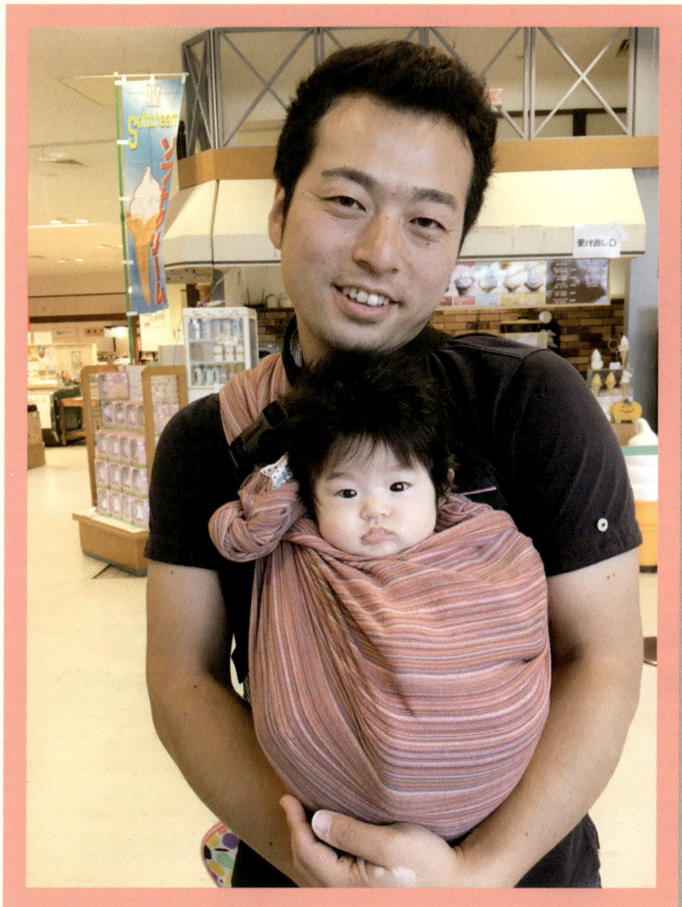

구강 형태·구강기능·신체발달 스케줄을 확인하자!

출생 | 1개월 | 2개월 | 3개월 | 4개월 | 5개월

구강 발달 & 치아맹출

생후 23일

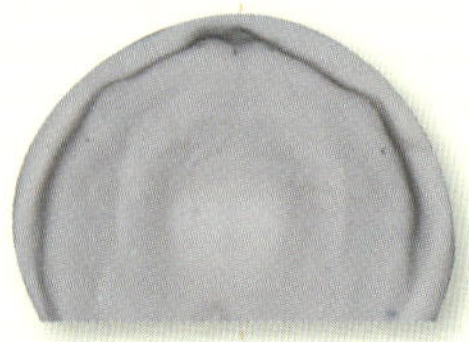

생후 2개월

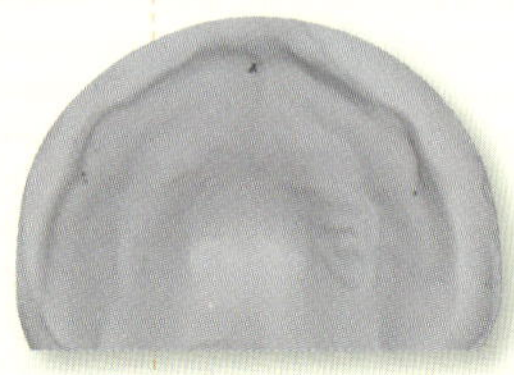

생후 5개월

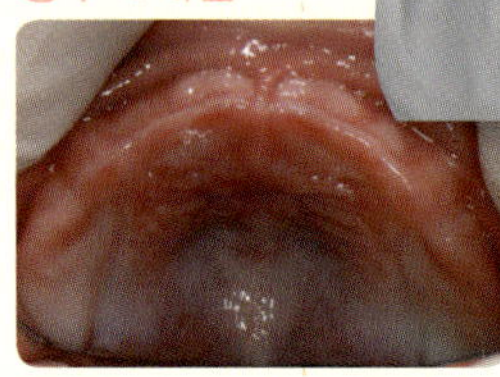

생후 5개월

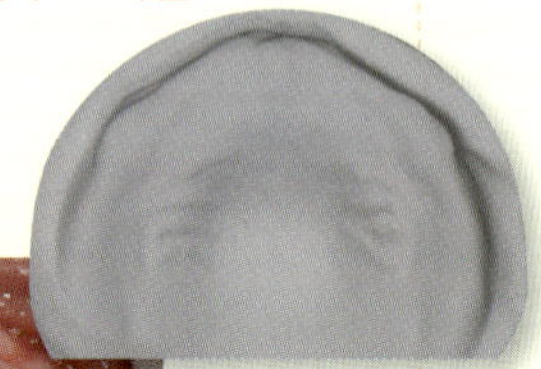

- 치아가 나지 않음
- 유두를 빨아들이기 좋은 형태

구강기능의 발달

원시반사
- 탐색반사
- 구순반사
- 빨기반사
- 깨물기반사
- 혀내밀기반사

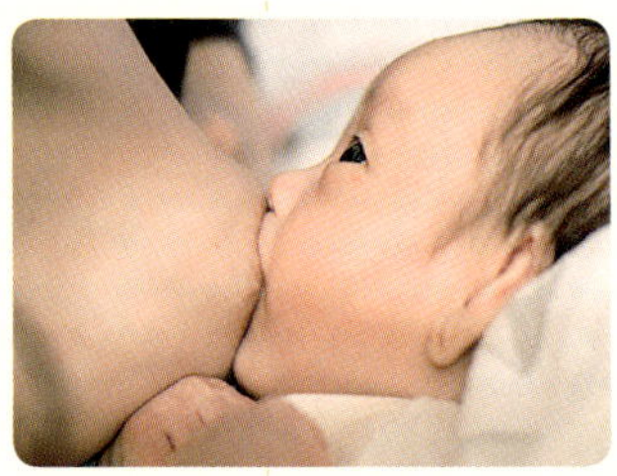

- 원시반사가 사라지기 시작
- 자신의 의지로 젖빨기 시작

임상팁

고형식 준비 기간에 연하의 달인을 목표로!

임상팁

깊게 삼키기 위해 폐구에 힘을 씀
하반신이 안정된 자세로 젖을 먹임
연하 시에는 체간을 받칠 것!

신체발육

목소리를 냄

시선을 따라감 | 흉내내기
머리 들기
손가락 빨기
소리가 나는 방향으로 향함
목을 가눔
생활 리듬이 정해지기 시작함
짝짜꿍을 함
엎드려 놀기
자면서 뒤척임
팔과 다리를 위로 올림

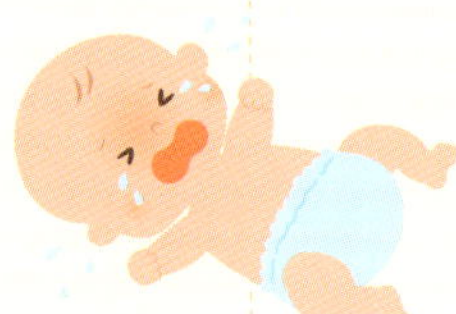

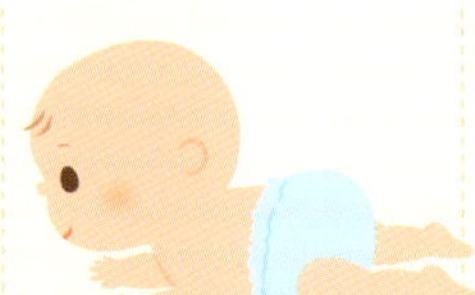

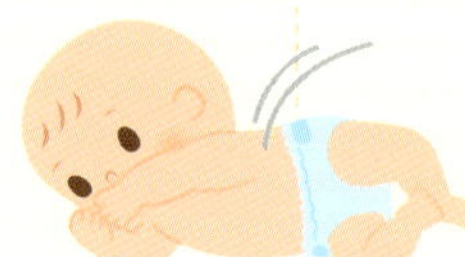

임상팁

중력에 저항하는 힘 체크하기!

참고문헌 1, 2를 인용하여 수정

아기의 발달단계에 필요한 지원은 변화한다. 여기에 월령에 따른 일반적인 아기의 발달단계를 나타내었다. 발달단계는 개인차가 크기 때문에 어디까지나 표준으로서 확인하기 바란다.

다음 페이지

6개월 | 7개월 | 8개월 | 9개월 | 10개월 | 11개월

유전치(A)가 맹출하기 시작

유전치(A, B)가 상·하악 4개씩 맹출

생후 6개월

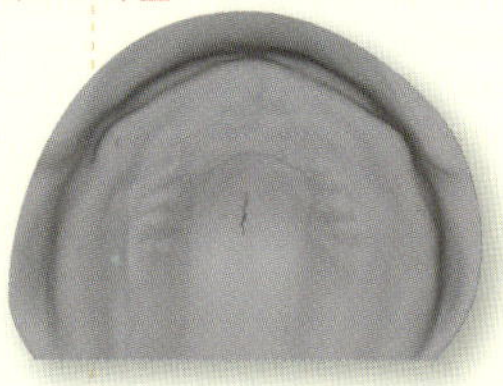

생후 9개월

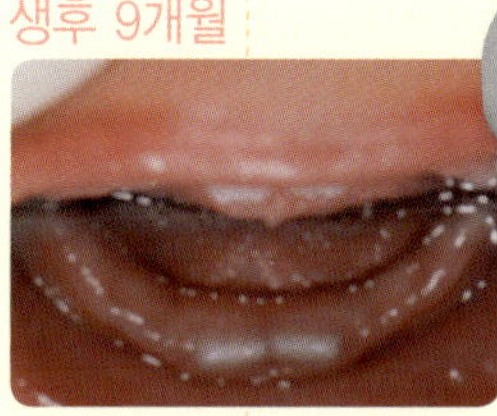

생후 9개월

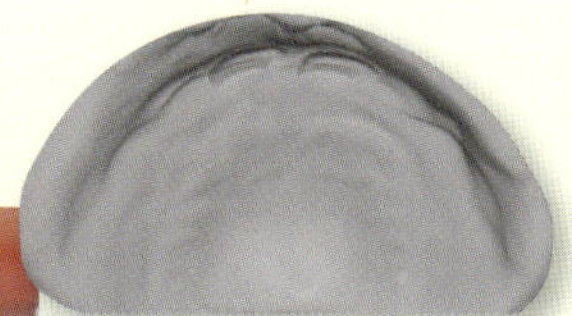

생후 11개월

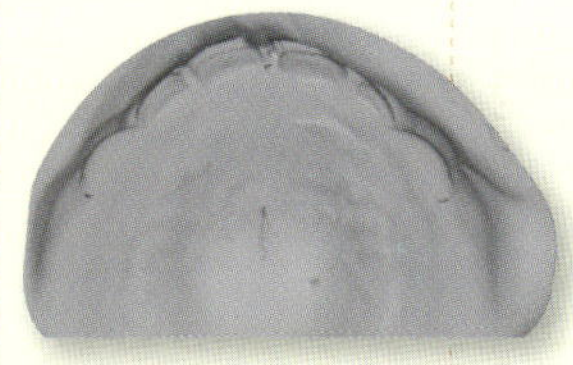

- 악골의 높이가 높아지고 폭도 넓어짐. 혀의 움직임이 커져 감
- 상·하 전치가 맹출할 때쯤, 구강내 용적이 증가하여 혀가 구강내에 놓임

성숙연하 획득기

- 혀가 전·후로 움직이게 되면서, 혀로 음식물을 구강내로 보내고 삼키게 됨
- 앉은 자세에서 손으로 집어 먹기를 반복하여 손과 팔의 사용이 가능해지고 음식을 입술 가운데로 물 수 있게 됨

- 하순이 다물어짐

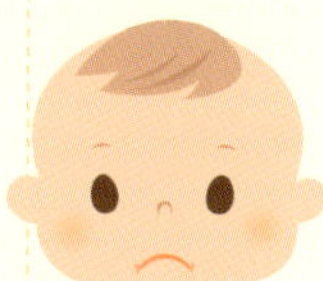

- 입술을 좌·우로 늘림

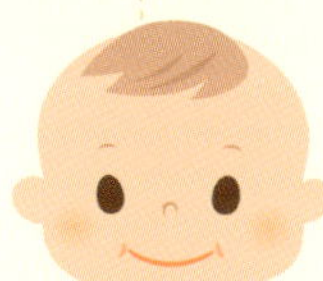

- 입술을 좌·우 번갈아서 늘림

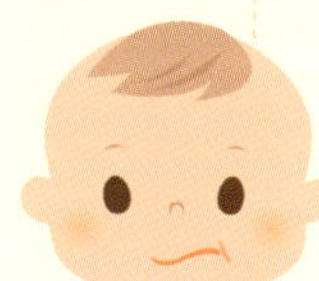

- 혀가 전·후로 움직임

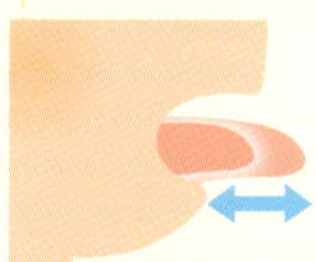

(옆에서 본 모습)

- 혀가 상·하로 움직임

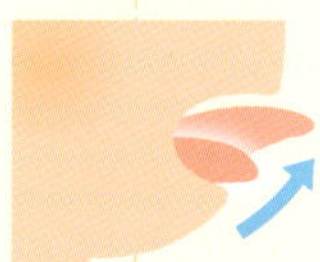

(옆에서 본 모습)

- 혀가 좌·우로 움직임

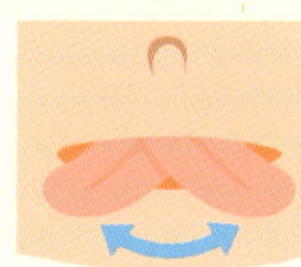

임상팁

이유식의 시작은 손으로 먹기. '손으로 입까지 운반' 반복 행동만이 능숙하게 먹도록 하는 첫걸음!

장난감을 핥기
나무 블록을 가지고 놀기

엎드려 기어가기
능숙하게 혼자서 앉을 수 있음

마마마 등 연속음을 냄

기어가기
잡고 걷기가 가능함
잡고 일어서기가 가능함

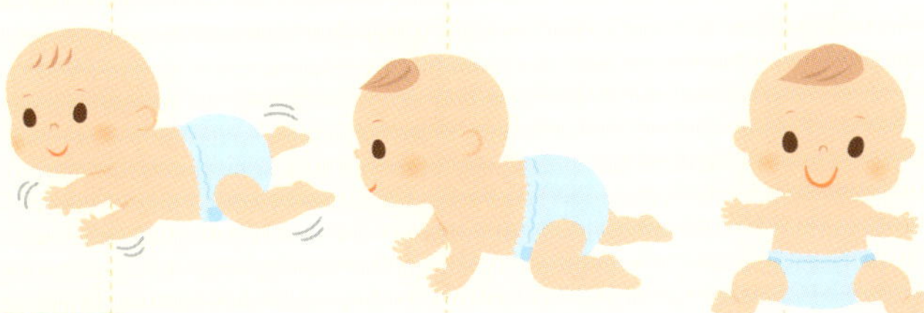

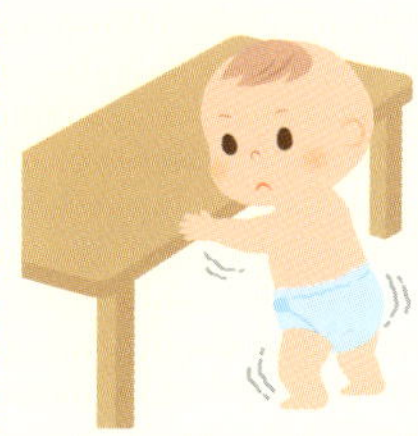

임상팁

식욕 체크! 구강기능만 신경쓰지 않기!
보호자들이 자주 얘기하는 '먹지 않는다'는 말의 배경에는 식욕과 식사 시의 자세(몸을 지지하는 것), 협조운동이 있다는 것도 잊지 않기!

	12개월(1세)	1년 1개월	1년 2개월	1년 3개월	1년 4개월	1년 5개월	1년 6개월

제1유구치(D), 유견치(C)가 맹출하기 시작 (~1년 10개월경)

유전치(AB)가 상·하악 4개씩 맹출

구강 발달 & 치아맹출

생후 1년 2개월 / 생후 1년 4개월 / 생후 1년 6개월

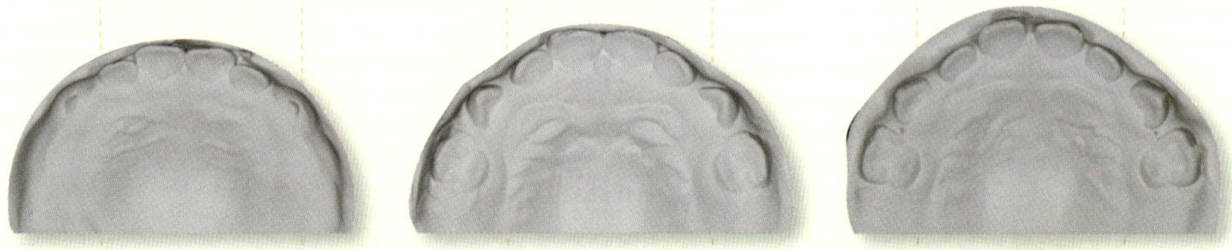

- 치아맹출의 개인차가 큰 시기
- 교합이 확실해짐

구강기능의 발달

- 앉은 자세에서 연하, 저작, 혀의 사용법이 능숙해짐
- 성인과 같은 음식을 먹을 수 있도록 구강기능이 발달함
- 갉아 먹는 것이 능숙해짐

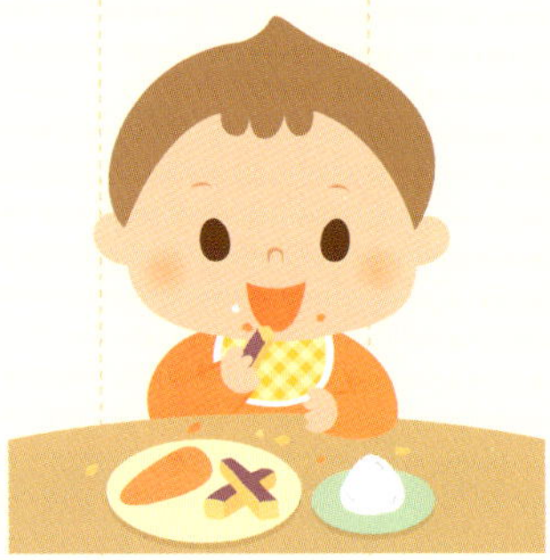

8:00	10:00	12:00	14:00	16:00	18:00	20:00
·주먹밥 ·케이크 ·물			·새우과자	·햄버그스테이크 ·물	·밥	
·쌀밥 ·케이크 ·물		·덮밥 ·물		·귤 ·새우과자	·라면 ·쌀밥 ·포도주스	
·귤 ·포도 ·데니시빵		·멸치주먹밥 ·물 ·요구르트			·햄버그스테이크 ·쌀밥 ·귤	
·멸치주먹밥 ·찐빵·귤 ·물		·야채샌드위치 ·물			·카레 ·쌀밥 ·물	
	·햄버그스테이크 ·밥 ·새우과자	·우동 ·물			·국수 ·쌀밥 ·요구르트	
·덮밥 ·귤 ·보리차		·국수 ·멸치주먹밥 ·보리차		·과자	·멸치주먹밥 ·볶음국수 ·귤	
	·바나나 ·요구르트 ·과자	·스파게티 ·밥 ·과자·물		·새우과자	·스파게티 ·밥 ·귤	

임상팁

코막힘이 없는지 체크하기!
이 시기의 코막힘은 구강기능의 발달에 영향을 미칠 가능성이 있음[3]

임상팁

식사 기록으로 식생활 체크하기!
식재료 등에 대해 조언해 주기!

신체발육

혼자서 능숙하게 설 수 있음

능숙하게 걸을 수 있음

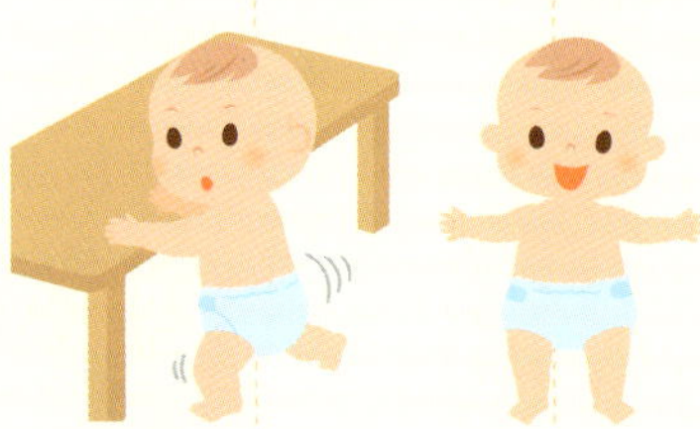

임상팁

더 높은 단계의 놀이!
말놀이와 터널 통과하기 등으로 이전보다도 증가한 협조운동의 생활화!

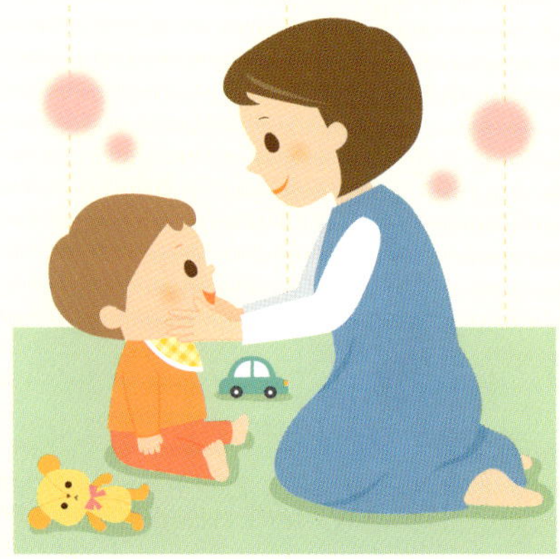

칼럼

기념으로 아기 구내모형 선물하기

본원 아기치과를 다니는 경우, 인상채득을 해서 모형을 제작하고 있다. 이것은 진찰용 외에도 보호자에게 선물용으로 복제모형을 준다. 아기 구내모형은 일반적으로 알려져 있지 않기 때문에 놀랄 수도 있지만, 본원에서는 보호자의 동의를 얻을 수 있다면, 성장에 맞춰 계속 인상채득과 모형제작을 시행한다.

제작한 모형의 구개 형태로 성장 상태를 알 수 있고, 이후의 목표를 설정하기 위한 자료도 된다. 그뿐만 아니라 손 형태와 발 형태처럼 아기 성장기록이 되기 때문에 대부분의 보호자가 인상채득과 모형제작에 동의하고 있다.

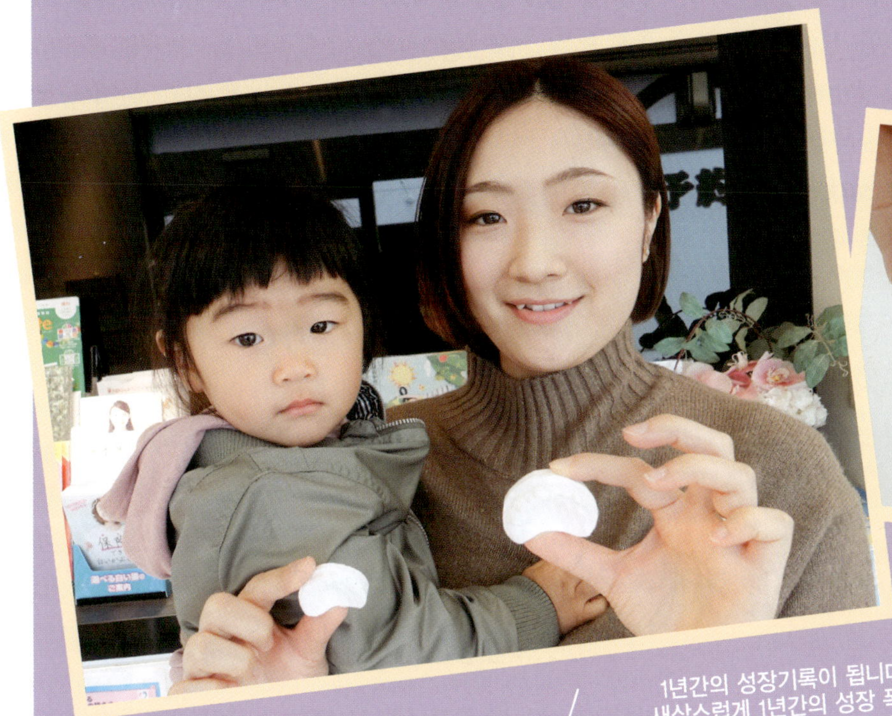

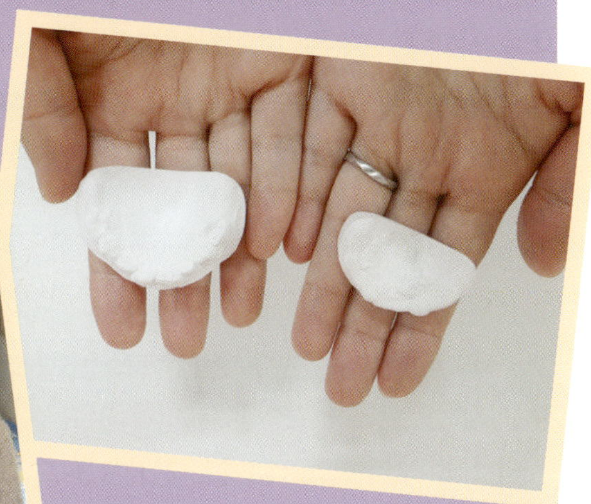

1년간의 성장기록이 됩니다.
새삼스럽게 1년간의 성장 폭이
매우 크다는 것을 실감할 수 있어요.

본원에서 제작한 모형

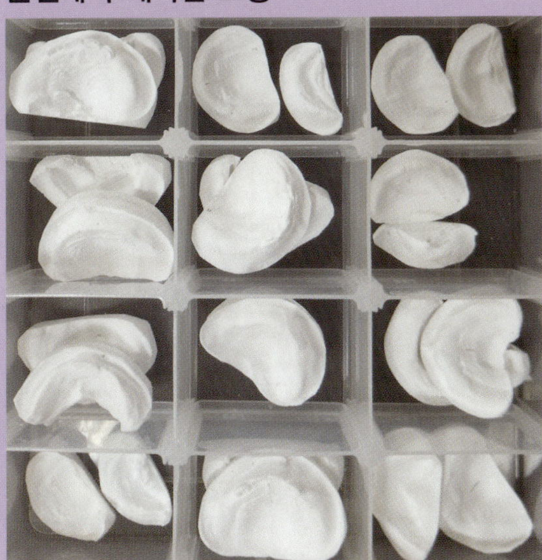

모형의 실물 크기(생후 2개월과 1년 1개월)

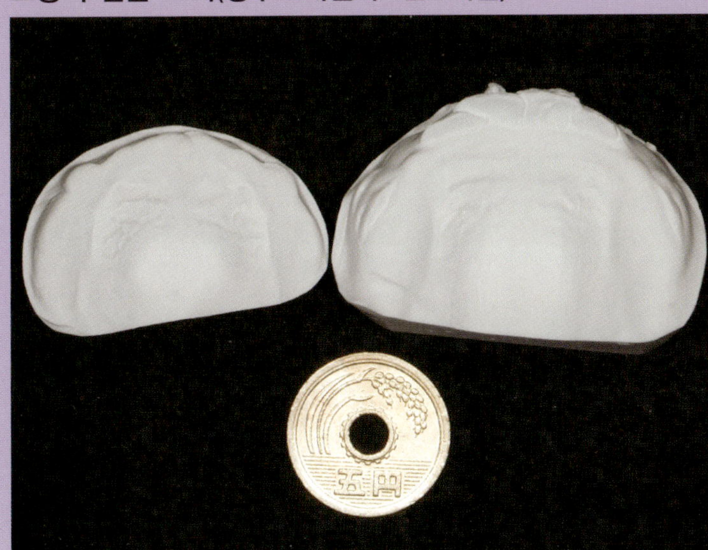

아기치과의 내용 ②

월령에 맞는 진찰 항목 한눈에 보기

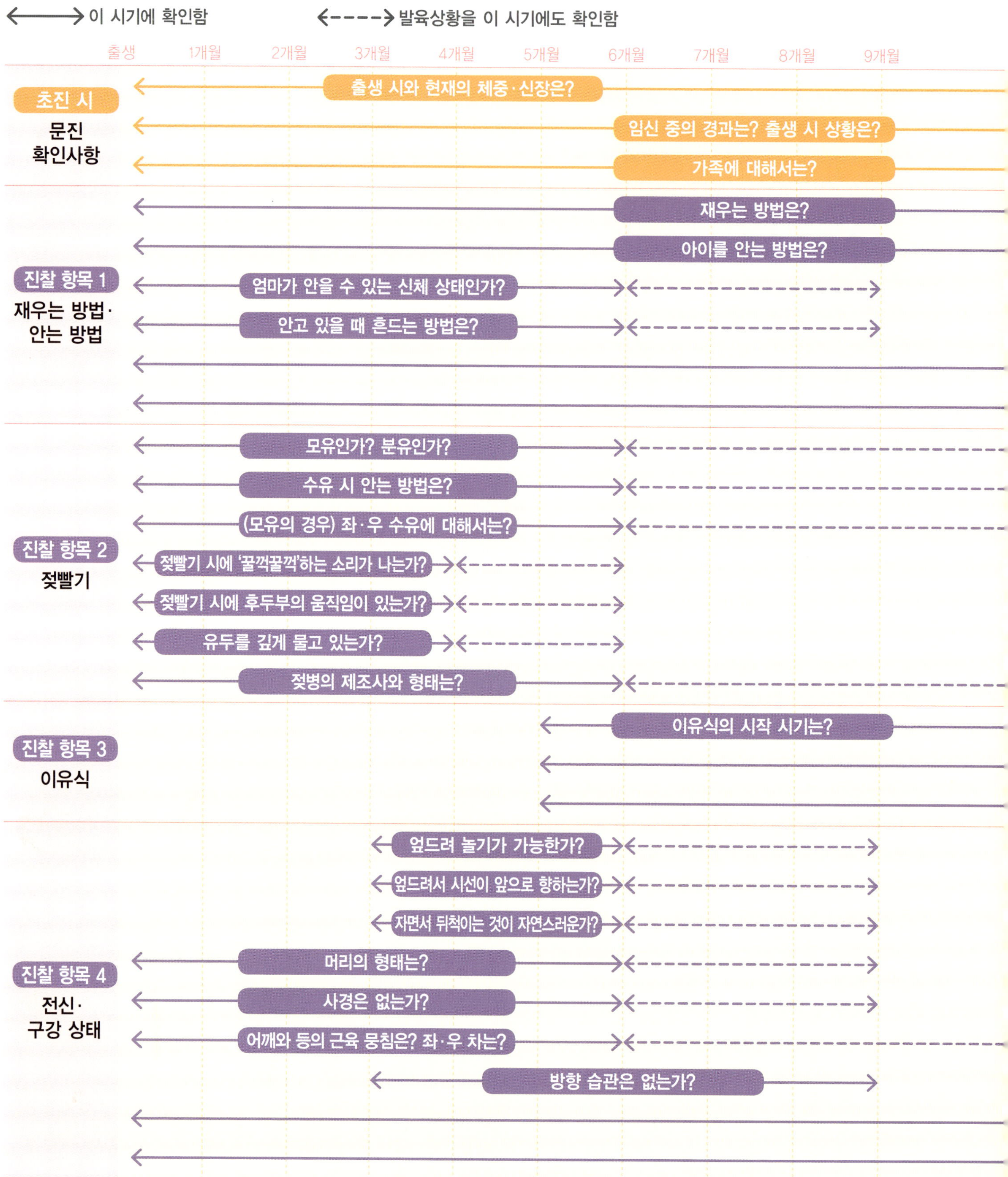

아기는 성장하기 때문에 그 시기에 맞는 문진과 임상 진찰을 해야 한다.

월령에 맞는 주요한 진찰 항목을 표 하나에 나타냈다.

본원에서는 초진 시 정보수집은 기본적으로 모친에 관한 것이 많지만, 그 이후에는 구체적인 지도로 이어지는 정보를 수집하고 있다. 또한 월령은 어디까지나 표준이다.

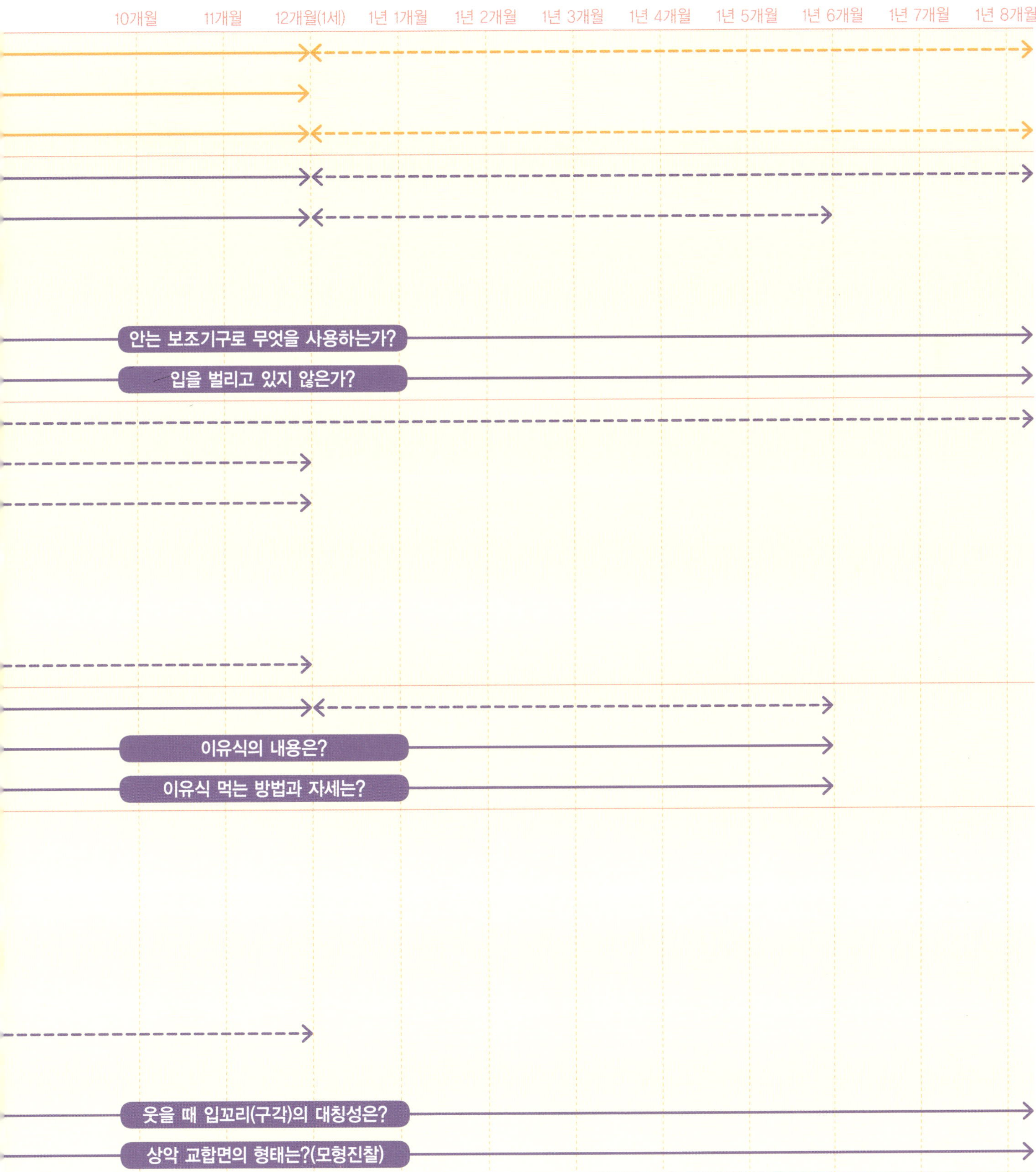
10개월
11개월
12개월(1세)
1년 1개월
1년 2개월
1년 3개월
1년 4개월
1년 5개월
1년 6개월
1년 7개월
1년 8개월
안는 보조기구로 무엇을 사용하는가?
입을 벌리고 있지 않은가?
이유식의 내용은?
이유식 먹는 방법과 자세는?
웃을 때 입꼬리(구각)의 대칭성은?
상악 교합면의 형태는?(모형진찰)

아기치과 내용 ③

초진 시 문진표를 활용한 확인사항

문진과 촉진, 사진 촬영 등에 따른 진찰을 통해서 아기 상태와 발육 환경을 파악한다. 그 결과를 표준과 비교해서 구강발육과 관련한 문제점을 보호자에게 전해 준다. 보호자가 문제로 받아들이는지 여부는 보호자 나름이다. 문제로 받아들이지 않는데 아기치과에서 내용을 강요하는 것은 절대 금기 사항이다. 동의를 얻은 후 지도해야 한다. 또한 지도는 보육교사와 소아치과 의료진과의 연계가 필요하다. 연계가 없다면 결과를 전달하는 데 그치고, 경우에 따라 적극적인 지도는 삼가는 것이 좋다.

본원에서는 아기가 처음 내원했을 때 오른쪽 페이지에 있는 전용 문진표에 보호자(양육자)가 기입하게 한다. 이것은 1세 아기 대상의 문진표로 1세를 넘어가면 일반적인 소아용 문진표를 사용한다.

기입 후에는 그 정보를 바탕으로 문진을 시행하고, 더욱 자세하게 이야기를 듣는다. 얻은 정보의 대부분은 아기 엄마와 의사소통을 하기 위한 것이지만, 내용에 따라서는 아기치과 지도로 이어진다.

체중·신장

최근 출생아의 수는 감소하는 반면 저체중 출산아(2,500g 미만으로 태어난 아기)는 늘어난다는 보고가 있다[4]. 저체중 출산은 전신과 구강발육에 영향을 미친다[5-8]. 근육 부족과 골격의 부조화가 쉽게 생기기 때문에, 앞으로의 성장을 예측하고 판단할 수 있는 중요한 정보이다.

단 출산 시 저체중에 신경을 쓰는 부모가 있기 때문에 설명할 내용과 단어에 주의를 기울여야 한다.

임신

주로 예비 엄마와 의사소통하기 위한 정보이다. 임신 중의 생활습관을 아는 것도 중요하다. 엄마의 임신 중 생활습관이 출산 후 아이들의 발육에 영향을 주기 때문이다[9,10].

출산

흡인분만과 겸자분만을 하면 두개변형이 일어나기 쉽고, 구강 형태에도 영향을 미칠 수 있다고 한다[11]. 그런 분만을 하였다고 해서 바로 대응할 필요는 없지만, 그 후 아기의 발육상 나타날 수 있는 문제를 예측해 두는 것이 중요하다. 경우에 따라 발생 가능한 문제를 보호자에게 알려 준다. 보호자의 기분을 생각해서 세심한 주의를 기울여야 한다.

그 외에 출산 상황으로 어떠한 태내 환경이었는지를 추측한다.

가족

조부모와 같이 살고 있는 경우에는 새로운 시대의 육아 방식에 적응하지 못하거나, 시대에 맞지 않는 육아 방식을 사용하기도 한다[12]. 그런 경우에는 가족의 상황에 공감하면서 알맞은 정보를 제공한다. 육아의 중심인 엄마를 둘러싸고 있는 상황을 이해하는 것이 중요하다.

아기치과 문진표

조진　　년　월　일

이름　　　　　　　　　　　　　　　　　　　　　　　　　　　　　　　성별 남 · 여

생년월일 ________년 ________월 ________일 생　　　　　　(현재 ________세 ________개월)

출생 체중 ________g　신장 ________cm
현재 체중 ________g　신장 ________cm

〈임신〉

입덧　□ 있음(□ 가벼움　□ 보통　□ 심함)　□ 없음

흡연 습관　□ 있음(1일 ______개 정도)　□ 없음

치과 진료　□ 있음(□ 임신검진을 위해　□ 치료를 위해)　□ 없음

산과 질환　□ 전치태반　□ 임신성당뇨병　□ 조산　□ 임신고혈압증후군
□ 빈혈　□ 기타(____________________)

그 외의 전신질환(____________________)

태내 자세　□ 두위·굴위(머리가 자궁의 직하에 있음, 전방으로 굴곡이 있는 자세)
□ 반굴위(머리가 자궁의 직하, 또는 직하보다 후방에 굴곡되어 있는 자세)
□ 골반위(머리가 자궁의 상방에 있는 자세·역아)
□ 기타(____________________)

〈출산〉

태내 주수　약 ______주　분만소요시간 ______시간

분만 양식　□ 자연　□ 유도분만　□ 흡인　□ 겸자　□ 제왕절개

분만 경과　□ 표준　□ 태아가사(태아 호흡곤란)

출산 시 모친 연령 ______세 ______째 자녀

출산 장소　□ 병원　□ 진료소　□ 조산원　병원·조산원명(____________________)
□ 가정출산(____________도·시·군·동)

퇴원 시　□ 모자가 함께 퇴원
□ 아기가 나중에 퇴원　이유(____________________)

동거 가족　□ 할아버지　□ 할머니　□ 아버지　□ 어머니　□ 형/오빠　□ 누나/언니　□ 남동생　□ 여동생
□ 기타(____________________)

모친의 몸 상태　□ 양호 또는 보통
□ 아픈 곳이 있다(____________________)

양육자가 신경쓰이는 것(____________________)

기입자　□ 아버지　□ 어머니　□ 조부모　□ 기타(____________________)
기입자명(____________________)

작성해 주셔서 감사합니다.

참고문헌 13을 인용하여 일부 작성

아기치과의 내용 ④

주요 진찰 항목

진찰 항목 1

재우는 방법/안는 방법

- 재우는 방법은?
- 아이를 안는 방법은?
- 엄마가 안을 수 있는 신체 상태인가?
- 안고 있을 때 흔드는 방법은?
- 안는 보조기구로 무엇을 사용하는가?
- 입을 벌리고 있지 않은가?

앞서 20페이지에 서술한 것처럼 생후 1년경까지는 태아와 같은 환경이 편안하다. 즉, 등을 구부리고 손·발을 안쪽으로 구부린 자세이다. 그렇기 때문에 잘 때도 일어날 때도, 안정 시에는 태아자세로 있는 것이 보다 자연스럽다(동그란 자세). 몸을 젖힌 자세로 안거나 재우는 것은 아기의 머리가 지지되지 않고 아기의 근육이 긴장해서 뻣뻣해진다. 또한 몸을 젖힌 자세, 머리가 지지되지 않으면 '입 벌리기' 자세가 될 수도 있다. 무엇보다도 부자연스러운 자세는 아기에게 불쾌감을 느끼게 한다. 그래서 재우는 방식과 안는 방식을 확인해야 한다.

엄마의 자세에 따라 아기에게 불안정하고 불쾌한 안기가 되기도 한다. 어색하게 안는 방식이나 안기가 능숙하지 않은 경우가 있기 때문에, 안을 때의 모습을 확인한다. 또한 안을 때의 흔들기에 대해서도 확인한다. 가로 흔들기보다 세로 흔들기가 안정적이다.

그리고 안는 도구도 확인한다. 여러 가지가 판매되고 있으나, 아기치과에서 추천하는 것은 1장의 천으로 된 슬링이다. 안기가 어색해도 슬링을 사용하면 능숙하게 태아자세 안기가 가능하다.

또한 재우는 방식이 항상 머리의 형태에 영향을 미친다고 한다[14]. 뱃속에 있을 때(태아기)의 영향도 크다고 생각되며, 현재 연구도 진행되고 있다.

임상의 힌트

본원에서는 엄마의 자세가 나쁘거나 어색하게 안고 있는 경우에도 직접적인 지도는 하지 않는다. "뱃속에서부터 시작하는 베이비 케어"(2018년, 합동출판)라는 서적을 알려 주거나, 경우에 따라서는 조산원의 진찰을 받도록 한다. 이러한 책에는 자가진단법도 기재되어 있다[15].

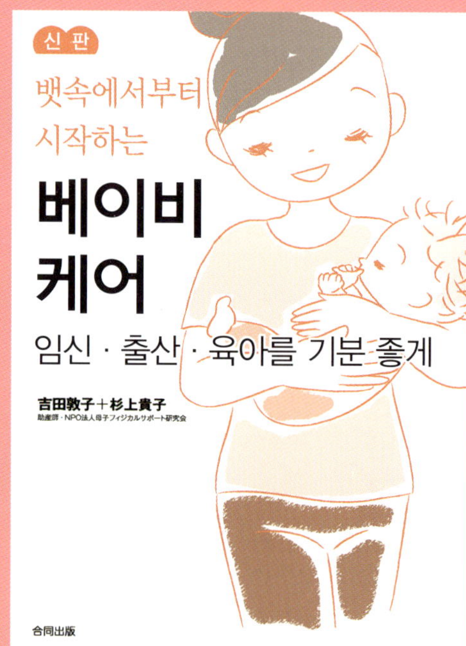

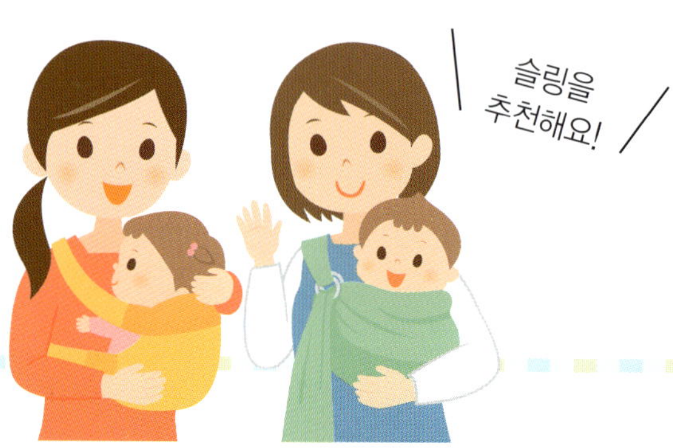

관련 지도 체크
68, 77페이지

진찰 항목 2

젖빨기

- 모유인가? 분유인가?
- 수유 시 안는 방법은?
- (모유의 경우) 좌·우 수유에 대해서는?
- 젖빨기 시에 '꿀꺽꿀꺽'하는 소리가 나는가?
- 젖빨기 시에 후두부의 움직임이 있는가?
- 유두를 깊게 물고 있는가?
- 젖병의 제조사와 형태는?

때때로 분유가 구강발육에 악영향을 미칠까 봐 불안해 하는 엄마도 있다. 우선은 모유인지 분유인지 확인해야 한다. 혼합·인공유라면 발육에 맞는 젖병과 젖꼭지를 제안할 수 있다. 모유·분유에 관계없이 젖빨기에 안정된 자세로, 깊게 삼키고(유두를 깊게 물어 넘기는 것) 의욕적으로 마시는 것이 좋다.

하반신이 안정되지 않은 앉은 자세로 젖빨기를 하면, 전신적인 연하 기능획득이 어려워진다. 성인에게도 발이 땅에 닿아서 안정되는 것이 섭식연하 자세에서 중요하다고 한다. 아기에게도 같다고 할 수 있다. 또한 모유에 대해서는 좌·우 한쪽만 하면 몸에 습관이 생길 수 있다[16].

유두를 깊게 물려면 입을 확실히 벌리는 것이 가능해야 한다. 깊게 물어야 하기 때문에, 생후 얼마간은 입을 다무는 움직임보다는 입을 벌리는 움직임이 중요하다. 인공유두도 단단한 것과 부드러운 것에 관계없이 깊게 물도록 지도한다.

임상의 힌트 본원에서는 아기가 배고파하면, 실제로 수유하도록 하고 그 자세를 치과위생사가 확인한다. 물론 엄마와의 신뢰관계가 우선이다. 또한 수유 방법에 대해 지도는 하지만, 엄마 몸에 손을 대는 행동을 하지는 않는다. 그것은 조리원의 역할이라고 인식하고 있다.

또한 아기가 바른 자세와 바르게 삼키는 방법으로 의욕적으로 젖을 빠는 '꿀꺽꿀꺽' 소리가 나면서 후두부가 움직인다. 이것은 전신으로 연하하고 있다는 것이다. 이러한 젖빨기는 구강발육에 있어서 중요하다.

관련지도체크
75, 76페이지

진찰 항목 3

이유식

- 이유식의 시작 시기는?
- 이유식의 내용은?
- 이유식 먹는 방법과 자세는?

월령에 맞는 이유식을 시작하는 가정도 있지만, 아기치과에서는 발육에 맞게 또는 구강기능 획득 상태에 맞게 고형식을 시작하도록 추천하고 있다. 식사 내용과 전신 및 구강 발육 등을 잘 확인하는 것이 중요하다.

본원에서는 개별적으로 적절한 지도를 하기 위해서 동영상 촬영과 식사 기록도 활용해서 식생활과 먹는 방법의 정보를 얻고 있다.

관련지도체크
80, 84, 86페이지

진찰 항목 4

전신·구강 상태

1. 전신 발달상황

엎드려 놀기가 가능한가?

엎드려서 시선이 앞으로 향하는가?

자면서 뒤척이는 것이 자연스러운가?

아기는 고개를 가눈 다음, 즉 생후 5~6개월 정도에 자다가 몸을 뒤척이는 것이 가능해진다. 점점 엎드려 놀기를 즐기게 되면서 시야도 열리게 된다. 머리도 몸도 움직이지 못하는 시기에 보았던 세계와는 다른 세계가 펼쳐진다. 흥미를 가지고 몸을 움직이다 보면, 전신을 사용해서 몸을 움직이는 것이 가능해진다. 몸을 지지하면서 체중 이동이 가능해지면, 상반신을 팔로 지탱할 수 있다. 이제 배밀이와 기어가기로 진전하게 된다.

아기치과에서는 이유식의 내용에 맞는 전신 발달이 중요하다고 생각한다. 아기는 기어가기를 하면서 신체발달이 진행되고, 몸을 확실히 지지할 수 있게 되면 능숙하게 앉을 수 있다[17]. 여기까지의 발달을 하나씩 체크해야 한다.

관련지도체크
64, 71, 86페이지

임상의 힌트 체간에 힘이 들어가지 않으면 자면서 뒤척임, 배밀이 그리고 다음 단계인 혼자 앉기로 진행되지 않는다. 체간에 힘이 들어가는지 그렇지 않은지는 아기의 시선도 판단 근거가 된다. 목을 크게 젖혀 위를 보거나, 시선이 계속 아래를 향하거나 하는 경우는 아기의 시선이 가는 곳에 흥미를 갖게 하여 체간발달을 도울 수 있다.

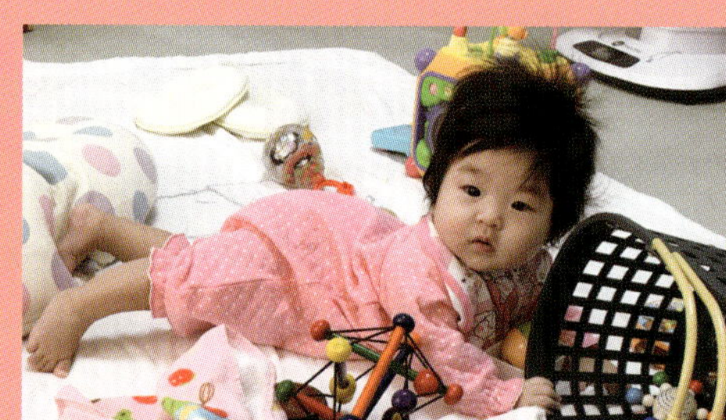

2. 머리 형태

머리의 형태는?

사경은 없는가?

방향 습관은 없는가?

사경(torticollis)은 안면골격 성장에 영향을 미쳐 장래의 신체 비대칭이나 '구강 형태 변화'를 야기할 수 있다[18]. 또한 안면부 비대칭은 전두골, 접형골, 사골, 상악골 비대칭에 영향을 주기 때문에 귀 형태의 좌우 비대칭이 있으면 측두골의 비대칭이 있고, 그것이 상악골에 영향을 미쳤을 수 있다[19]. 없으면 괜찮지만, 있는 경우는 그 상태를 기록한다. 또한 미리 소아과와 정형외과에서 선천적 문제가 없다는 것을 확인한다.

관련지도체크
62, 63, 85페이지

임상의 힌트 본원에서는 사진 촬영 외에도 머리의 형태를 아래의 그림에 그려 둔다.

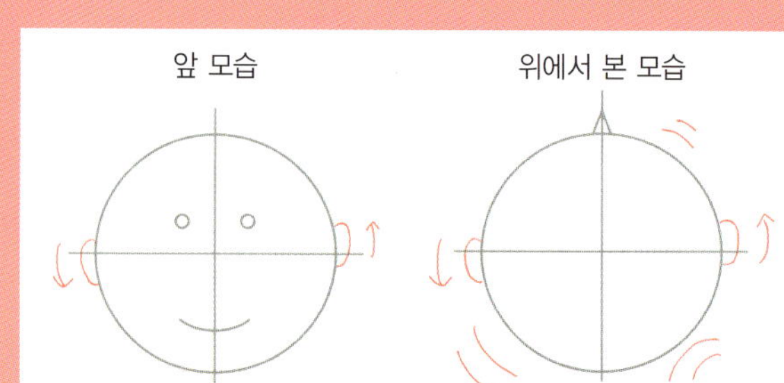

3. 근육 상태

사경은 없는가? / 어깨와 등의 근육 뭉침은? 좌·우 차는? / 방향 습관은 없는가?

몸의 근육이 긴장하여 뭉쳐 있는 경우에는 부드러운 체중 이동이 되지 않거나 배밀이를 할 때 손을 앞으로 내밀지 못한다. 일상적인 긴장이 강하면 머리카락이 거꾸로 서기도 한다. 그래서 어깨와 등근육에 뭉침이 없는지 확인해야 한다. 또한 방향 습관이 있으면 좌·우 한쪽의 근육이 긴장해서 사경으로 이어질 수도 있다.

사경이란, 간단히 말하여 계속해서 머리를 좌·우 어느 한쪽으로 기울이는 상태이다. 생명에 관련된 것은 아니기 때문에 소아과, 정형외과에서는 경과관찰만 하는 경우가 많다. 그러나 사경은 머리의 형태와 교합에 영향을 미칠 수 있기 때문에 본원에서는 보호자에게 설명하여 선천적인 문제가 없는지 의과적인 치료의 필요성을 확인하며, 도수치료를 권장한다.

임상의 힌트 근육의 상태는 안아서 확인할 수 있다. 생후 3개월까지는 등을 가볍게 들고 안아서 근육의 풀어진 상태와 좌·우 차를 본다. 성인의 두 팔을 만질 때처럼 부드러우면 풀어져 있는 것이지만, 돌연 긴장하는 느낌은 근육의 긴장(뭉침)이 있다는 것이다.

관련지도체크
63, 64, 68, 71페이지

4. 웃을 때 입꼬리의 대칭성

웃을 때 입꼬리의 대칭성은?

아기가 서 있을 때와 먹을 때에 턱을 내밀거나 옆으로 트는 습관에 신경을 쓰는 보호자가 있다. 대부분 일시적인 것으로 문제가 되지 않는다. 그러나 웃을 때 입꼬리의 비대칭성이 보이는 경우에는 안면골격의 비대칭성과 두개골 골격의 왜곡 가능성과 신경근조직의 문제일 수도 있다. 그런 경우에는 전문가에게 상담을 의뢰한다.

임상의 힌트 웃으라고 말해도 아기는 알아듣고 웃지 못한다. 웃을 때를 놓치지 말고 입꼬리의 상태를 확인해야 한다.

5. 상악 형태

상악 교합면의 형태는?(모형진찰)

상악 교합면을 확인해서 구개와 치열궁의 형태의 현상태와 문제점을 파악한다. 구강기능과 전신상태와의 연관성을 추정하여 필요한 지도를 한다. 본원에서는 인상채득을 해서 모형을 제작하고 평가한다(59페이지 참조).

아기치과의 내용 ⑤

사진 촬영으로 알 수 있는 것

촬영 시기 초진(또는 두 번째 내원), 이후는 1~3개월 간격

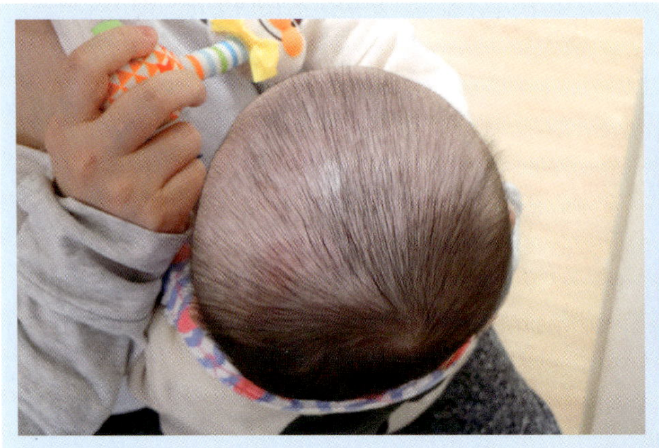

머리

- 사경이 없는지 확인한다.
- 귀가 보이면 위치 관계를 확인한다.

촬영 포인트 바로 위에서 촬영한다.

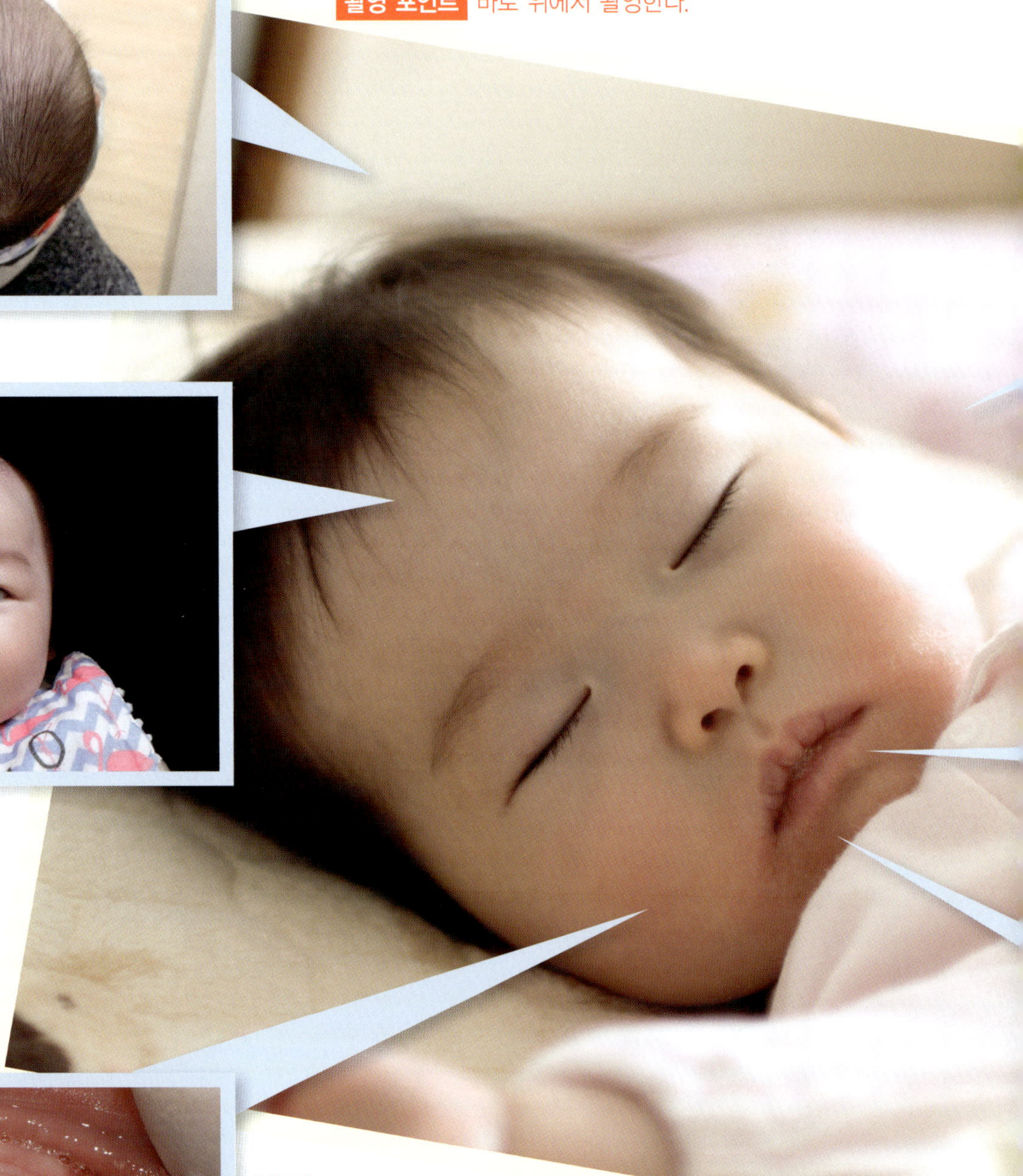

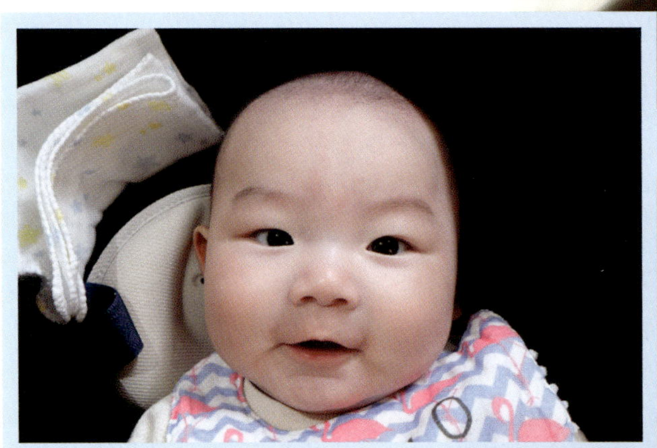

얼굴 정면

- 좌·우 눈의 위치 관계, 귀의 위치, 안구의 움직임을 확인한다.

촬영 포인트 머리카락이 방해가 되지 않도록 주의해서 촬영한다.

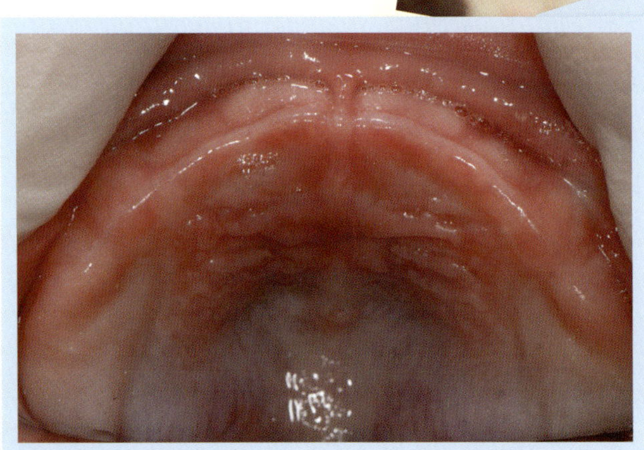

상악

- 치열궁 형태를 확인한다.
- 거울을 사용해서 구강내 사진을 촬영하는 것보다는 모형을 채득하는 편이 확실하다.
- 입천장이 깊으면 우묵한 곳에 음식물이 남아서 연하하기 어려울 수도 있기 때문에 입천장은 과도하게 깊지 않은 편이 좋다고 생각한다.

아기치과는 기록이 중요하다. 그중에서도 사진 촬영이 특히 중요하다. 차트에 자세히 기록하는 것도 중요하지만, 사진으로 기록하는 것이 무엇보다 중요한 정보가 되기 때문이다. 아기는 평소 가정에서도 사진 찍히는 일이 많아서 사진 촬영에 대한 저항은 크게 없다.

진료실에서 구내, 구외 및 머리를 촬영한다. 아기는 성장에 따라 변화가 빠르기 때문에 매일 촬영하는 것이 좋겠지만, 내원할 수 있는 간격과 아기가 촬영할 수 있는 상태인지에 따라서 촬영 간격은 변화한다. 현장에서 담당 치과위생사의 판단에 따라 유연하게 대응하도록 한다.

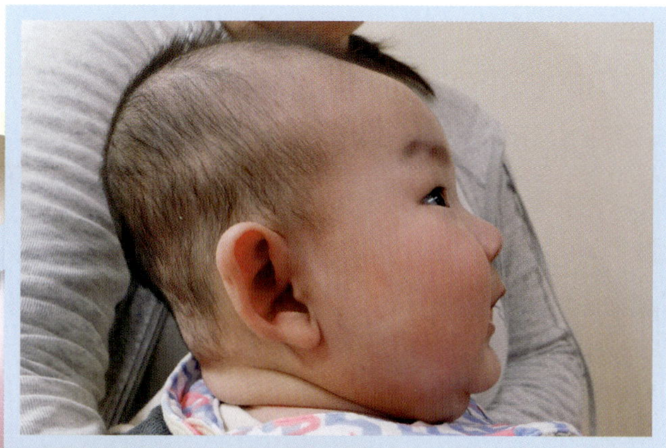

안모의 측면

- 귀의 좌우대칭성을 확인한다.
- 옆모습으로부터 하악의 위치도 확인한다.
- 신생아 때는 하악이 후방에 있고, 6~7개월경이 되면 서서히 앞으로 성장한다. 턱이 앞으로 나오지 않는 경우는 연하와 저작의 움직임이 적절하게 이루어지지 않을 가능성이 있다. 수유와 이유식 환경을 확인할 필요가 있다.

촬영 포인트 머리카락이 방해가 되지 않도록 주의해서 촬영한다.

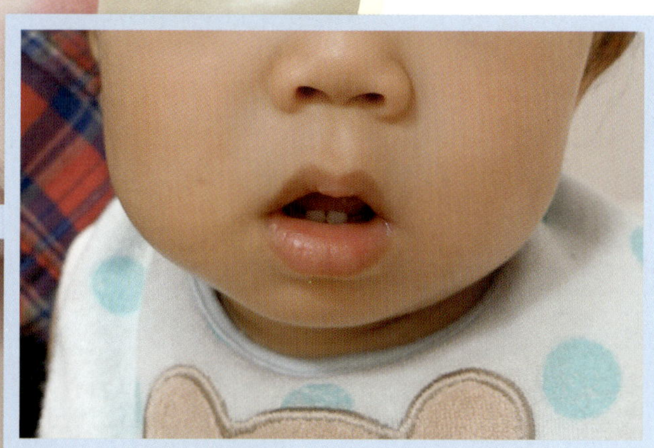

입의 모양

- 입술 형태와 평소 상태를 보기 위해서 촬영한다.
- 진료실에 들어올 때의 입 모양, 놀 때의 입 모양, 먹을 때의 입 모양, 치아맹출 상태를 촬영한다.
- 입 벌리기는 코막힘 때문인지 단순히 근이완 상태 때문인지, 선천적인 형태에 따른 것인지 등 원인과 상황이 다양하기 때문에, 충분한 의사소통을 통해 개별적으로 대응한다.

촬영 포인트 상황에 따라서도 구륜근 긴장 상태가 변한다. 여러 가지 상황을 촬영해서 잘 관찰한다.

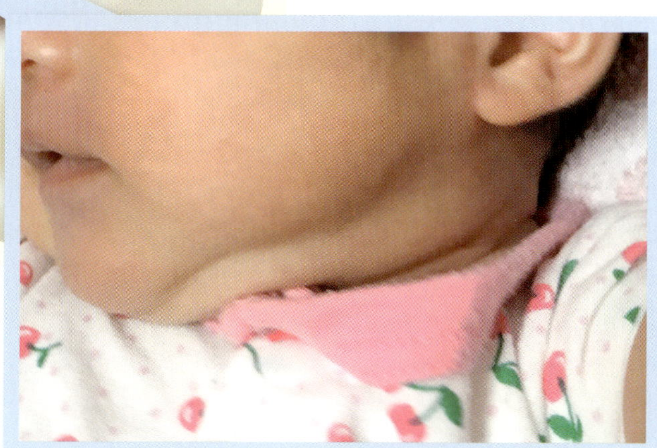

목

- 목의 주름으로 근육의 긴장을 확인한다.
- 긴장 상태가 강하다면, 안는 방법을 체크하고 베이비마사지를 권유한다.

아기치과의 내용 ⑥

동영상에서 알 수 있는 것

촬영 시기 젖빨기, 식사, 스스로 앉기 등 발달단계에 맞게 수시로

정지화면에서는 알기 어려운 것을 동영상으로 촬영해서 확인한다. 동영상도 중요한 기록으로 여러 가지를 알 수 있다.

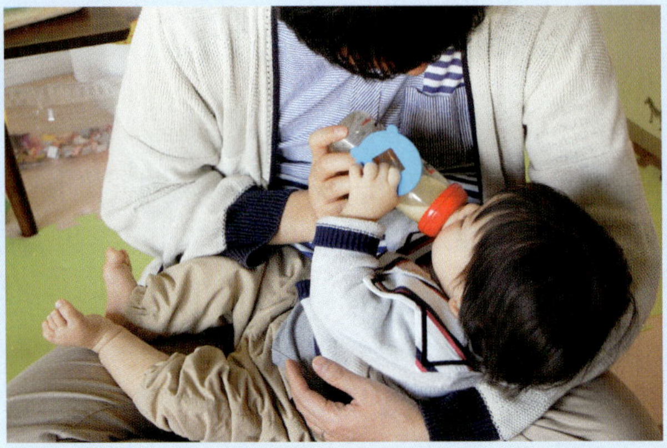

젖빨기

- 유두를 깊게 물고 있는가(턱이 확실히 벌어지는가)
- 몸이 안정되어 있는가(특히 하반신)

임상의 힌트

안고 있는 사람이 아기에게 메롱을 하면, 아기도 모방해서 혀를 내민다. 그때 혀의 움직임을 확인하는 것이 좋다. 혀가 앞으로 나오지 않으면, 구강내 음압을 형성하기 어렵기 때문에 우유 삼키는 것을 촬영한다. 또한 메롱은 기분이 좋을 때에 확인할 수 있다. 아기의 모방 행동은 발달단계에 있어서 중요한 행동의 하나이다. 모방에 대해서도 함께 봐두는 것이 좋다[20].

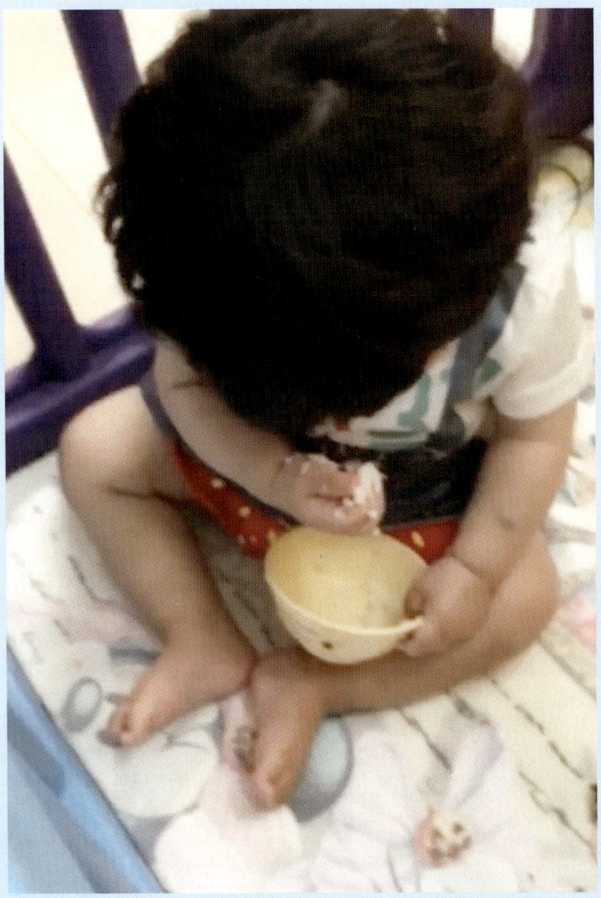

식사

- 식욕이 있는가
- 음식에 흥미를 보이며 손을 내미는가
- 침흘리기가 있는가
- 손과 입의 협조운동이 가능한가
- 양손을 사용한 손의 움직임이 가능한가
- 스스로 앉기가 가능한가
- 부모가 손을 내밀지 않고 지켜볼 수 있는가
- 입을 다물고 우물우물할 수 있는가(비호흡도 동시에 체크)
- 부모가 먹는 것을 보면 탐내는가

임상의 힌트

본원에서의 촬영은 주로 치과위생사가 담당한다. 진료 후에 촬영화면을 치과의사가 확인해서 진찰결과를 메모하고, 다음 내원 시에 보호자에게 전달한다. 치과의사가 촬영장에 있으면 평소와 다른 분위기를 느끼는지, 아기가 먹지 않거나 울어 버릴 수 있다.

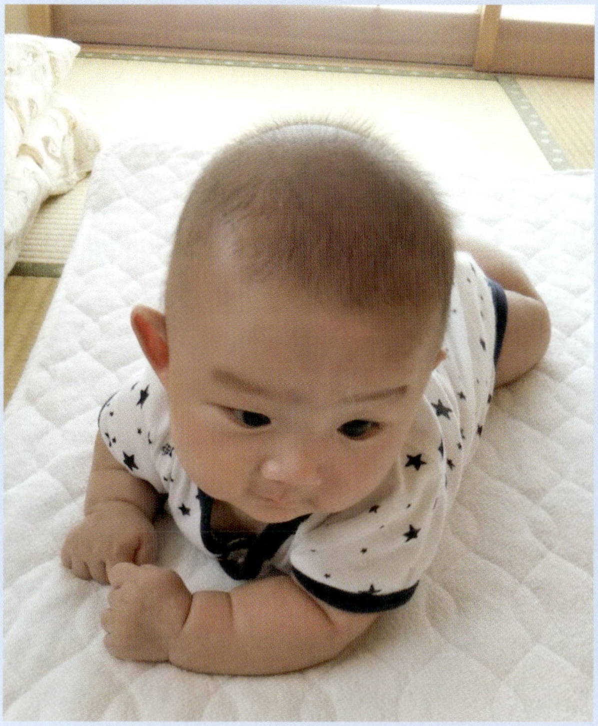

기어가기

- 엎드린 자세에서 손이 앞으로 나오는가
- 시선은 앞을 향하고, 추적운동을 하는가
- 피벗 운동이 가능한가
- 체중 이동이 가능한가(의도적인 뒤집기가 가능한가)
- 손을 내밀어 무언가를 움켜쥘 수 있는가
- 주먹 핥기, 장난감 핥기를 하는가
- 발을 좌우대칭으로 움직이는가
- 발목을 움직일 수 있는가

피벗 운동 확인 방법

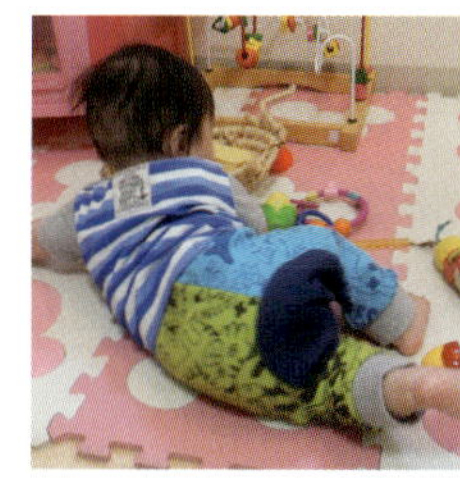

몸의 중심을 중점으로 원을 그리는 것처럼 회전하면서 이동하는 것을 '피벗 운동'과 '피벗 턴'이라고 한다. 배밀이를 하기 시작할 때(생후 6개월)부터 보인다.
엎드린 자세로 놀고 있을 때, 아기가 흥미 있어하는 물건을 눈앞에 내보이면서 조금씩 옆으로 움직인다. 시선을 따라가면서 아기의 몸이 회전하는지를 확인한다. 좌·우 모두 시행한다.
엎드려 놀기부터 배밀이, 기어가기, 스스로 앉기에 이르는 사이에 몸의 사용법을 익히게 된다. 피벗 운동이 되면, 머리를 위로 들면서 시야가 넓어지고 아기는 새로운 세계를 발견하게 된다.

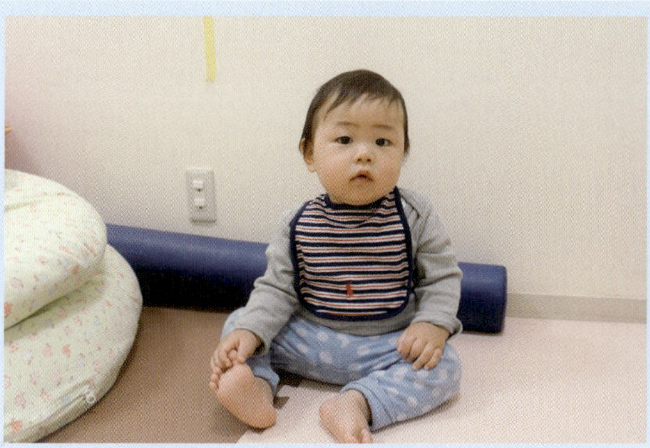

스스로 앉기

- 손을 내밀어 무언가 잡으려고 하는가
- 직립반사·낙하산반사가 보이는가
- 등을 펴고 앉는가

직립반사와 낙하산반사

직립반사란 몸이 기울어지는 것에 대해서 몸을 수직으로 유지하려는 반사이다. 낙하산반사는 아기의 좌·우 겨드랑이 아래를 안아서 앞이나 옆으로 몸을 기울였을 때, 아기가 양손을 벌려서 넘어지지 않도록 방어하는 반사이다[21]. 둘 다 생후 6~12개월에 보인다. 말놀이를 활용해서 함께 놀면서 확인하는 것도 가능하다(64페이지 참조).
이러한 반사는 이유식 시작 시기와 연관이 있다. 이유식에서는 바르게 앉기와 몸을 지지하는 것이 중요하며, 두 가지 반사로 확인할 수 있다. 만약 이 반사가 보이지 않으면, 이유식 하기에는 아직 시기가 이르고, 조금 더 연하를 잘해야 하는 시기라고 생각된다.

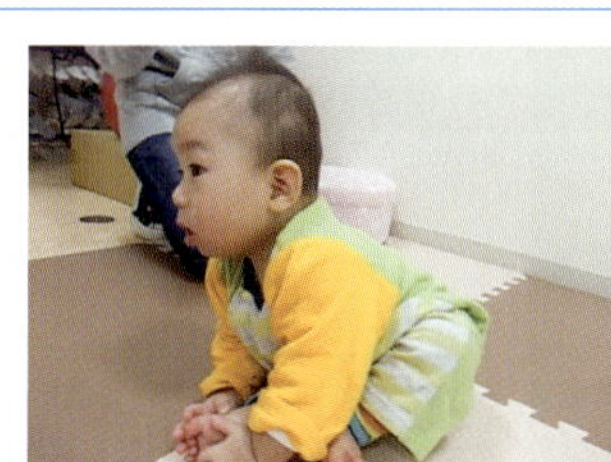

직립반사는 스스로 앉기 시기에 확인할 수 있다. 이때는 안전성에 대한 배려가 필요하다.

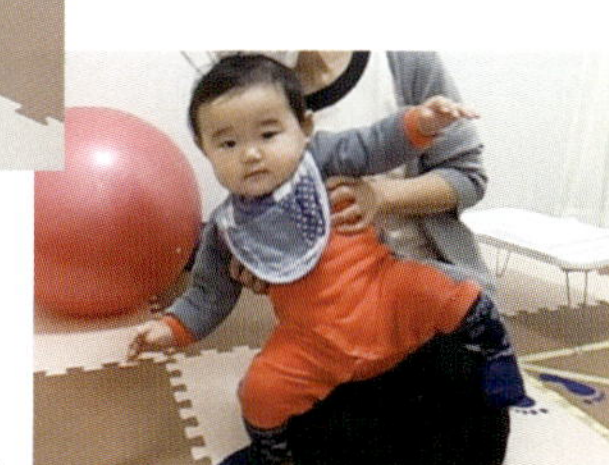

낙하산반사

아기치과의 내용 ⑦

식사 기록으로부터 알 수 있는 것

기록 시기 보호자와의 의사소통이 된 후

보호자와의 의사소통이 이루어진 단계에서 3~7일분의 식사를 가정에서 기록하도록 한다. 의사소통이 되지 않았을 때는 정확하게 하지 않을 수도 있기 때문에, 본원에서는 서둘러서 진행하지는 않고 있다.

식사 기록에서는

- ☐ 수유 시간에 규칙성이 있는가(수유 빈도)
- ☐ 식사 시간 간격은 적절한가
- ☐ 이유식은 어떠한 것인가(반 죽 상태, 완전 죽 상태 등)
- ☐ 잘 씹는 식재료인가
- ☐ 간식으로 어떠한 것을 먹고 있는가

등을 알 수 있다. 이것을 바탕으로 구강내 형태와 기능에 영향을 미칠 가능성이 있는 것을 추측한다. 또한 기록을 바탕으로 이야기를 해 나가면서,

- ☐ 누가 작성했는지
- ☐ 어떠한 상황, 자세로 먹고 있는지
- ☐ 누구와 식사를 하고 있는지

등 생활에 대한 의사소통 자료로서 사용한다.

식사 기록은 치아우식증 예방 지도에도 연결된다.

관련지도체크
75, 76, 80, 84페이지

임상의 힌트

오므라이스, 카레라이스, 아이스크림, 샌드위치, 야키소바, 스파게티, 달걀프라이는 저작 횟수가 적어도 되는 대표적인 식재료이다.

보호자들은 바쁜 중에 식사를 준비하고 있고, 이것이 영양 면에서 최고는 아니라는 것을 알고 있다. 이런 식사를 비판하는 것이 아니라, '뿌리채소류 등의 섬유질이 많은 식재료와 채소 스틱 등을 하나씩 더하는 게 좋다'라고 하는 조언으로 구강발육지원을 하는 것이 좋다.

임상의 힌트

기록할 시간이 없는 경우 식재료는 기록하지 않아도 식사했다는 도장을 찍는 것만으로도 괜찮다. 내원했을 때 식재료에 대해서 물어본다.

9개월 아기의 기록

시간	0:00 2:00 4:00 6:00 8:00 10:00	12:00 14:00	16:00	18:00 20:00 22:00 24:00
월/일	7:00	12:00	15:00	18:00
12/15	멸치주먹밥 당근, 감자 수프 바나나	주먹밥 달걀말이 바나나, 된장국	과자 바나나, 포도	우동 배추, 새싹야채, 당근
/16	식빵 바나나 포도	우동	고구마 말랭이	야채소스우동(즉석식품) 바나나
/17	빵 바나나 요구르트	V	과자	생선, 포도 밥 된장국
/18	밥, 연어 된장국(무, 송이버섯, 당근) 바나나	멸치볶음밥 바나나	사과	크림 스튜 양배추 닭고기와 야채 리소토
/19	피자 토스트 바나나	튀김우동	과자	V
/20	주먹밥 된장국 바나나	피자 토스트 바나나	과자	불고기 밥 바나나
/21	프렌치토스트 딸기 요구르트	핫케이크 바나나	과자	고기감자조림 멸치주먹밥 두부버섯맑은국

↑ 이 기록에서는 간식 시간에 의식적으로 핑거푸드를 조금이라도 준다는 것을 알 수 있다.

12개월 아기의 기록

시간	0:00 2:00 4:00 6:00 8:00 10:00	12:00	14:00 16:00	18:00	20:00 22:00 24:00
월/일	8:20	12:10	↓	↓	↓
	(오믈렛 미역멸치밥 야채찜 바나나)	(크림소스 파스타 두부 수프)	(과자 16:15 주먹밥 된장국)	(시판 야채 우엉, 순무 등)	21:30 (우유 240mL)
	(시판달걀밥 +쌀밥(섞음) 달걀구이덮음)	(미트소스 파스타 양배추 넣은 옥수수수프)		18:10 (멸치주먹밥 닭고기조림 된장국)	20:50 (우유 240mL)
	8:30 (두부오믈렛 야채소스 밥+후리카케)	12:10 (우동(야채 넣은) 닭고기조림)	16:50 (바나나)	18:00 (두부햄버그 야채소스 밥과 두부국)	21:30 (우유 240mL)
12/8	(고기감자조림 밥 두부, 시금치)	(크림 파스타 토마토+사과)	15:30 (단호박과자 무가당)	17:30 (달걀말이(감자) 흰살생선 주먹밥, 된장국)	20:00 (우유 240mL)
12/9	(우동(시금치) 야채 +시판 소스)	(치킨라이스 감자와 참치 그라탕 두부)	16:00 (단호박과자 무가당)	17:45 밥+후리가케 고기감자조림 두부배추된장국	20:40 (우유 240mL)
12/10	(달걀구이+소스+두부 밥 닭고기조림)	(우동 고기감자조림)	16:35 (바나나)	18:00 (두부햄버그+소스 밥, 된장국)	20:30 (우유 240mL)
12/11	8:10 (단호박과 양배추 수프 시판 정어리+밥 두부)	(달걀말이+ 시판 소스 밥+시판 닭고기덮밥 두부)	16:30 (토마토과자 야채)	18:00 (양배추 부침개 된장국)	20:30 (이유기우유 240mL)

↑ 이 기록에서는 시간과 노력을 들여서 이유식을 만들고 있는 것을 알 수 있다. 만약 보호자가 힘들다면, 당근을 통째로 씹어 삼키기 같은 보다 간단한 방법을 알려 준다.

아기치과의 내용 ⑧

모형에서 알 수 있는 것

채득 시기 초진이 생후 12개월 이내: 초진 시(또는 내원 2회째)와 반년 후, 이후 1년마다
초진이 1세 이후: 초진 시(또는 내원 2회째), 이후 1년마다

본원에서는 아기일 때부터 인상채득을 하고 모형을 제작한다. 상악 형태를 객관적으로 평가하기 위해서이다. 구개 깊이와 치열궁 형태, 치열공간 정도, 견치부 비율에 대한 정보를 얻는다. 하악은 계측이 어렵고 파악할 수 있는 정보가 적으며, 상악에 비해 늦게까지 성장하기 때문에[22,23] 반드시 인상채득해야 한다고는 생각하지 않는다.

모형제작에는 보호자 동의가 필요하다. 보호자 중에는 아기 입안에 인상채득용 트레이를 넣는 것을 꺼려하는 사람도 있기 때문에, 의사소통을 확실히 한 다음에 해야 한다. 이런 의미에서 초진 때는 피하고, 내원 2회째 이후에 신뢰관계가 생긴 다음에 하는 것이 좋다.

생후 0~3개월 아기 인상채득은 항상 훈련받은 치과의사가 해야 한다. 어시스트도 필요하다. 3~6개월 이후의 아기는 빨기반사가 없어진 것을 확인한 다음 해야 한다. 또한 인상재를 삼키는 문제를 피하기 위해서 수유 전이나 배가 고플 때는 피한다.

모형제작 후에는 모형을 보면서 보호자에게 설명한다. 전문적인 내용에 대해서 보호자는 잘 알지 못한다. 다른 모형을 이용해서 실제로 만지게 하면서 어디에 어떤 차이가 있는지 등을 알기 쉽게 설명한다. 아기 모형 형태는 다양하며, 아기의 활동량과 환경 등이 영향을 주는 것을 아는 것이 중요하다.

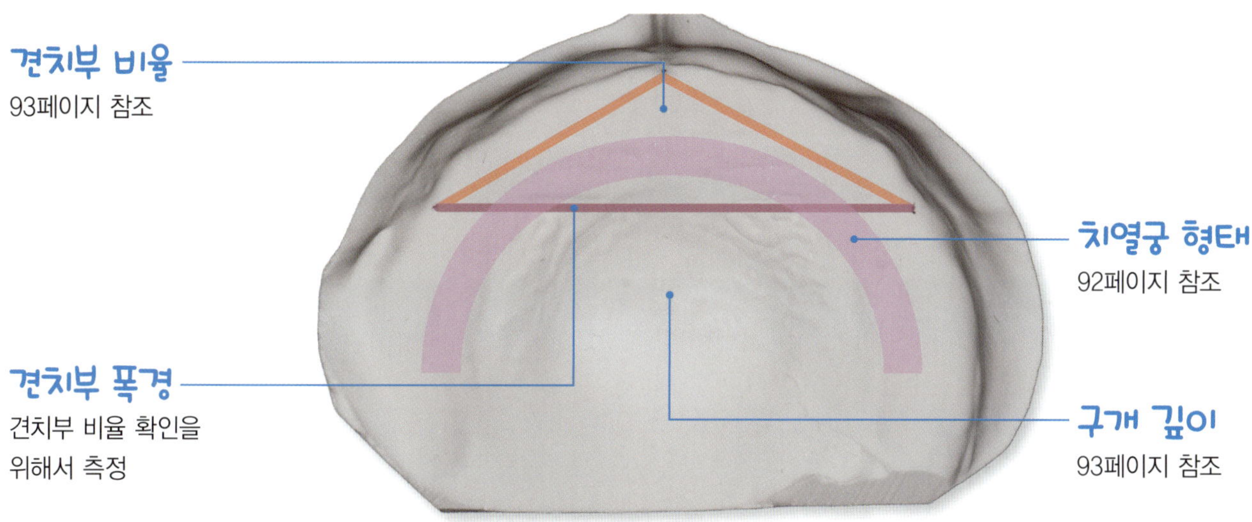

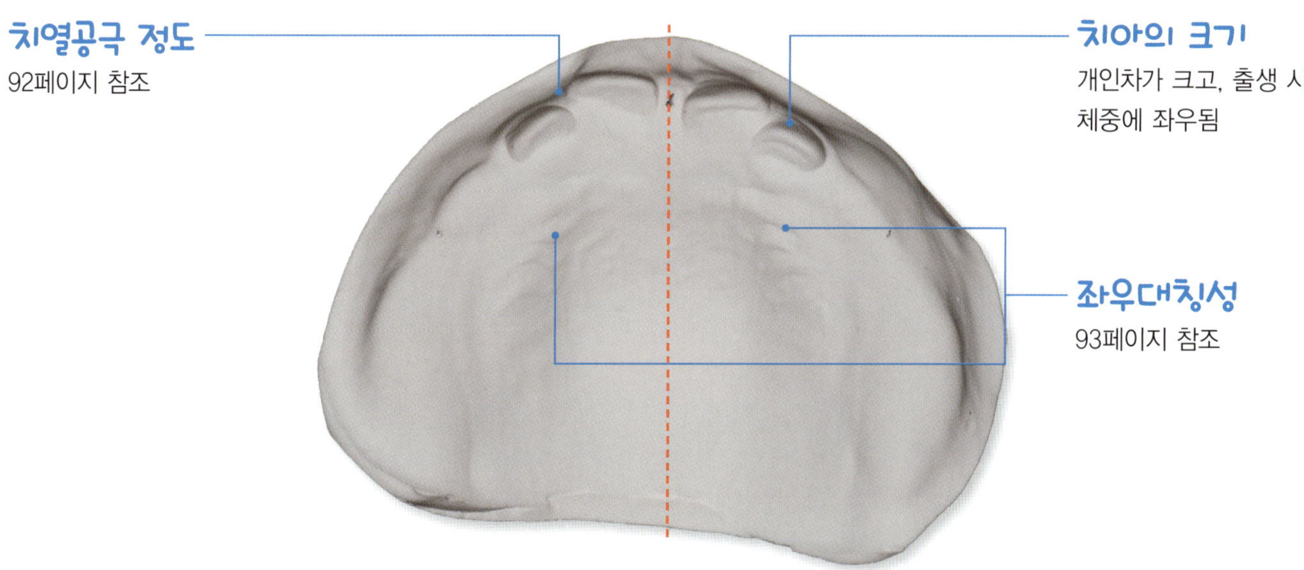

인상모형으로 보는

상악의 변화

CASE 1

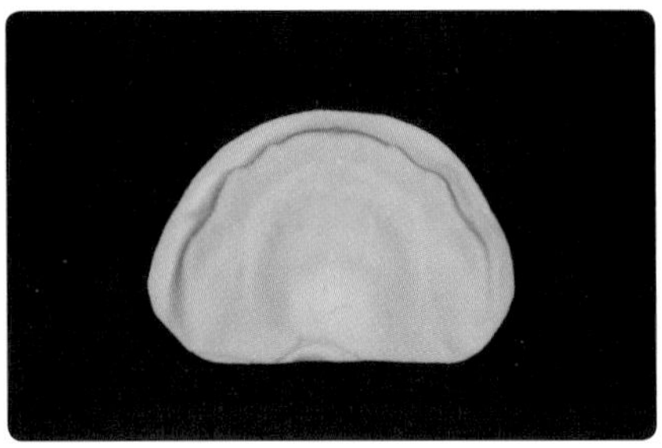

생후 6일

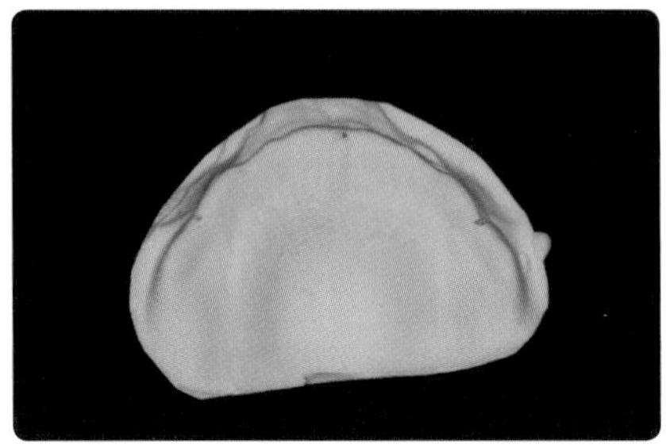

생후 1개월

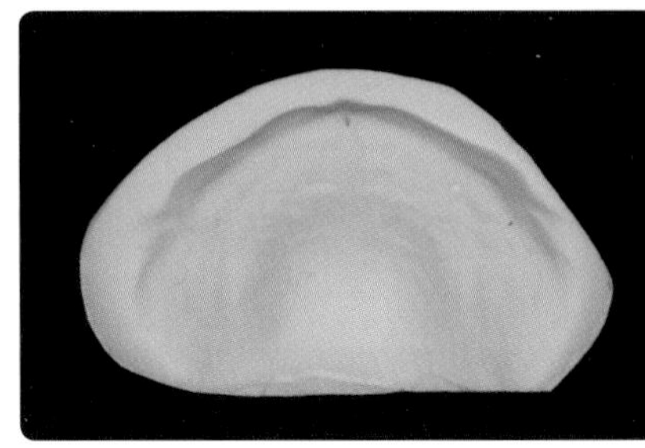

생후 6개월

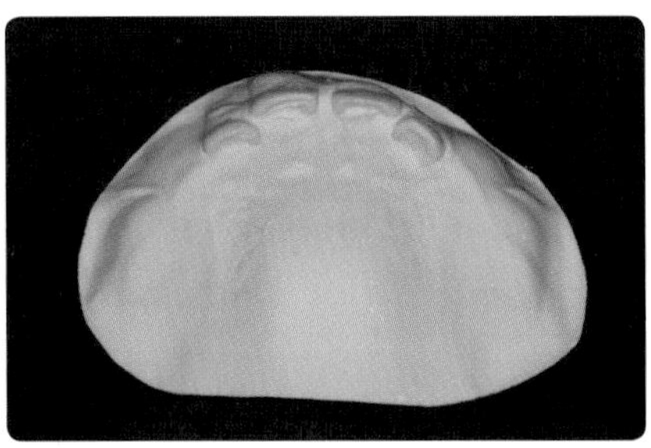

생후 11개월

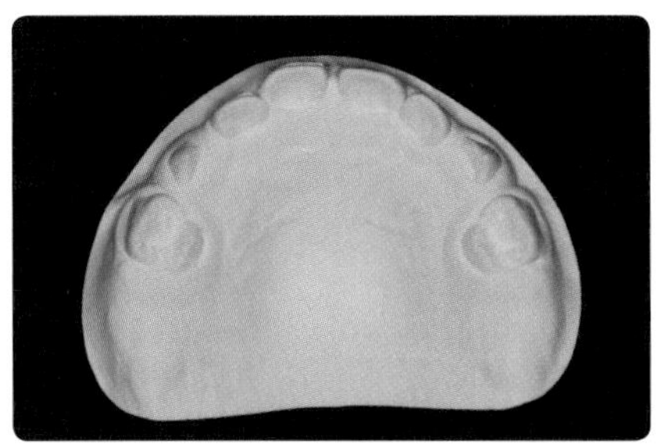

생후 1년 4개월

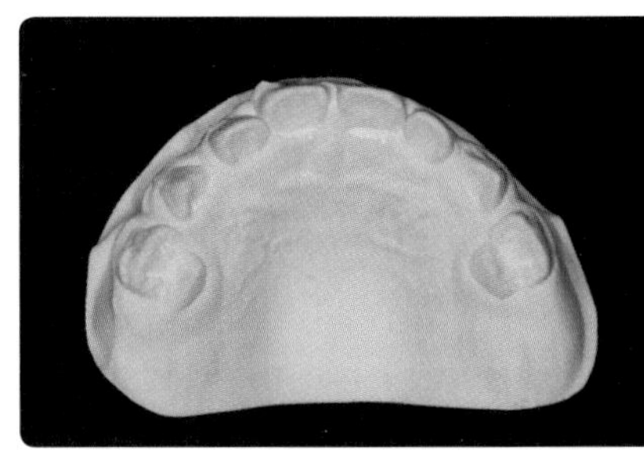

생후 1년 8개월

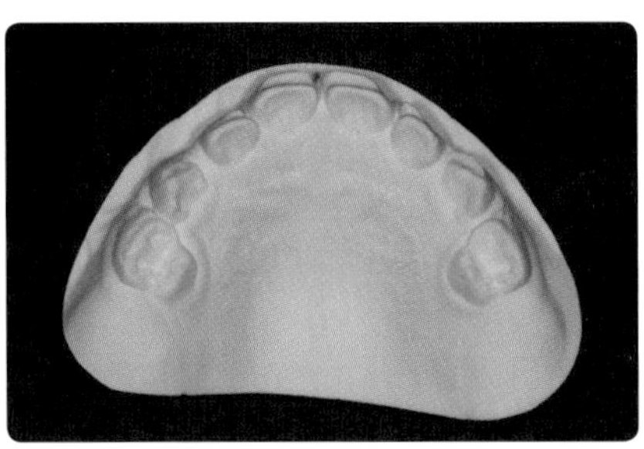

생후 1년 11개월

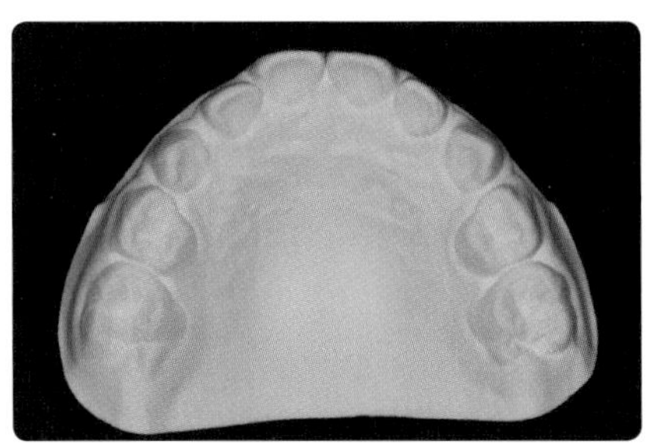

생후 2년 7개월

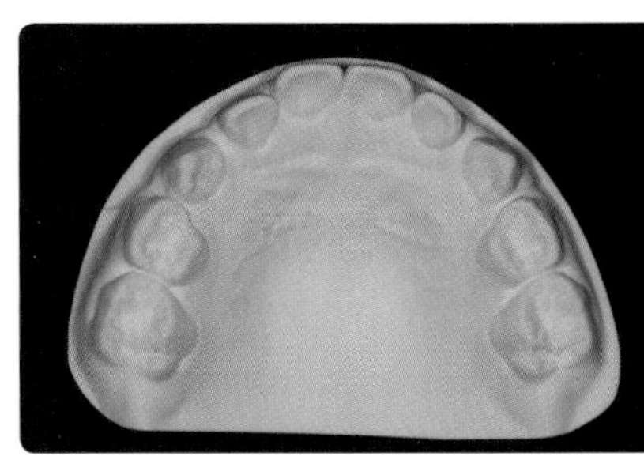

생후 3년

모형은 개인에 따라, 월령에 따라 여러 가지이다. 보호자에게 설명할 때는 모형과 같은 나이의 아기 모형을 이용하면서 설명한다. 구개 깊이와 절치부 폭의 넓이 등의 차이를 잘 보아야 한다. 또한 지속적으로 채득해서 시간에 따라 비교를 해야 한다.

아기의 상악은 생후 2~3개월까지 변화가 매우 크다[24]. 3개월째 이후에는 변화를 눈으로 확인하기 어려울 수 있지만, 반년 이상 경과하면 상당한 변화가 있기 때문에 흥미 있게 비교할 수 있다.

2세를 넘어서 인상채득할 때는 크게 움직이기 때문에, 정확하게 채득하기 어려울 때도 있다. 그러나 객관적으로 구강내를 볼 수 있기 때문에, 지속적인 경과관찰을 할 때는 인상채득을 한다.

CASE 2

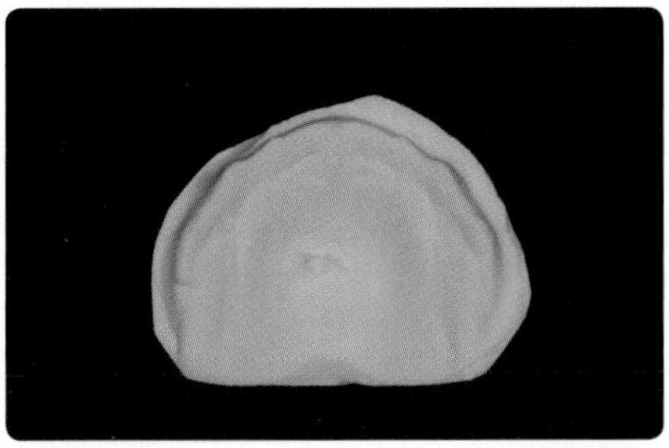

생후 6일

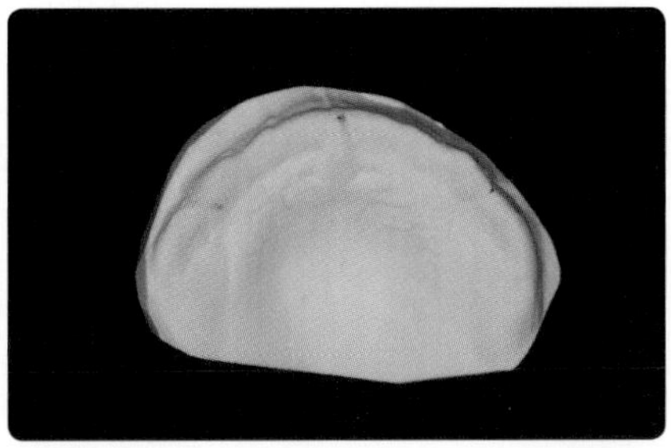

생후 1개월

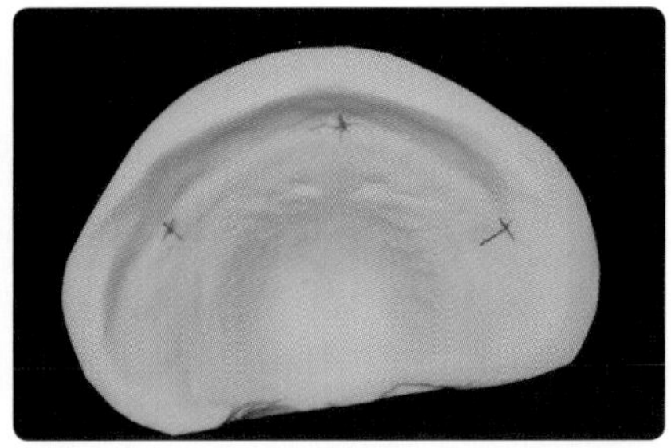

생후 6개월

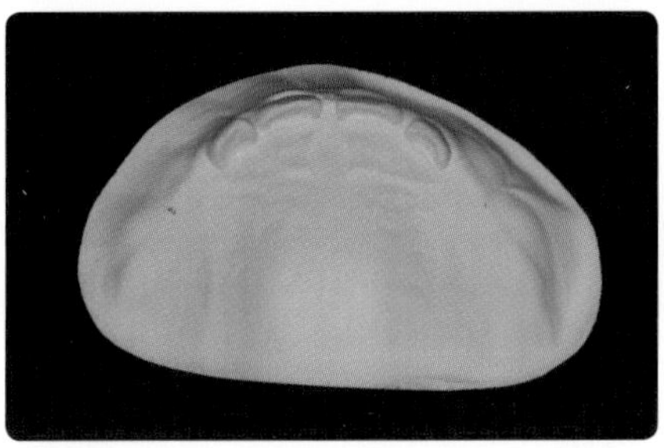

생후 11개월

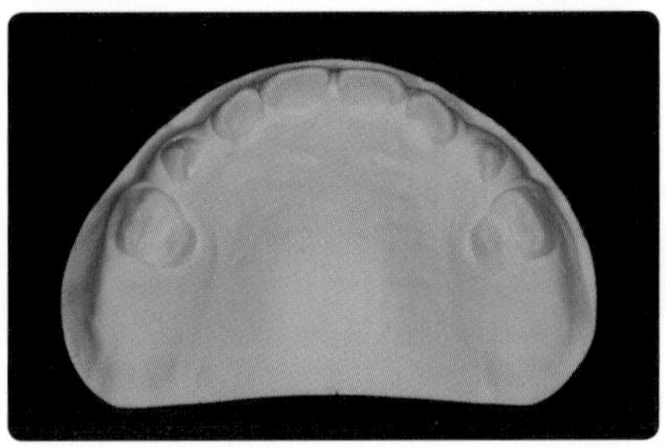

생후 1년 4개월

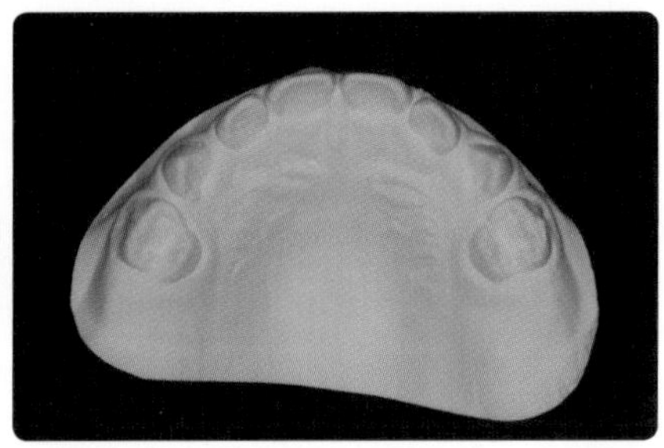

생후 1년 8개월

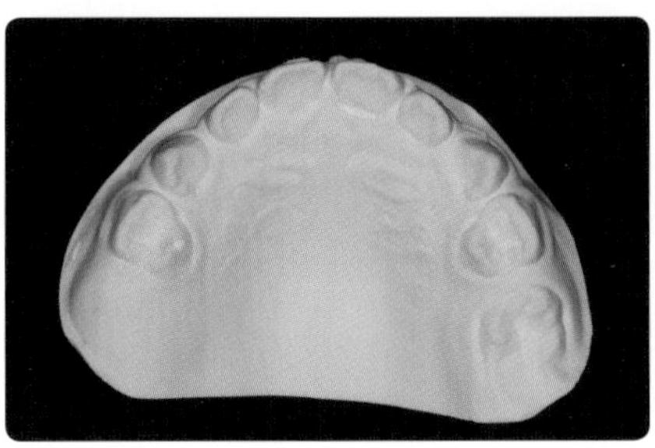

생후 1년 11개월

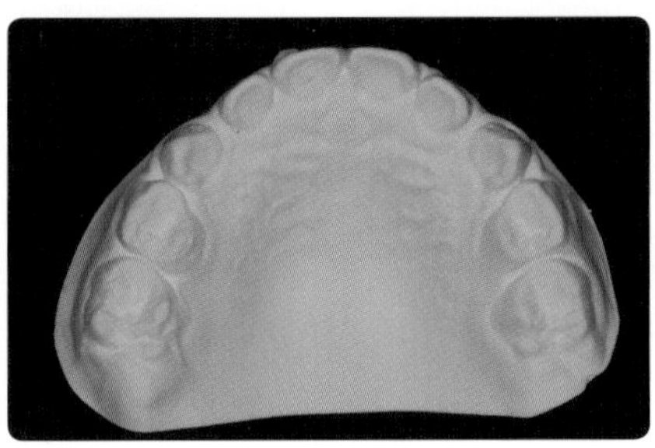

생후 2년 7개월

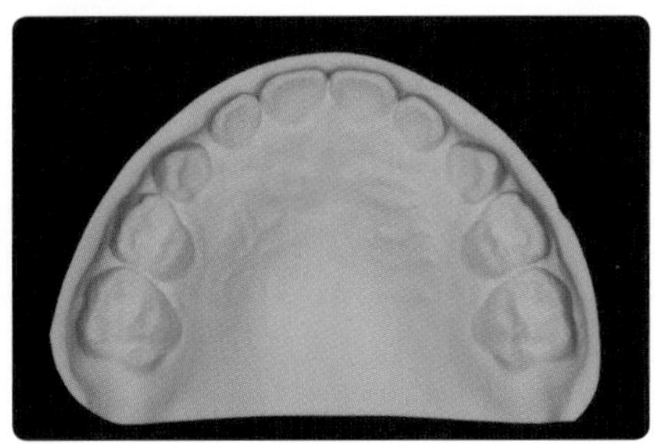

생후 3년

CASE 1과 CASE 2는 일란성 쌍둥이이지만, CASE 2가 보다 양호한 경과를 보이고 있다. 쌍둥이의 경우는 유전적인 영향이 크다고 한다[25]. 생후 11개월 모형에서는 견치부 비율이 작은 CASE 1이 치조부 협착이 크고, 총생 경향이 나타나고 있다. 견치부 비율이 큰 CASE 2는 협착이 없고, 이 시점에서는 총생이 되지 않는다. 생후 6일 모형에서는 CASE 1이 견치 간 폭경과 견치부 비율은 작기 때문에, 태아기에 치조부 형태에 영향을 받았을 가능성도 있다고 생각된다. 또한 이것 외에도 생후 식생활과 활동량 등 두 명의 차이에 영향을 부여할 가능성도 있다. 그 후 생후 3년 모형에서는 둘 다 좋은 형태를 보이고 있다.

주요 지도

아기치과의 지도는 지금까지의 치과에서는 별로 시행하지 않는 지도이다. 반드시 지도해야 한다거나 보호자에게 강요해야 하는 것은 아니지만 구강발육과 신체발육에 있어서 '알아 두면 쓸모 있는 것'이다. 치과의원에서 지도하지 않아도 아기는 자란다. 그러므로 보호자 동의와 아기 상태, 생활 배경 등을 충분히 고려해서 대응한다.

실제로 아기와 보호자(양육자)의 좋지 않은 상황을 지적하는 경우도 있다. 지적하기 전에 여러 가지 생활 스타일이 있다는 것에 대한 이해를 나타내는 것이 중요하다. 또한 지적하는 경우에는 치과의원에서 대응할 수 있거나, 의뢰할 수 있는 다른 의료기관을 소개하는 등 책임을 가지고 개선책과 정보를 보호자에게 제공해야 한다. 모든 것을 명확하게 한 다음 지도해 주시기를 바란다. 아기 엄마 중에는 양육에 대해 확신이 없어 죄책감을 가지거나, 아이가 작게 태어나서 발달이 늦어지고 있다는 불안을 가지고 있는 경우도 적지 않다. 원인질환이 없는 한 발달의 진행은 아기마다 다르고 서두를 필요는 없다. 본원에서는 부정적인 말은 사용하지 않고, 상대의 기분을 배려해서 말을 하는 등 보호자를 배척하지 않도록 주의하고 있다.

지도 1 임신 중 엄마의 자세

지도 시기 임신 중

뱃속에 있는 아기는 모친의 골반에 의해 지지된다. 그 골반과 주위 근육에 부조화가 있으면, 아기의 신체와 구강발육에 악영향을 미칠 수 있다. 그래서 엄마에게는 골반체조 등으로 몸의 상태를 조정하도록 하는 것이 좋다. 조리원이나 산부인과에서 조언을 하기도 한다. 일반적으로 치과에서 골반체조를 소개하고 필요성을 설명할 수 있다고 하더라도, 시간을 들여 지도까지 하는 것은 아니라고 생각한다. 우선은 골반으로 아기를 지지하고 있다는 것, 뱃속의 상태가 아기의 구강발육에 영향을 미칠 수 있다는 것을 알려 준다. 실제 골반체조 등에 대해서는 참고도서를 권하거나 조리원에 상담하도록 한다.

지도 2 아기의 일상생활 전반에 대한 조언

지도 시기 생후~2년 6개월

11페이지에 서술한 것처럼 아기의 전신과 구강의 발달에 있어서 일상생활 속에서의 '반복'이 중요하다(자기조직화). 말놀이와 리듬 놀이 등 일상적으로 리듬에 맞게 몸을 움직이도록 권한다. 아무리 외출하지 않는 가정이라도 날씨가 좋은 날에는 짧은 시간이라도 산책할 것을 권유한다. 아기에게 좋은 자극이 된다. 월령이 높아지면서 식사 지도도 한다.

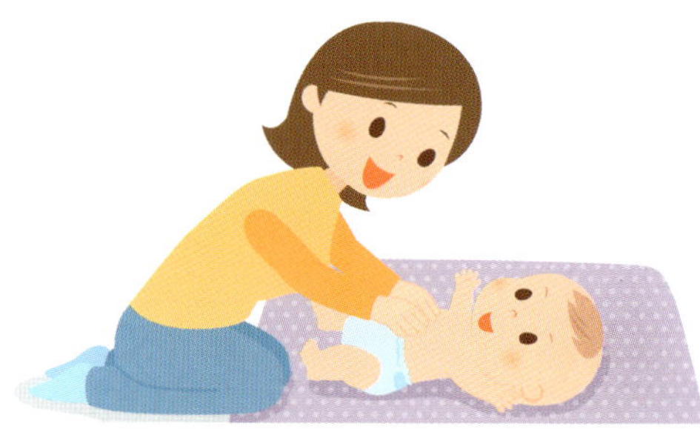

지도 3 아기 만지는 방법(도수요법 · 손마사지)

지도 시기 생후~12개월

아기에게 가까운 존재인 부모는 애착 대상이 된다. 길게 봐서도 애착 대상과의 접촉은 매우 중요하다. 부모 이외에도 인형, 반려동물 외에 이불이나 수건 등이 있다. 애착 대상은 아기에게 정서적인 안정을 준다. 실제로 아기 피부에 닿는 것도 효과가 있어 '애착 효과'라고 한다[26]. 또한 이 시기의 피부 자극은 뇌발달 면에서도 중요하다. 부드러운 감촉이 아기에게 '즐거움'을 준다[27].

본원에서는 보호자에게 천천히 넓게 아기의 몸에 손을 대서 부드러운 자극을 주도록 하고 있다. 만약 아기의 두개변형이 있거나 잘 때 방향 습관이 있는 경우 머리를 지지하는 것이 중요하다. 아기가 가장 쾌적하게 느끼는 것은 만지는지 안 만지는지 모를 정도의 압력이다. 이것을 전문적으로 '도수요법'(손마사지)이라고 한다[28]. 또한 강하게 누르거나 격렬하게 쓰다듬는 것은 아기에게 불쾌감을 준다고 한다[27].

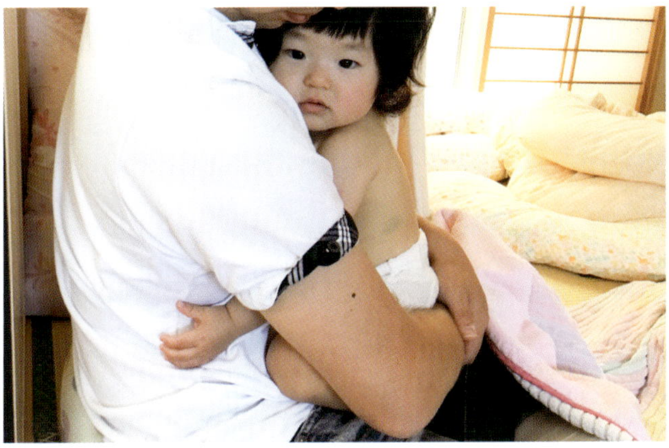

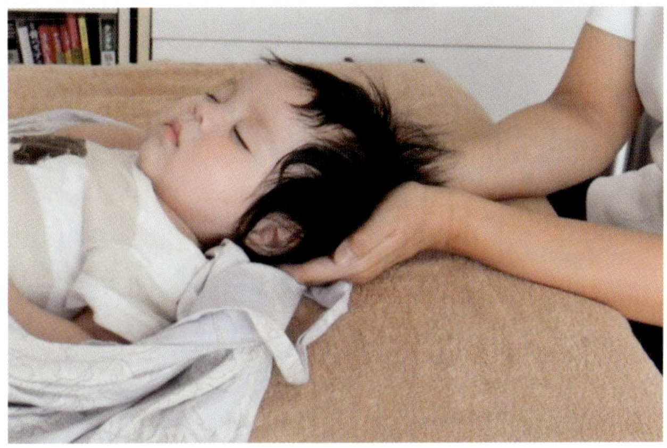

사진 제공: Yoshida Kunio 선생(시즈오카현 히마와리 건정원)

지도 4 신체의 근육이 긴장되어 있는 경우의 대응

지도 시기 생후~1년 6개월

아기를 안았을 때 뭉침이 느껴지거나, 좌·우 차가 있는 것 같은 경우는 도수요법과 말놀이, 베이비마사지로 몸을 푸는 것을 권한다. 아기의 뭉침은 목과 등에 주름이 보이거나 동작이 어색하며 움직임이 부자연스러운 것을 일컫는다.

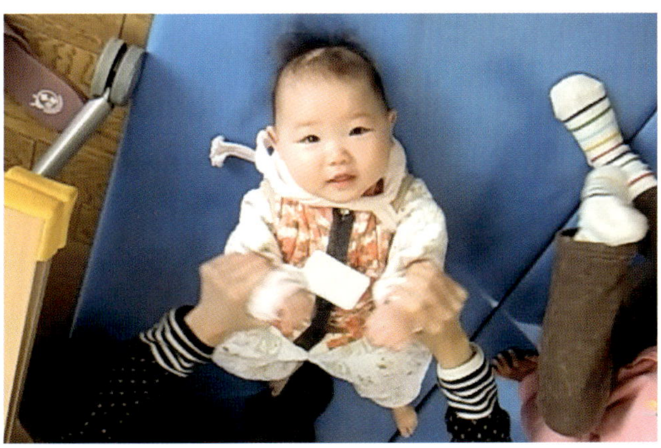

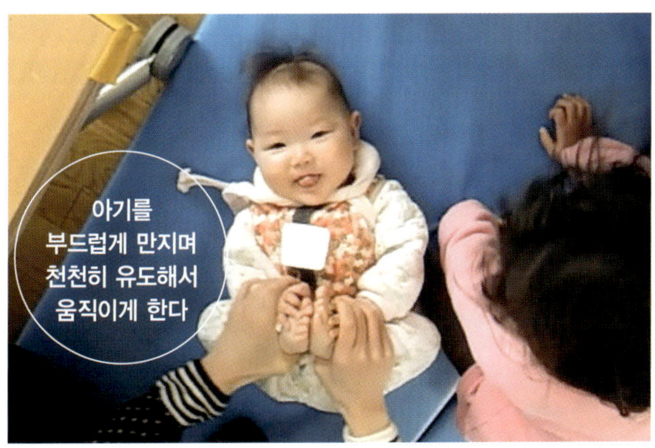

지도 5 말놀이

지도 시기 생후~

아기의 발달에 손·발을 사용한 '반복 행동 놀이'가 좋다고 하여 '말놀이'를 13페이지에 소개했다. 말놀이는 치과 의원에서 하기 좋은 내용의 하나이다.

아기 대상의 말놀이는 예로부터 전승되어 온 익숙한 부드러운 리듬과 2음절 또는 3음절이며, 아기에게 있어 부드럽고 편안한 의사소통 도구이다[29,30]. 또한 말놀이에 사용되는 언어나 반복되는 말은 아기가 발음하기 쉬운 언어, 흉내내기 쉬운 언어이다. 결코 복잡하고 어려운 것이 아닌, 일상생활 중에서 자연적으로 사용되는 것도 있다. 예를 들어, '까꿍까꿍' 같은 말놀이를 모르는 사람은 없을 것이다. 마주보고 있는 사람이 손으로 자신의 머리를 가리면 아기는 없어졌다고 인식했다가, 손을 치우면 다시 거기에 있다는 것을 아는 인지능력을 자극하는 놀이이다.

지금의 사회적 환경에서 어떻게 아기에게 접근하면 좋을지 모르겠다는 부모도 있다. 그런 사람에게도 유효한 '말놀이'는 간단한 접촉방식 도구의 하나이다. 말놀이에는 다음과 같은 여러 가지의 목적이 있으며, 가족들이 활용할 수 있다.

- 부모 자식의 의사소통 교육
- 노래를 통한 언어 교육
- 운동과 리듬 발달 교육
- 계절과 자연과의 만남
- 일상생활과 상상력의 교육 등

말놀이는 구강 발달에 있어서도 전신에 있어서도 협조운동을 자극한다. 손과 입의 협조운동을 목표로 하는 아기치과에 있어서 '말놀이'를 가르치는 것이 무엇보다도 좋은 아기치과 지도가 된다.

본원에서는 '아기치과' 지도의 하나로서 '말놀이'를 보호자에게 알려 주고 있다. 본원이 활용하고 있는 말놀이의 예의 일부를 다음 페이지에 소개하겠다.

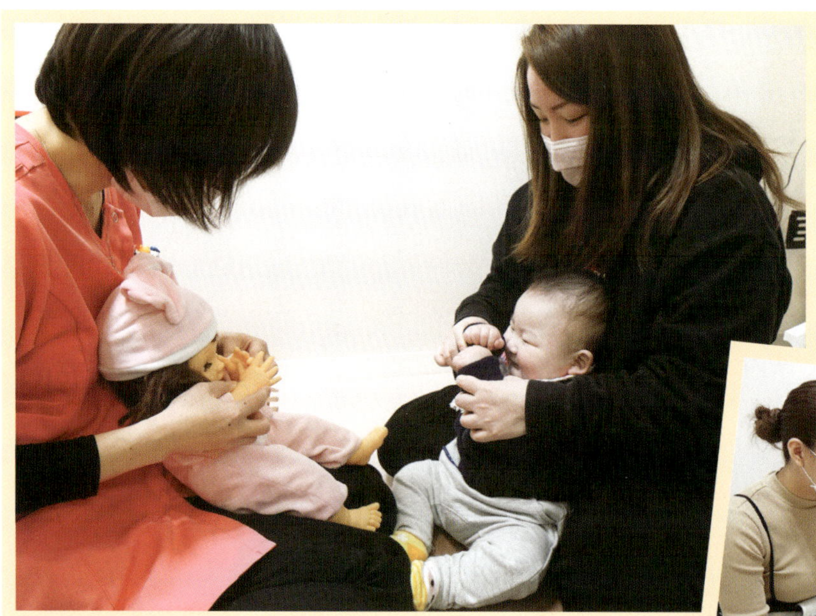

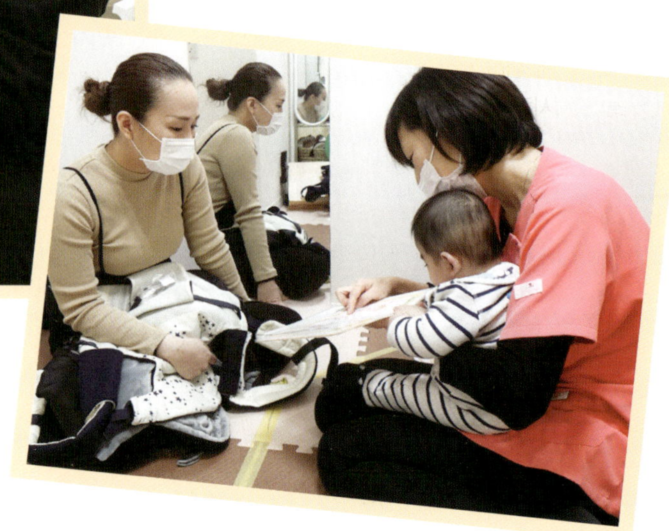

말놀이 시트 Ⅰ

여기는 아빠랑 닮은 곳 (0세~)

'~네 집'이라는 표현은 '비슷한 곳'이라는 언어의 표현이다. '~네 집'의 편이 아기언어에 가까운 표현이기에 익숙해지기 쉽다.

아기를 무릎에 앉히고, 천천히 말을 하면서 얼굴의 여기저기를 '콕콕' 누른다. 자신을 만지는 감촉으로 누군가 만지는 것에 대한 긴장이 풀어진다. 보통 접촉이 적은 장소에서도 천천히 만지는 것으로 긴장이 풀어져 누군가 만지는 것에 익숙해지는 효과가 있다. 또한 마지막에 '간질간질'하고 간지럽히면, 또 했으면 하는 '쾌감'의 기분도 생기게 된다. 반복해서 놀아 준다.

① 여기는 아빠랑 닮은 곳

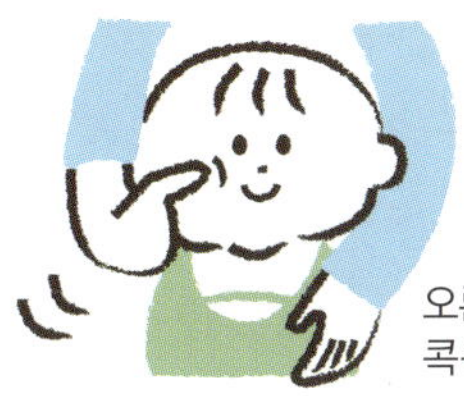

오른쪽 뺨을 콕콕 찌른다.

② 여기는 엄마랑 닮은 곳

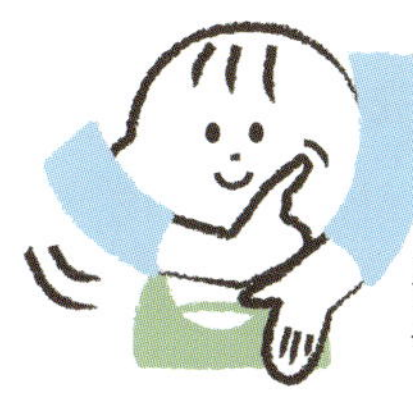

왼쪽 뺨을 콕콕 찌른다.

③ 여기는 할아버지랑 닮은 곳

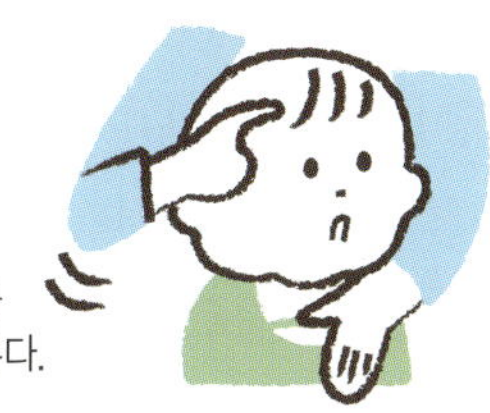

이마를 콕콕 찌른다.

④ 닮았어 닮았어

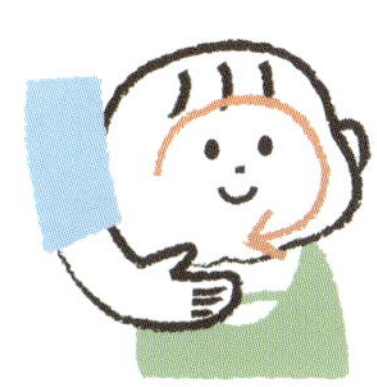

얼굴 주위를 손바닥으로 2회 문지른다.

⑤ 간질간질~

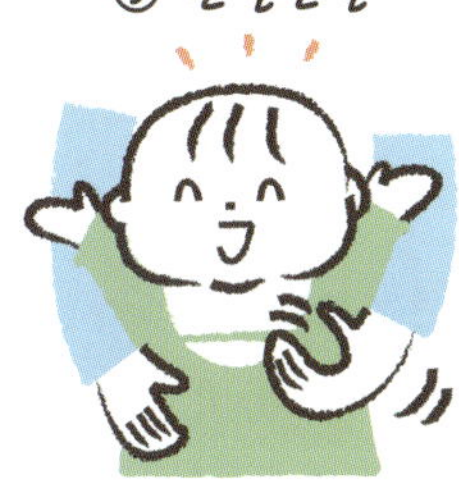

겨드랑이 아래를 간지럽힌다.

'여기는 할머니랑 닮은 곳', '여기는 언니랑 닮은 곳'으로 위치를 바꿔 가며 놀이를 이어간다.

짝짝짝짝 와하하 (0세~)

아기의 손을 잡고 느린 리듬으로 말을 건다. 간단한 말을 반복하여 리듬에 맞춰 몸을 움직인다.

아기를 무릎에 앉히고 손을 잡아 들어올린다. 손바닥을 몸 앞쪽으로 가져오거나, 입으로 가져오거나 하면서 손과 입이 그곳에 있다는 것을 인식시킨다. 어깨 주위의 긴장이 강한 경우 팔을 움직여서 근육을 푸는 효과도 있다. 특히 양팔을 둥글게 돌리는 움직임이나 자신의 머리를 가볍게 두드리는 움직임으로 팔을 움직이는 행동은 스스로 움직이기 힘든 동작을 취하게 하는 것이므로 중요하다.
아기는 반복되는 동작이나 소리의 리듬을 아주 좋아하므로 몇 번이라도 반복시켜 준다.

① 짝짝짝짝

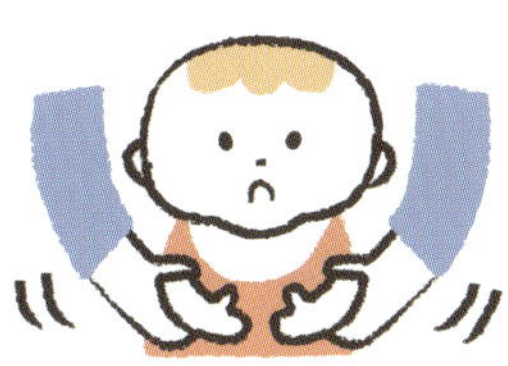

몸 앞에서 손을 마주친다.

② 와하하

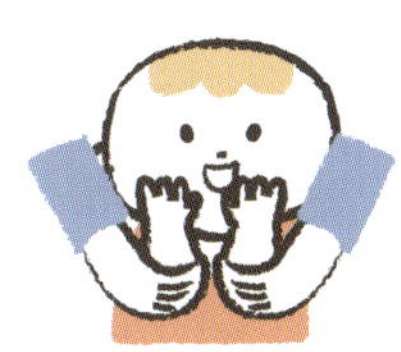

양손을 입으로 가져간다.

③ 둥글게 둥글게

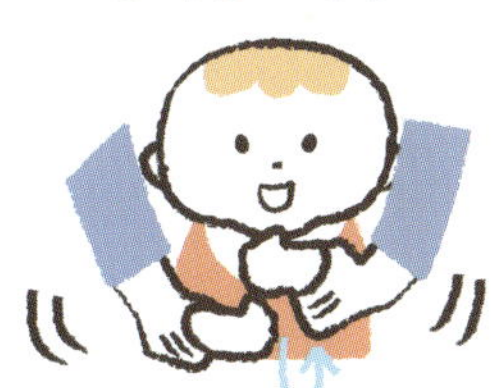

양팔로 실을 감듯 둥글게 돌린다.

④ 곤지곤지

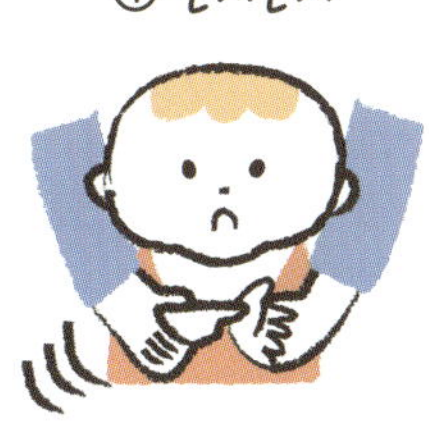

한쪽 손으로 다른 한쪽 손바닥을 가리킨다.

⑤ 머리 댕댕

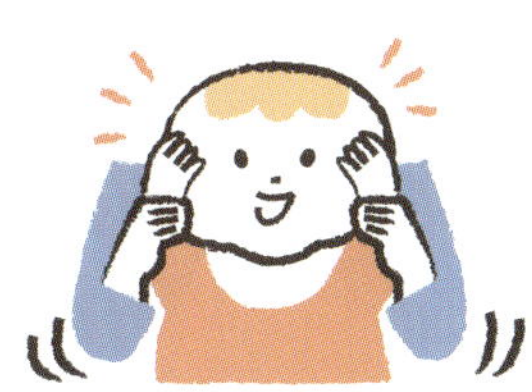

양손을 머리로 가져간다.

⑥ 팔꿈치 팡팡

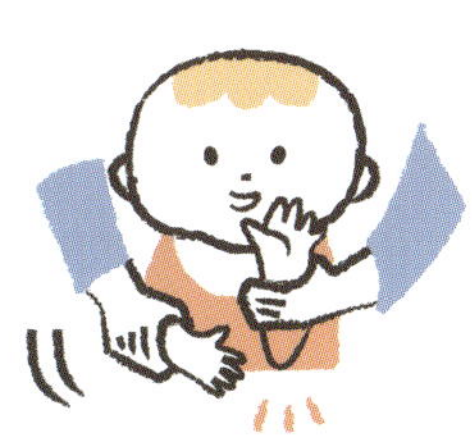

양손으로 팔꿈치를 두들긴다.

Nakagawa Nobuko(감수). 0~3세 아기의 발달에 맞춰 즐거운 기본 놀이 142. 도쿄: 쇼가쿠관. 2004. 참고 작성.

동요놀이 시트 2

하나 둘 셋 0세~

아기가 바닥에 누워 있을 때 말을 걸면서 몸 끝부터 천천히 차례로 몸을 만져 준다.

가능한 한 몸 중심에서 떨어진 부분, 즉 만져도 편안한 부분부터 부드럽게 만져 준다. 단계적으로 민감한 부분까지 손이 닿아 간다는 예지성을 자극함과 동시에 '간질간질' 하고 즐거운 기분으로 마무리한다. 간지럽혀지는 것으로 '긴장'과 '힘 빼기'를 반복하는 것이 중요하다.

간지럽히는 부분을 엉덩이 외의 곳으로 바꿔 보는 것도 좋다. 리듬을 바꿔도 즐거워진다. 아기는 간지럽힘 당하는 것을 즐겁게 기다린다.

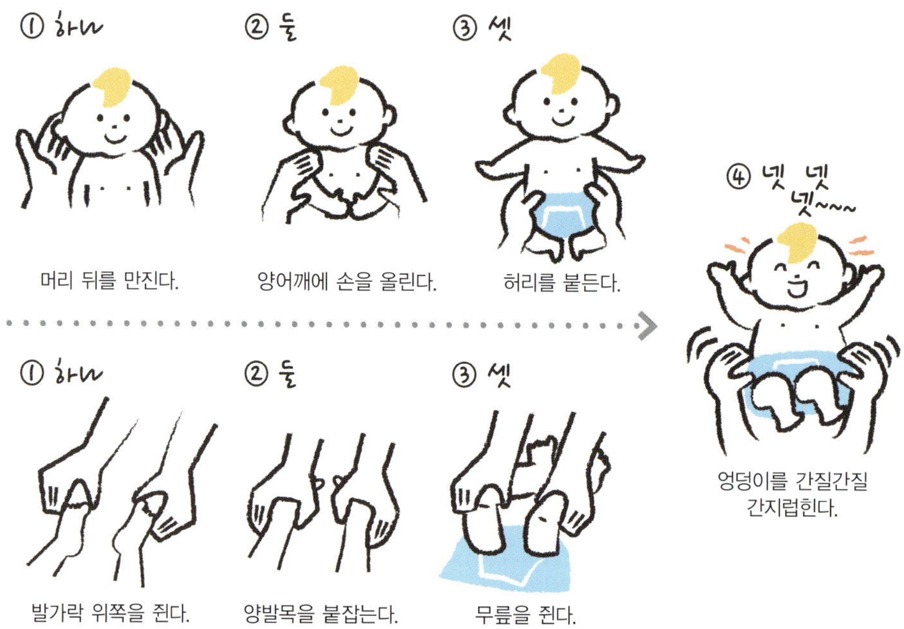

통통통통 털보 영감님 1세~

손, 얼굴, 몸을 사용해서 놀 수 있는 동요놀이이다. 손을 쥐고 펴며 상상한 것을 몸으로 표현하는 움직임을 취한다. 몸 전체를 사용한다.

아기의 경우는 무릎에 앉히고 손을 잡아 들어올려 느린 리듬에 맞춰서 손을 움직여 준다. 혼자 앉는 것이 가능한 시기의 아이면 마주보고 함께 손을 움직여 진행한다. 손바닥을 보았다가 폈다가 하면서 얼굴의 여러 곳에 가져가는 것으로 눈이나 코 등의 위치를 인식시킨다. 또 어른과 함께 마주보고 놀이를 하는 것으로 '흉내내기'라는 중요한 발달의 자극이 된다. 리듬을 빠르게 또 느리게 하거나, 수염 동작을 더 길게 하거나, '안경 영감님'을 다른 가까운 사람으로 바꿔 불러 보거나 해서 반복하여 놀이를 한다.

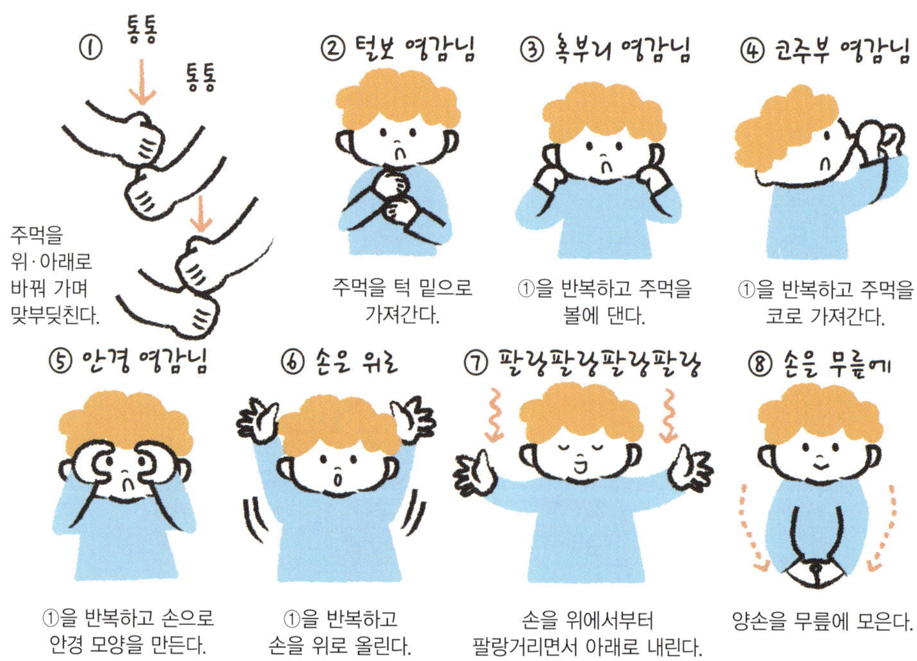

① 통통 통통
주먹을 위·아래로 바꿔 가며 맞부딪친다.
② 털보 영감님
주먹을 턱 밑으로 가져간다.
③ 혹부리 영감님
①을 반복하고 주먹을 볼에 댄다.
④ 코주부 영감님
①을 반복하고 주먹을 코로 가져간다.
⑤ 안경 영감님
①을 반복하고 손으로 안경 모양을 만든다.
⑥ 손은 위로
①을 반복하고 손을 위로 올린다.
⑦ 팔랑팔랑팔랑팔랑
손을 위에서부터 팔랑거리면서 아래로 내린다.
⑧ 손을 무릎에
양손을 무릎에 모은다.

Nakagawa Nobuko(감수). 0~3세 아기의 발달에 맞춰 즐거운 기본 놀이 142. 도쿄: 쇼가쿠관. 2004. 참고 작성.

동요놀이 시트 3

외나무다리 간질간질 1세~

간지럽히는 것을 저항 없이 즐겁게 받아들일 수 있는 동요놀이이다. 팔을 살금살금 올라가는 것으로 간지럽힘당하는 상황을 기대하게 한다.

아기와 마주보고 앉아 처음에는 손을 사용해서 놀이를 한다. 리듬에 잘 맞춰 손을 자극하고 팔에서 어깨로 단계를 올리면서 '간지럽히기'를 예감하게 한다.
간지럽히기 놀이는 전신 근육을 긴장시키거나 완화시킨다. 이것은 긴장과 힘 빼기를 반복시키기 때문에 발달에 아주 효과적이다. 또 간지럽힘당하거나 웃는 것을 반복하는 것은 몸과 얼굴에 충분한 자극을 준다. 노래하는 법이나 리듬 타는 법을 알기 쉬우므로 아기가 익숙해지기 쉬운 놀이이다.

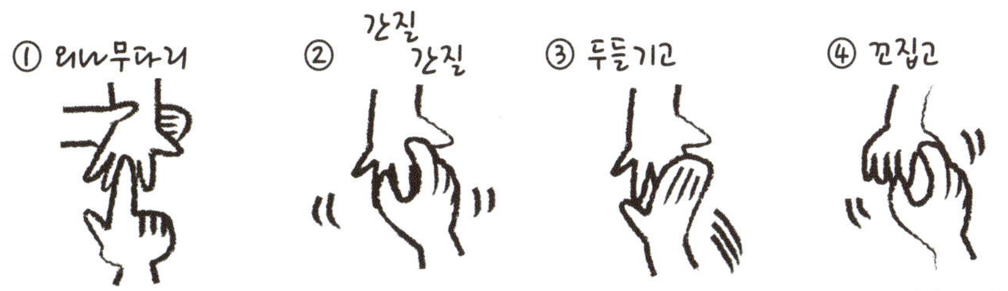

손바닥을 손가락으로 가리킨다. / 손바닥을 간지럽힌다. / 손바닥을 손바닥으로 닿게 한다. / 손바닥을 꼬집는 흉내를 낸다.

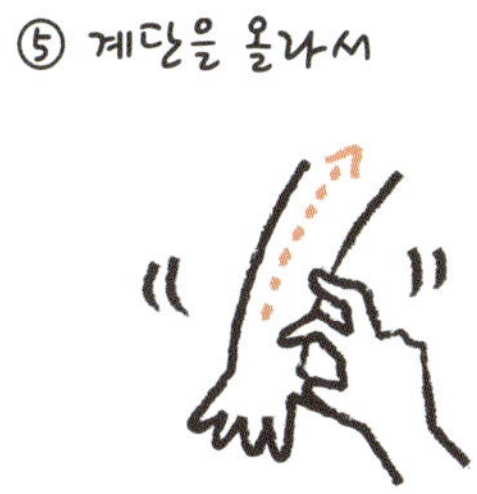
⑤ 계단을 올라서

두 손가락으로 어깨까지 뛰어올라간다.

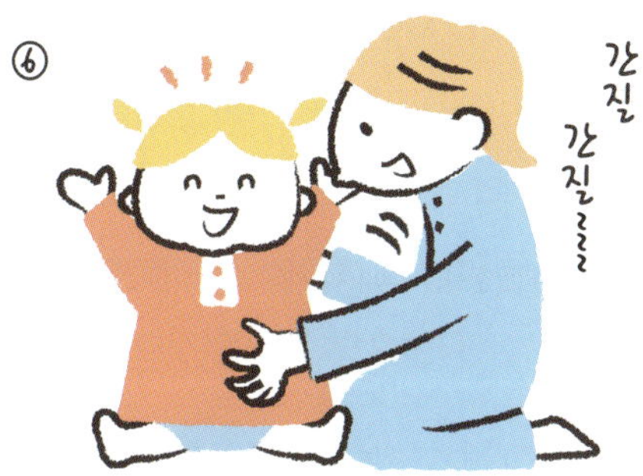
⑥
간질 간질간질

몸을 간지럽힌다.

흔들흔들 조각배 1세~

아기의 반사를 자극하는 동요놀이이다. 목을 가눌 수 있는 아기에게 행한다.

어른 무릎 위에 아기를 올리고 배에 타고 있는 것과 같이 흔들흔들 몸을 움직인다. 월령이 낮으면 마주보고 "쿵덕쿵" 하고 말을 걸면서 몸을 흔들고, 확실하게 몸을 받쳐 주면서 몸을 일으키는 반사를 자극한다. 흔들리는 움직임에 견딜 수 있도록 하여 아기의 균형 감각 발달을 촉진한다. 또 방법에 따라 어른에게 매달리는 '안기'에도 중요한 상반신 훈련이 된다. 익숙해지면 일부러 크게 기울이거나 무릎을 확 떨어뜨려 '큰 흔들림'을 체감시키거나 해서 놀이의 변화를 늘린다.

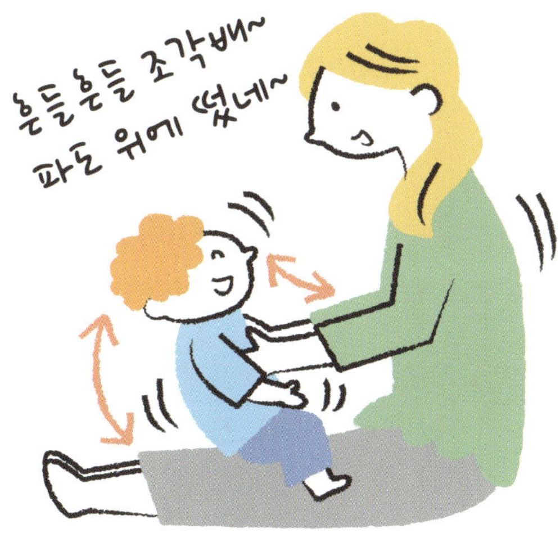
흔들흔들 조각배~
파도 위에 떴네~

아이를 부모 무릎에 올리고 겨드랑이 아래를 감싸고 전후좌우로 몸을 흔든다. 마주 보아도 좋고, 등 뒤에서 지탱해 주어도 좋다.

Nakagawa Nobuko(감수). 0~3세 아기의 발달에 맞춰 즐거운 기본 놀이 142. 도쿄: 쇼가쿠관, 2004. 참고 작성.

지도 6 머리 가누기까지의 자세

지도 시기 생후~3개월

본원에서는 안는 방법과 재우는 방법이 아기에게 있어 매우 중요하다는 것을 보호자에게 설명하고, 함께 고민해서 지도하고 있다. 보호자를 포함해 모두가 아기에 대해 여러 가지를 공부하려는 자세가 중요하다. 또한 태아기와 같은 자세를 생후 1년 동안 유지하는 것에 대해서 신체적, 정신적으로 부담이 되지 않도록 보조도구를 사용하는 것을 권유한다. 왜냐하면 안을 때 보호자가 힘들 수 있기 때문이다. 쿠션과 같은 보조도구를 적절하게 사용하면 몸이 매우 편안해진다. 단순하게 안는 방법이 중요하다고 하는 대신, 생활 속에서 보호자가 스트레스를 받지 않도록 하는 것이 중요하다.

잘 때와 안을 때는 태아와 같이 동그란 자세(태아자세)가 바람직하다. 능숙하게 태아자세로 안을 수 없는 경우 슬링을 추천한다. 또한 아기에게는 계속 같은 자세로 있는 것이 반드시 좋지는 않다. 엎드린 자세로 놀면서 몸을 움직이는 것도 알려 준다.

기본 안기 방법(태아자세 안기)

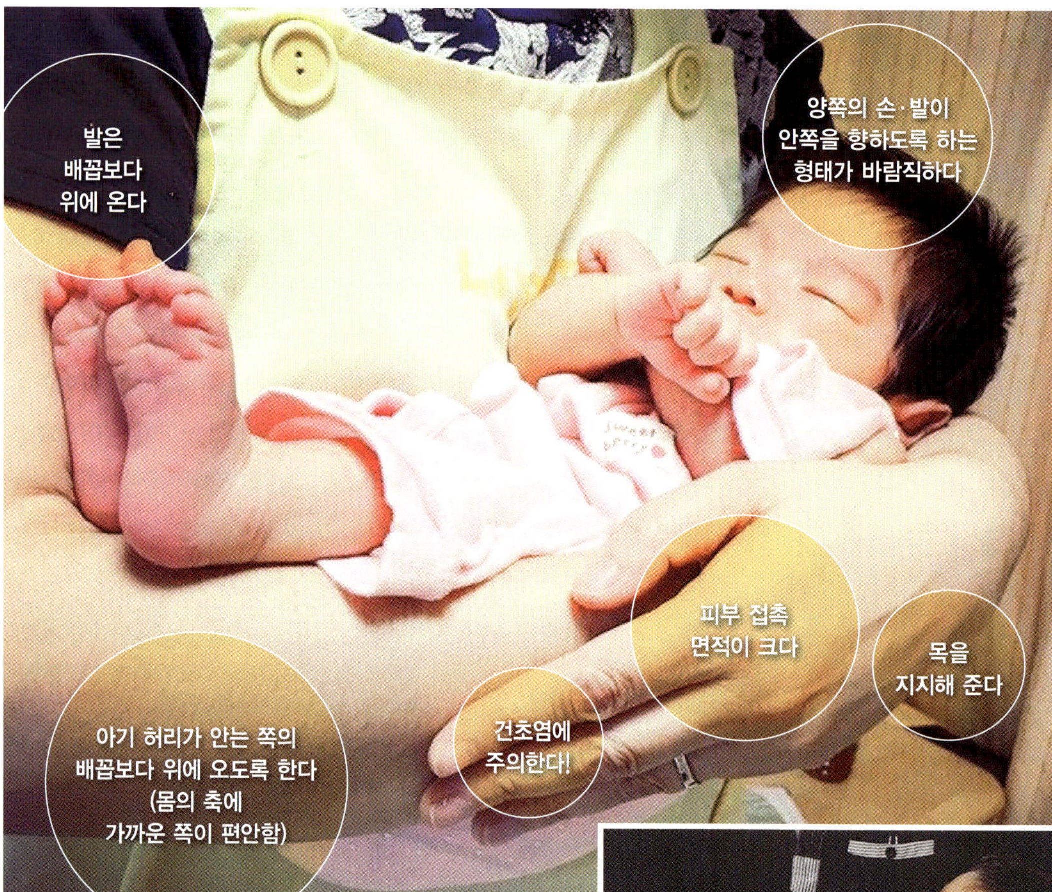

발육에 맞추어 안는 자세는 변한다.

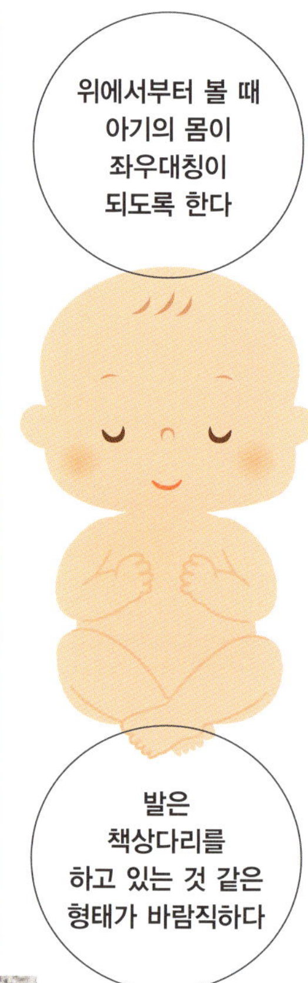

참고문헌 15에서 인용

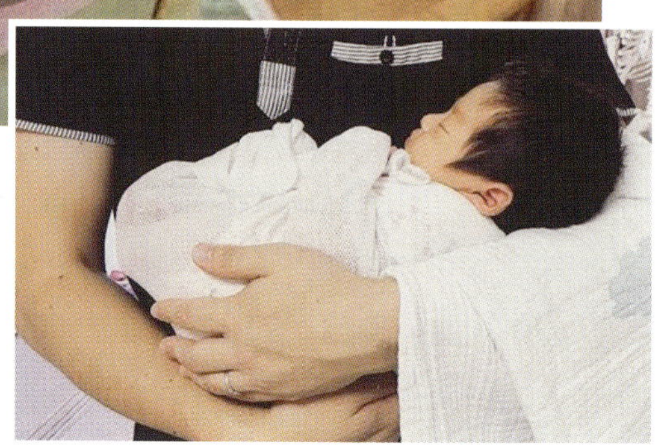

포대기를 사용한 태아자세 안기도 있다. 방법에 대해서는 조리원 등의 전문가에게 듣는 것이 좋다.

좋지 않은 자세

사진제공: 에비사와치과의원
(이바라키현 지쿠세이시)

모든 사진이 좋지 않은 자세를 나타내고 있다. 아기의 목과 등, 어딘가의 근육이 긴장하거나 힘이 들어가 있는 것을 사진에서 알 수 있다. 곧바로 개입할 수 있는지는 상황에 달려 있지만, 당황하지 말고 천천히 아기가 편안해질 수 있는 자세를 추천하는 것이 좋다.

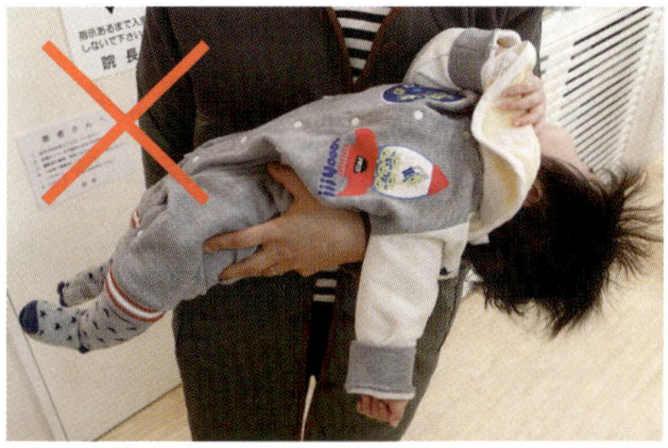

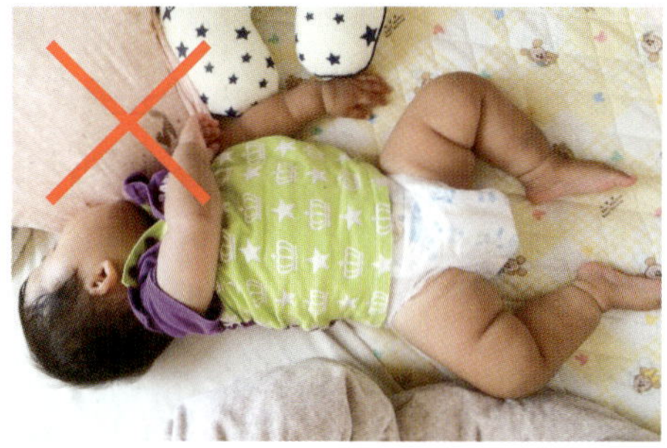

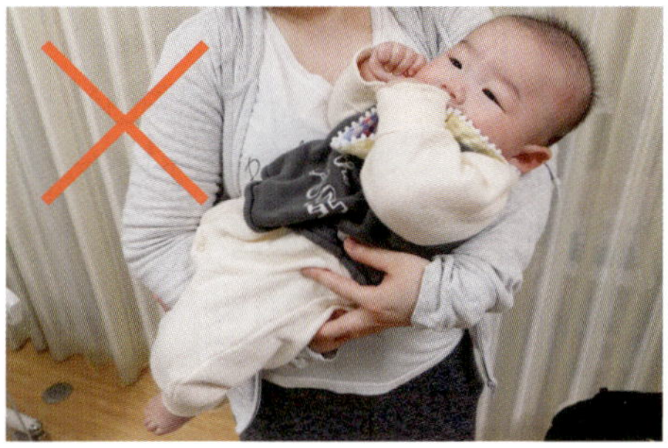

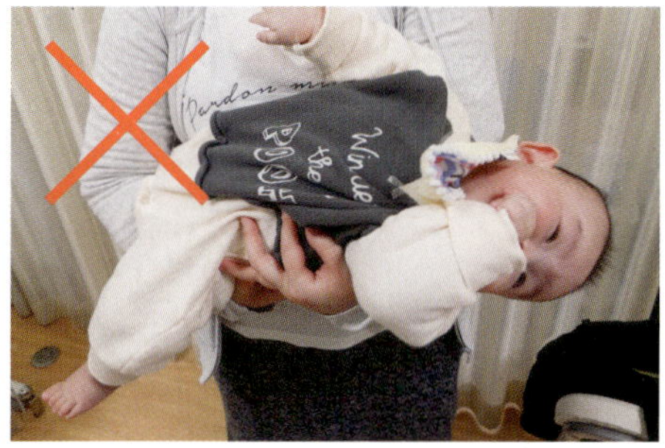

슬링을 사용한 안기 방법(태아자세 안기)

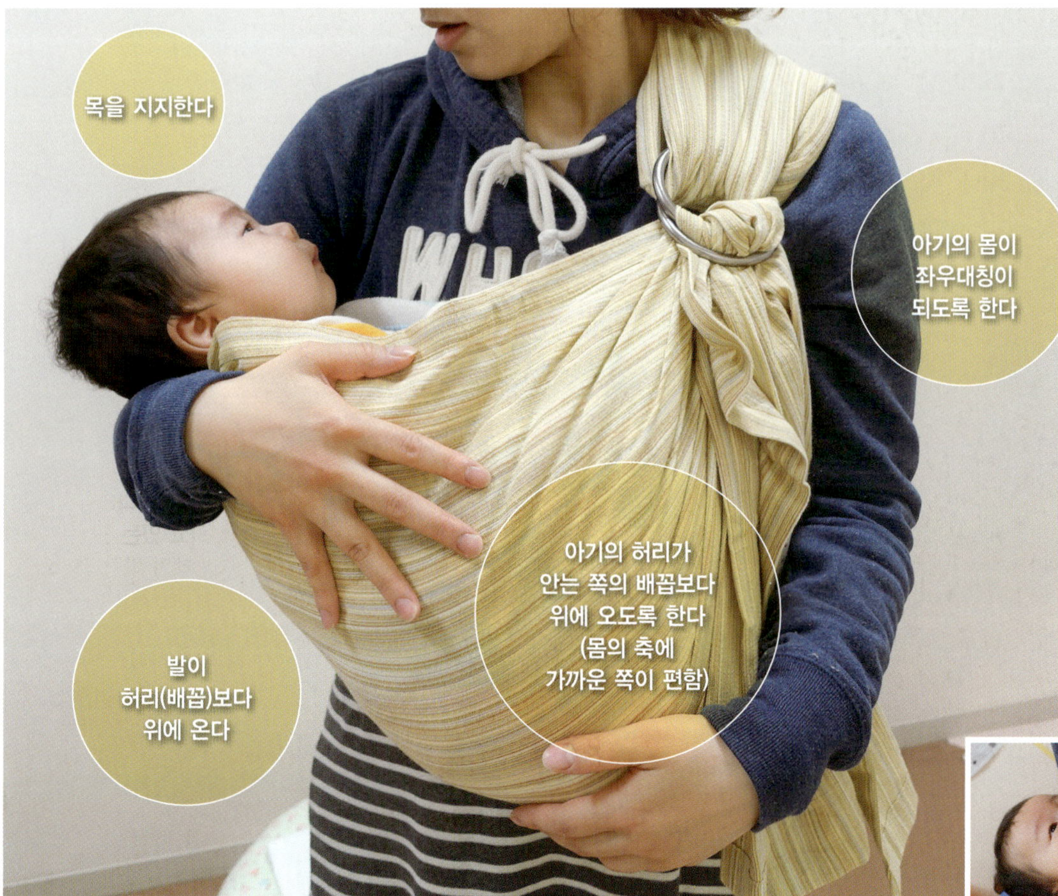
목을 지지한다
아기의 몸이 좌우대칭이 되도록 한다
아기의 허리가 안는 쪽의 배꼽보다 위에 오도록 한다 (몸의 축에 가까운 쪽이 편함)
발이 허리(배꼽)보다 위에 온다

임상의 힌트

요즘 보호자들이 갖고 있는 아기 띠는 결코 싸지 않다. 게다가 구입했거나 애용하는 것도 있어서, 그것을 부정하거나 슬링을 강하게 권유하는 것은 결코 좋지 않다. 지금 가지고 있는 것으로 사용하기 편하도록 고려해 보는 것이 좋겠다.

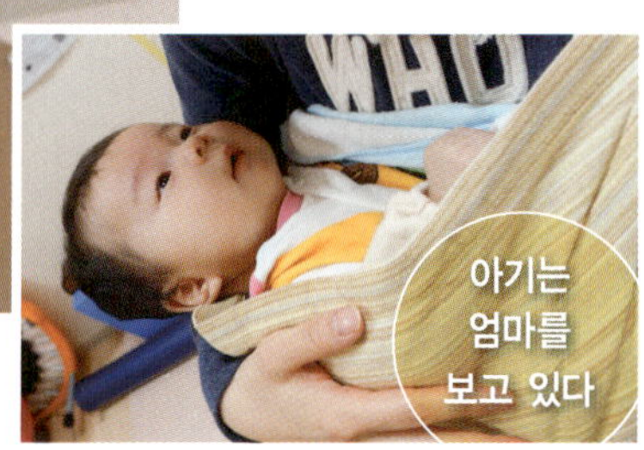

아기가 마음이 편한 상태가 되는 것이 중요하지만, 안고 있는 부모가 힘들지 않은 것도 중요하다.

앞으로 안기(태아자세 안기)

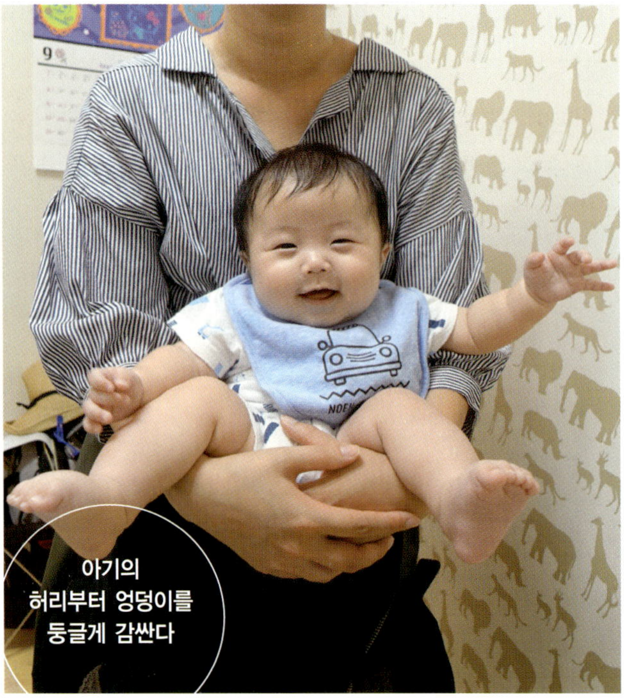

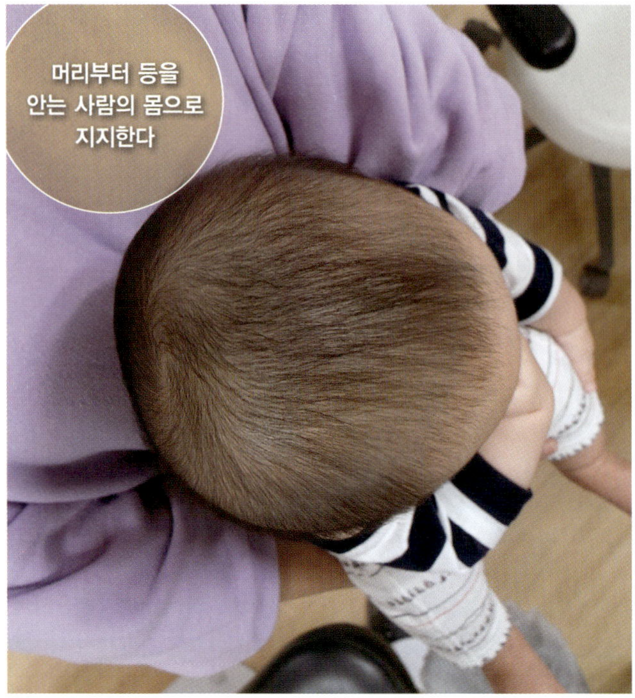

둥근 자세로 재우는 방법

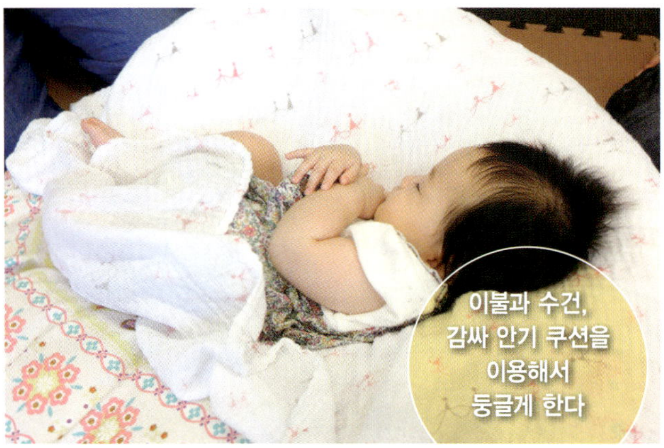

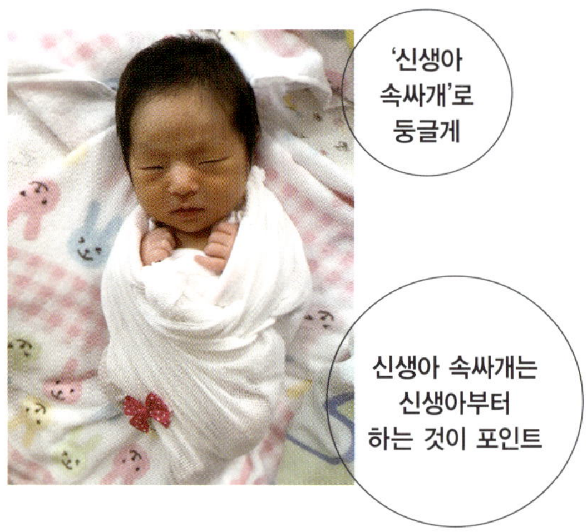

엎드려 놀기

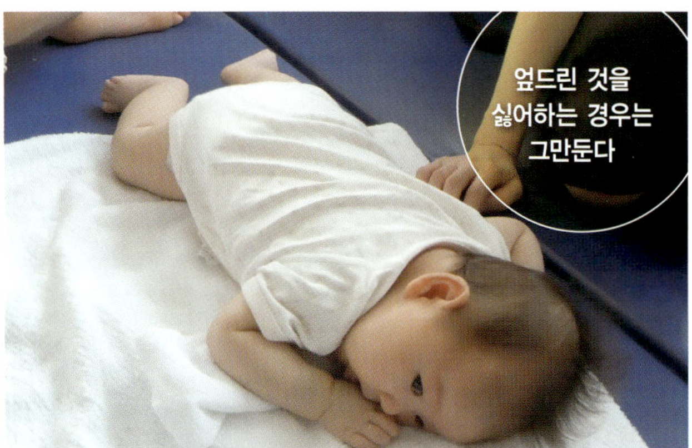

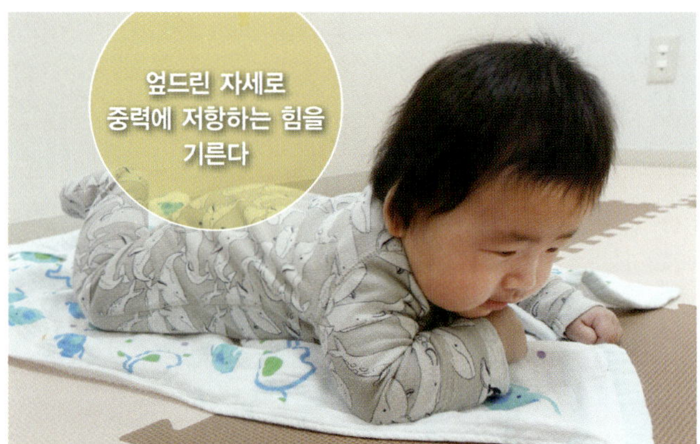

지도 7 몸의 사용 방법을 알기 위한 지원책

지도 시기 생후 3~9개월

아기를 안을 때와 재울 때 이외는 확실히 몸을 늘리거나 움직여 주는 것이 중요하다. 위를 보거나 엎드리는 것으로 몸의 사용 방법을 발달단계에 맞게 지원한다. 수건, 목욕수건, 슬링 등의 천을 사용한다. 필자는 감싸 안기 쿠션과 수유 쿠션이라는 보조도구를 사용하는 방법도 추천하고 있다.

위를 볼 때

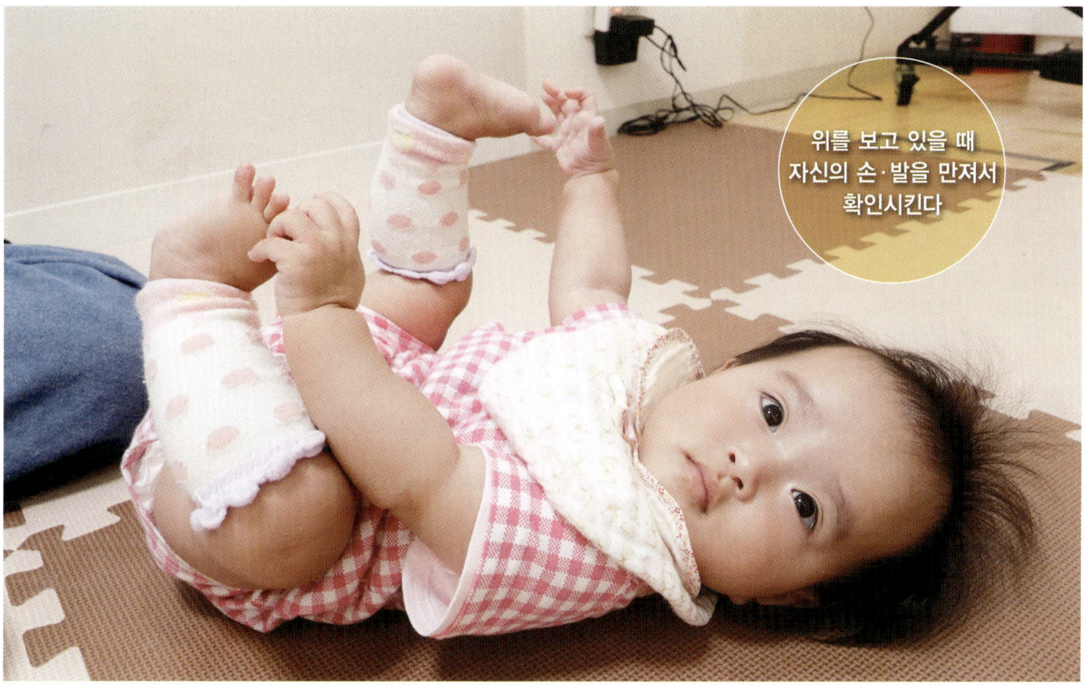
위를 보고 있을 때
자신의 손·발을 만져서
확인시킨다

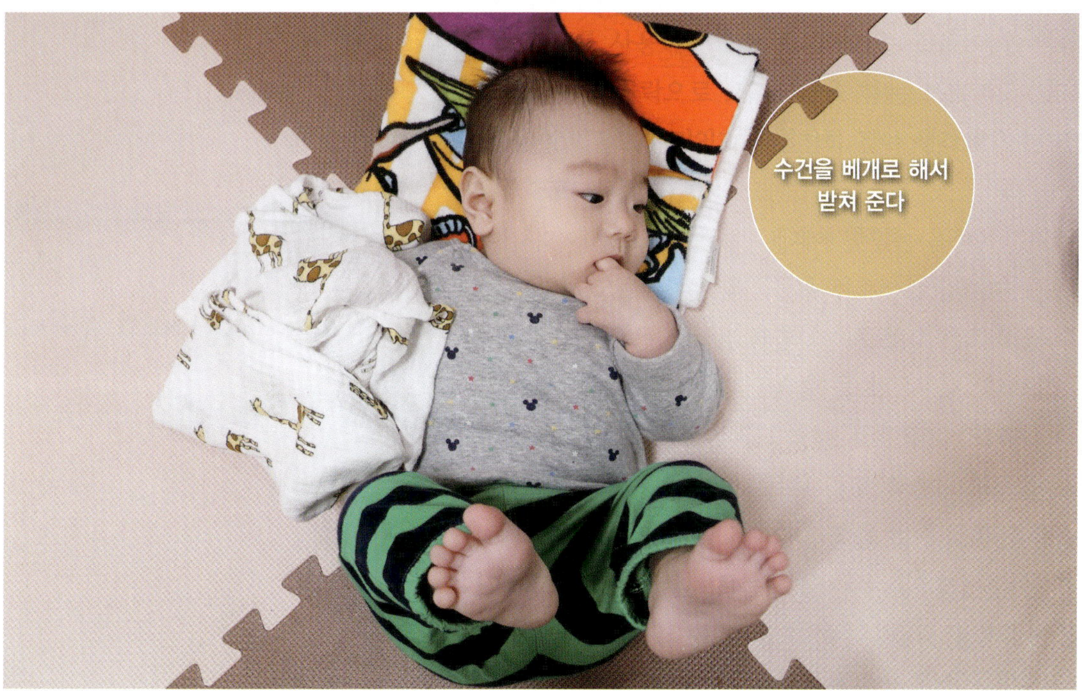
수건을 베개로 해서
받쳐 준다

뒤집기 시 손으로 받쳐 주기

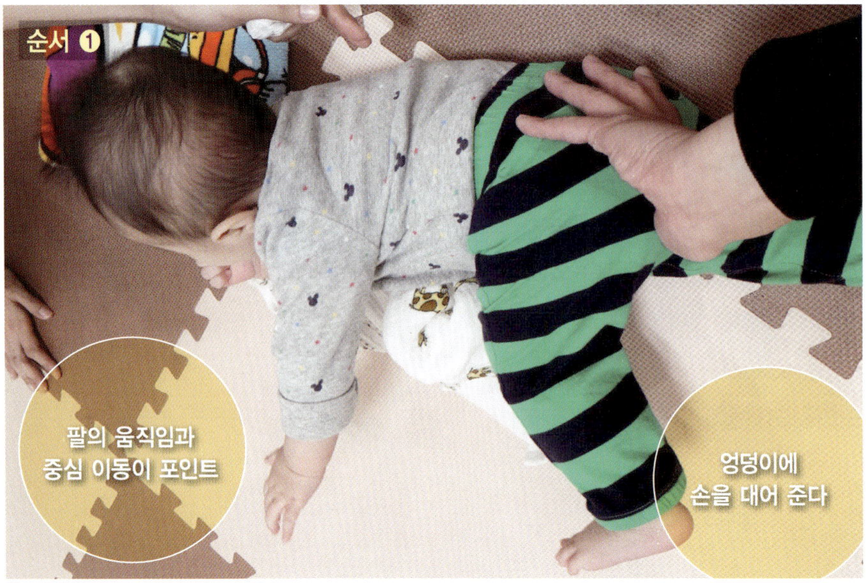
순서 ❶
팔의 움직임과
중심 이동이 포인트
엉덩이에
손을 대어 준다

❶ 발을 올려서 드러누운 상태(앞 페이지 우측 하단의 사진 등)에서 발을 좌·우로 휘젓고 있을 때 등이 바닥으로 돌아가지 않도록 어른이 엉덩이에 손을 대어 준다. 어디까지나 돌아가는 것을 방지하기 위한 것으로 엉덩이를 누르는 것이 아니다.

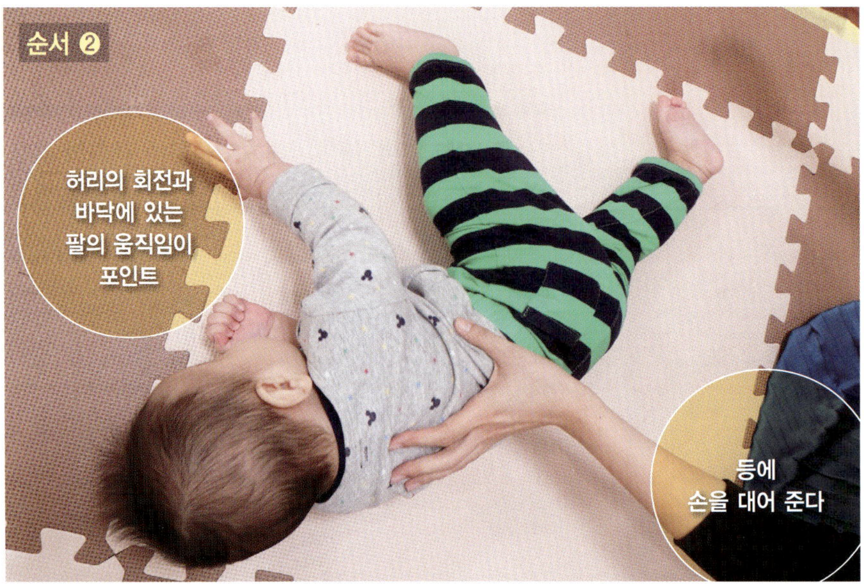
순서 ❷
허리의 회전과
바닥에 있는
팔의 움직임이
포인트
등에
손을 대어 준다

❷ 뒤집는 방향으로 몸을 움직이면 등에 손을 대어 돌아가지 않도록 받쳐 준다.

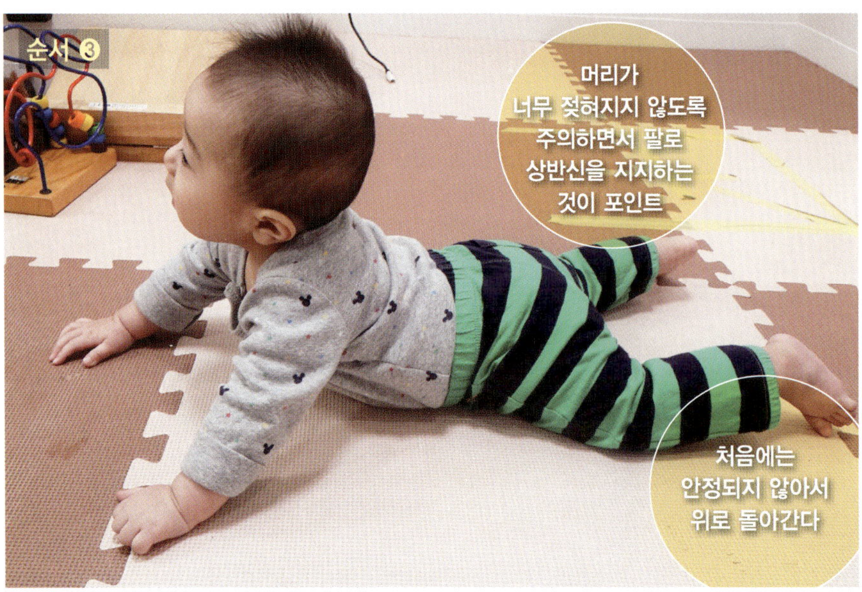
순서 ❸
머리가
너무 젖혀지지 않도록
주의하면서 팔로
상반신을 지지하는
것이 포인트
처음에는
안정되지 않아서
위로 돌아간다

❸ 엎드리기가 가능해도 안정되지 않으면 원래대로 돌아가기 때문에, 놀면서 뒤집기를 반복한다.

엎드려 놀기 지원 ❶

❶ 뒤집기는 가능하지만 몸을 지지하지 못하기 때문에 손을 앞으로 뻗지 못하는 상태. 머리를 지지할 수 없고 몸을 지지하는 힘이 안정되지 않아서, 몇 번씩 엎드린 자세가 되면서 목 훈련이 된다.

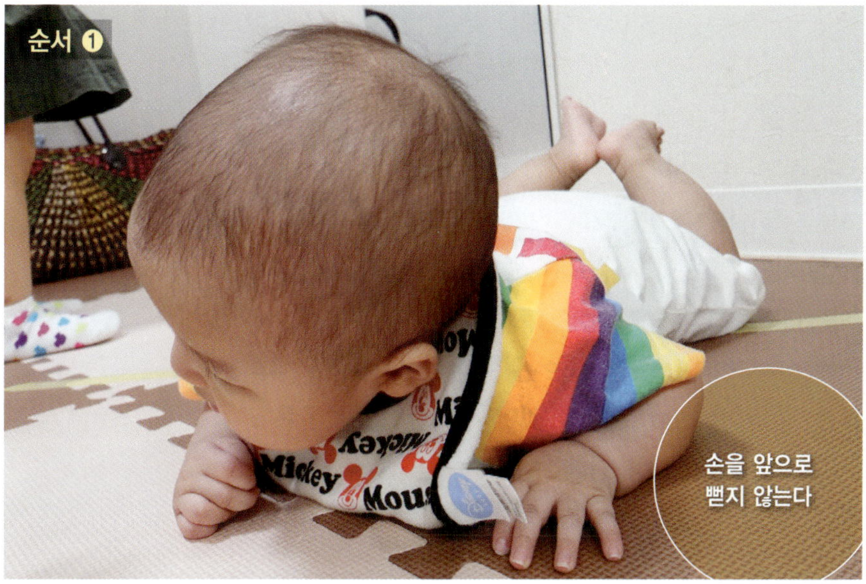

❷ 중심이 안정되도록 수건을 배 밑에 넣어서 엎드려 놀기를 도와준다. 중심이 안정되면 손이 앞으로 나가게 된다.

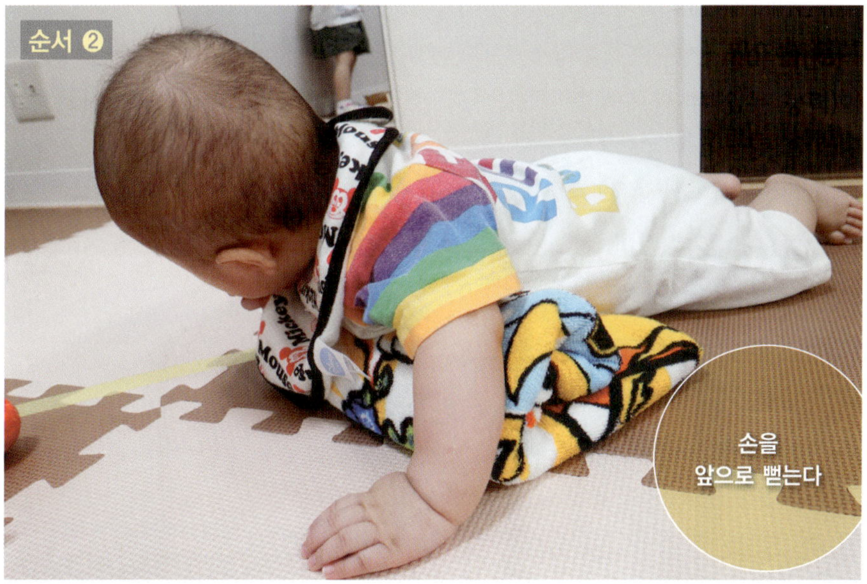
순서 ❷
손을
앞으로 뻗는다

❸ 중심의 안정에 따라 시야도 넓어지기 때문에, 엎드려 놀기가 보다 즐거워진다. 아기는 아직 안정적으로 몸을 유지할 수 없기 때문에, 뒤집기와 엎드려 놀기를 반복해서 확실히 익히게 한다.

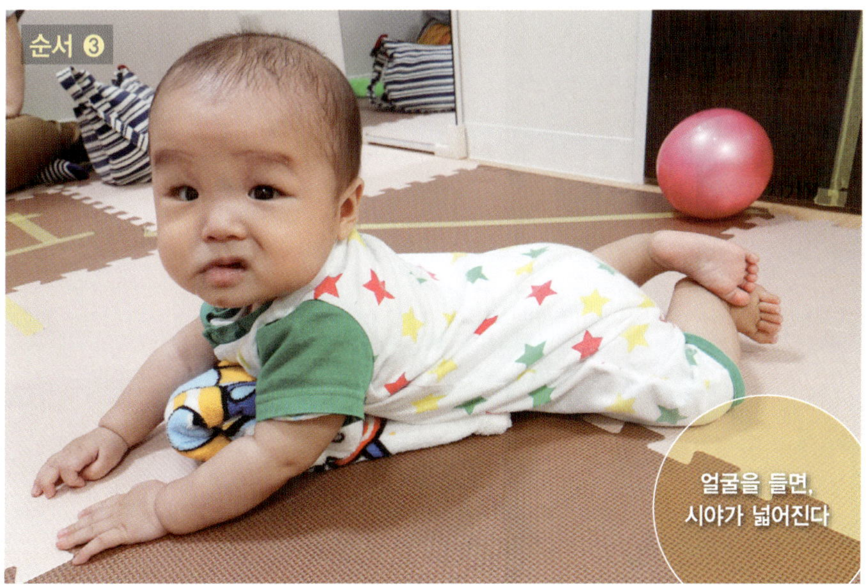
순서 ❸
얼굴을 들면,
시야가 넓어진다

엎드려 놀기 지원 ❷

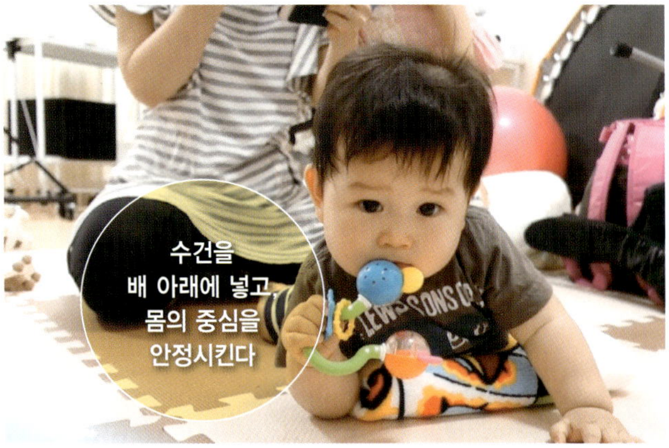
수건을
배 아래에 넣고,
몸의 중심을
안정시킨다

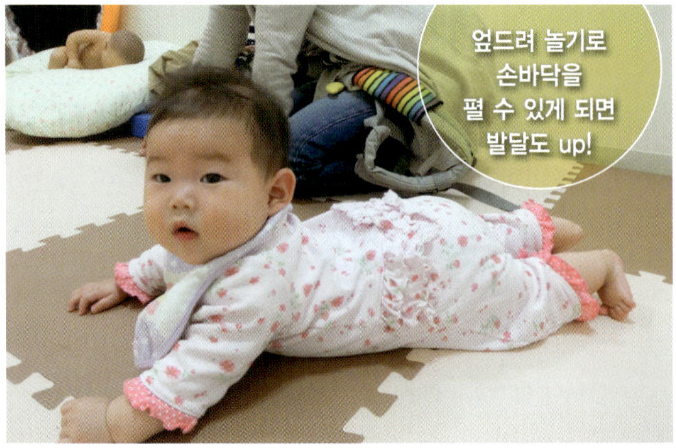
엎드려 놀기로
손바닥을
펼 수 있게 되면
발달도 up!

장난감을 손에 들고 입으로 가져가고 싶어 한다.

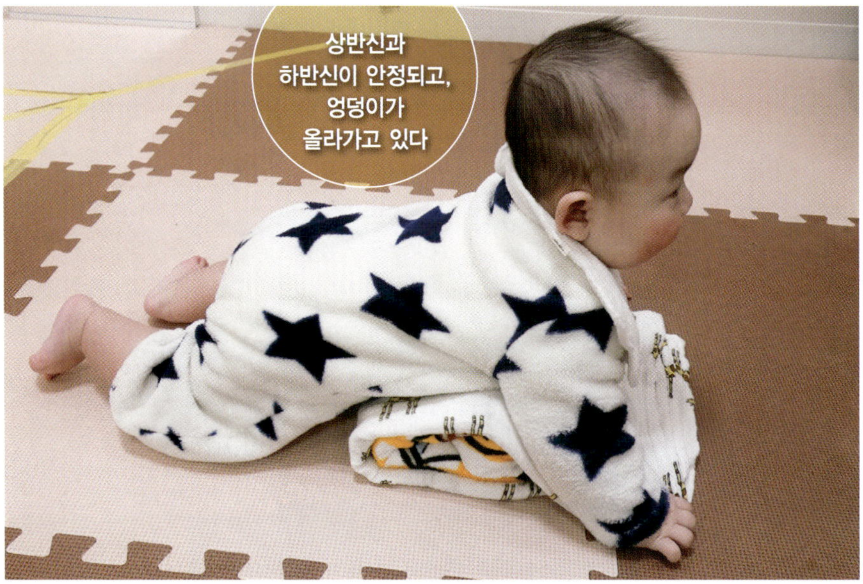
상반신과
하반신이 안정되고,
엉덩이가
올라가고 있다

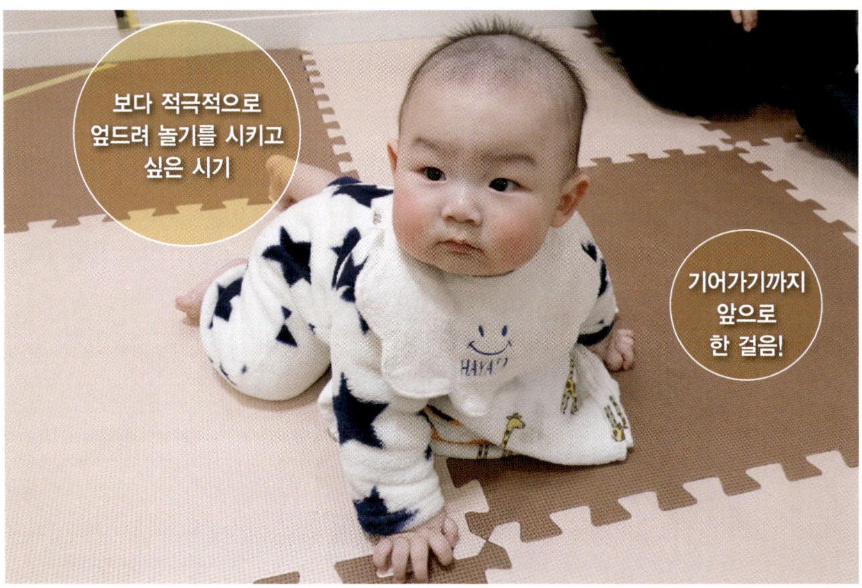
보다 적극적으로
엎드려 놀기를 시키고
싶은 시기
기어가기까지
앞으로
한 걸음!

수건을 배 아래에 넣어 주고, 엎드려 놀기를 지원한다. 몸이 안정되어 유지할 수 있게 되면 수건이 방해가 된다. 엉덩이를 흔드는 모습도 보이면 곧 기기를 한다.

지도 8 인공젖꼭지 선택 방법

지도 시기 수유 시기

현재 여러 가지 종류의 인공젖꼭지가 판매되고 있다. 일반적으로 치과에서는 씹는 힘을 중시하는 경향이 있으나, 필자는 생후 3개월 정도까지라면 입을 벌려 깊게 물고 삼킬 수 있는 것이 보다 좋다고 생각한다. 즉, 어느 정도 유연성이 있는 크기의 인공젖꼭지이다.

근력면에서 생각하면 생후 3개월 정도까지 아기는 무는 힘도 연하력도 미숙하지만, 우선은 연하력의 발육이 중요하다[31]. 악관절이 미숙한 시기에 확실히 개구를 시켜 연하하기 쉬운 것을 사용하는 것이다. 그 이후에는 무는 힘의 향상을 기대하여 딱딱한 인공젖꼭지도 좋다. 단 성장에 맞게 인공젖꼭지를 바꾸어 가는 것은 현실적으로 어렵다. 필자는 생후 3개월 이후에는 적극적으로 변경을 권유하지 않고 있다. 생후 6개월 이후가 되면 고형식으로 구강기능을 높이는 지도가 가능하기 때문이다.

여기에서는 부드러운 인공젖꼭지를 소개하겠다. 수년에 걸쳐 새로운 것이 개발되었다. 아기에게 있어 무엇이 중요한지, 또한 보호자에게 있어 가능한 한 부담이 적은 것은 무엇인지를 생각하면서 권하는 것이 좋다.

생후~3개월 (입을 벌리는 힘을 사용해야 하는 시기)	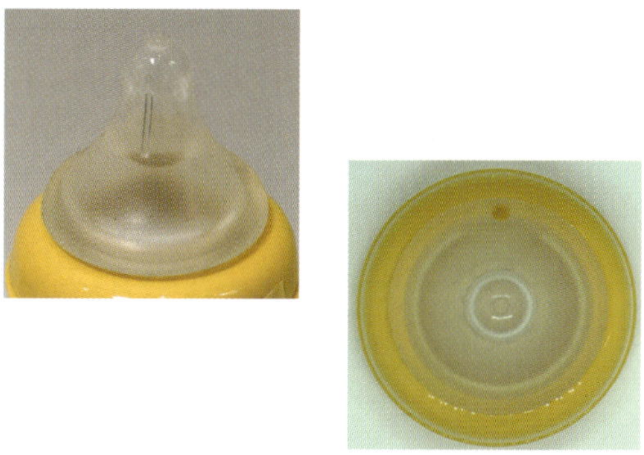	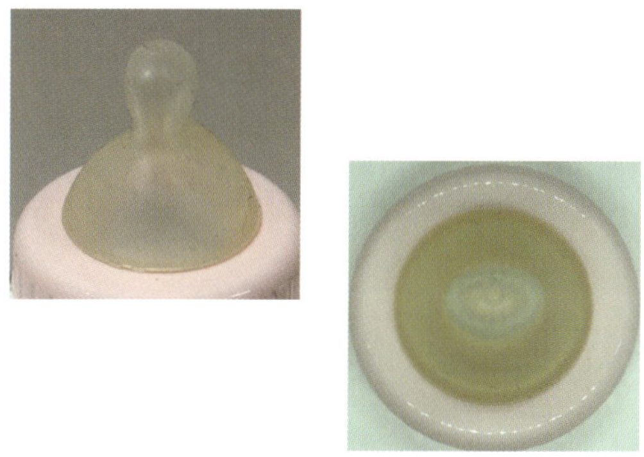
	피죤 모유실감	피죤 모유상담실/직접수유훈련용

임상의 힌트

인공젖꼭지는 '부드러운 것'과 '딱딱한 것'의 두 가지로 크게 구별할 수 있으나, 일반적으로 보호자와 산부인과, 조리원에서는 이것에 대해 아래와 같은 인식을 가지고 있다. 그래서 턱의 발육과 구강기능 향상을 목적으로 하는 아기치과에서 추천하는 것과는 차이가 있다. 그러나 어떤 경우라도 보호자를 존중하지 않으면 안 된다. 결코 강요하지 않도록 한다.

또한 기본적으로 인공젖꼭지의 선택은 산부인과와 소아과를 존중한다. 인공젖꼭지의 형상에 따라서는 분유가 나오기 어려운 것도 있다. 그것까지 생각하면, 혼합수유를 하고 있는 보호자에게는 모유의 상태까지 물어봐야 한다. 치과의 영역을 넘어서는 것일지도 모르겠다.

'부드러운' 인공젖꼭지에 대한 인식	'딱딱한' 인공젖꼭지에 대한 인식
• 일반적으로 사용됨 (혼란스러운 때에 흔히 권함) • 구멍이 크고 아기가 사용하기 쉬움 • 깨무는 훈련용으로는 선택하기 어려움 • 모유를 먹는 아기는 사용하기 쉬움	• 깨무는 훈련용으로 선택됨 • 흡철과 연하의 사용법에 의해서는 우유가 나오기 어려움 • 사용 방법에 따라서는 보호자에게 부담이 됨 • 모유와 분유의 혼합과 일시적으로 분유를 먹는 아기에게 권할 수 있음

지도 9 젖빨기 자세와 방법

지도 시기 수유 시기

모유와 분유에 관계없이 젖빨기에 있어서는 안정된 자세로, 항상 깊게 마시기(젖꼭지를 깊게 물고 마시는 것), 의식적으로 마시는 것이 바람직하다. 자세와 젖꼭지 무는 법에 대해서 지도한다. 또한 모유에 관해서는 가능하면 한쪽으로만 하지 않도록 얘기한다. 51페이지에도 쓴 것처럼, 아기가 의식적으로 젖을 먹고 있으면 '꿀꺽꿀꺽'이란 소리가 나고 후두부에 움직임이 느껴진다. 이것은 전신으로 연하를 하고 있다는 표현이다. 이러한 소리가 들리는 것과 젖빨기는 구강 발달에 중요하다는 것을 함께 설명해 준다. 우선은 연하의 달인을 목표로 한다.

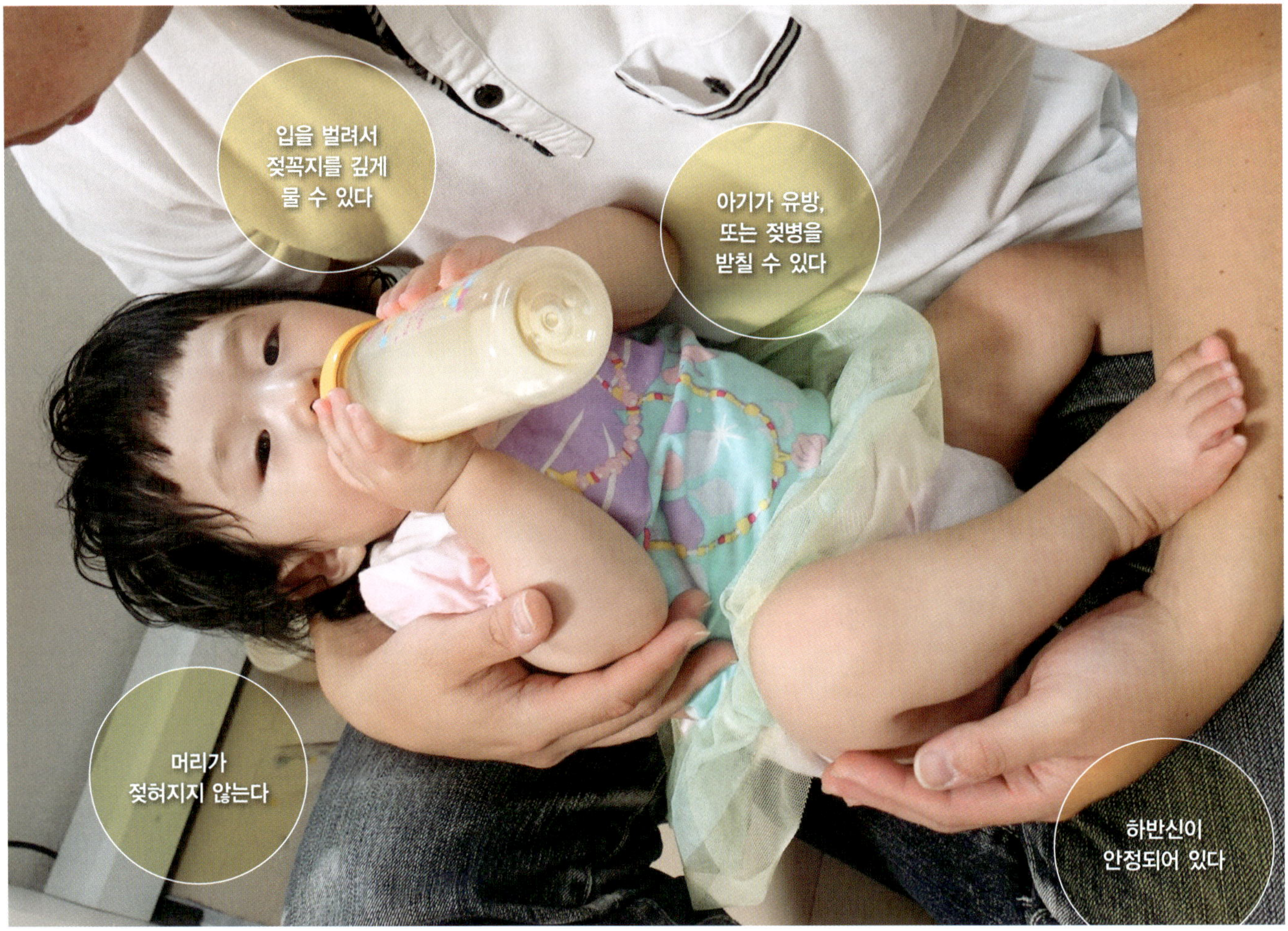
입을 벌려서
젖꼭지를 깊게
물 수 있다
아기가 유방,
또는 젖병을
받칠 수 있다
머리가
젖혀지지 않는다
하반신이
안정되어 있다

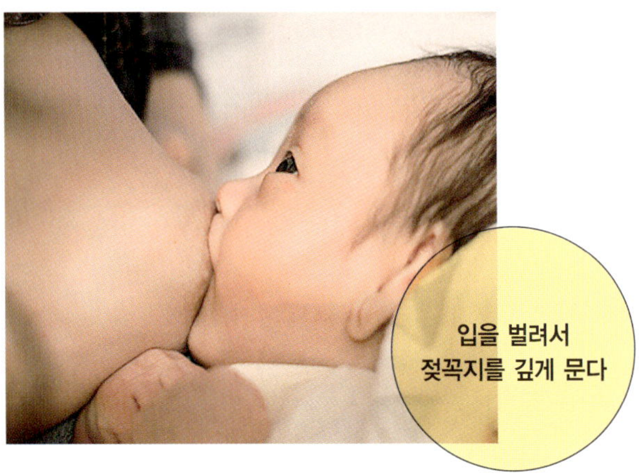
입을 벌려서
젖꼭지를 깊게 문다

임상의 힌트 젖빨기 자세는 매우 중요하다. 그것을 느껴 보기 위해 실습으로 직접 젖병을 사용해서 마셔 본다. 젖병을 드는 각도와 마시기 쉬운 각도 등에 대해 알 수 있다.

지도 10 목을 가눈 후의 자세

지도 시기 생후 4~18개월

목을 가누면 안는 것이 상당히 편해진다. 그래도 아기의 자세에는 주의가 필요하다. 목을 가눈다고 해도 아직 머리를 지지할 힘이 충분하지 않다. 특히 안은 채로 잠들 때, 아기 머리가 흔들흔들하면서 잠들기도 한다. 그럴 때는 슬링 같은 아기 띠를 이용해 머리를 지지하도록 한다.

또한 앉을 때 등이 둥글어지는 경우가 많기에, 앉는 방법에도 주의가 필요하다.

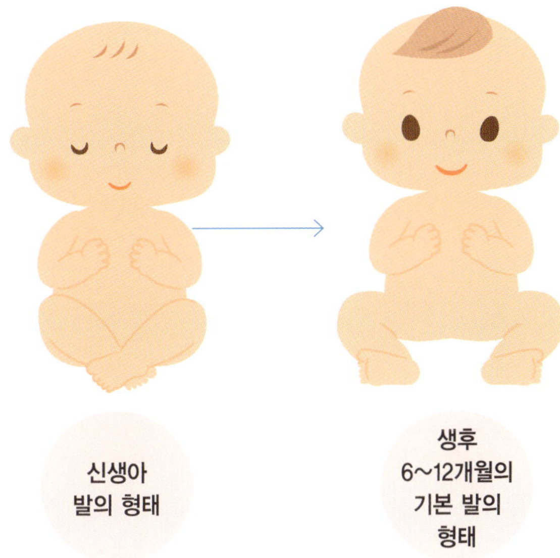

참고문헌 15에서 인용

안는 방법

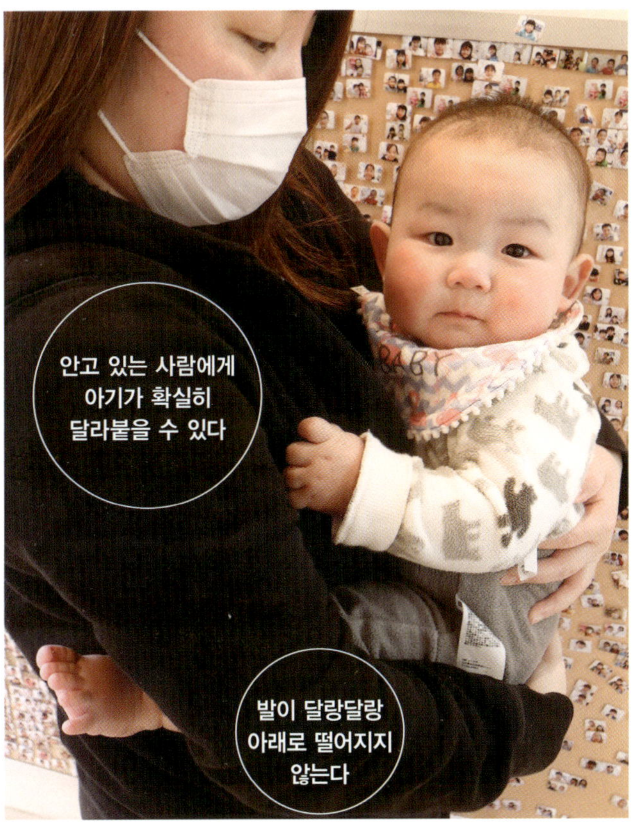
안고 있는 사람에게
아기가 확실히
달라붙을 수 있다
발이 달랑달랑
아래로 떨어지지
않는다

아기 띠를 사용해서 안는 방법

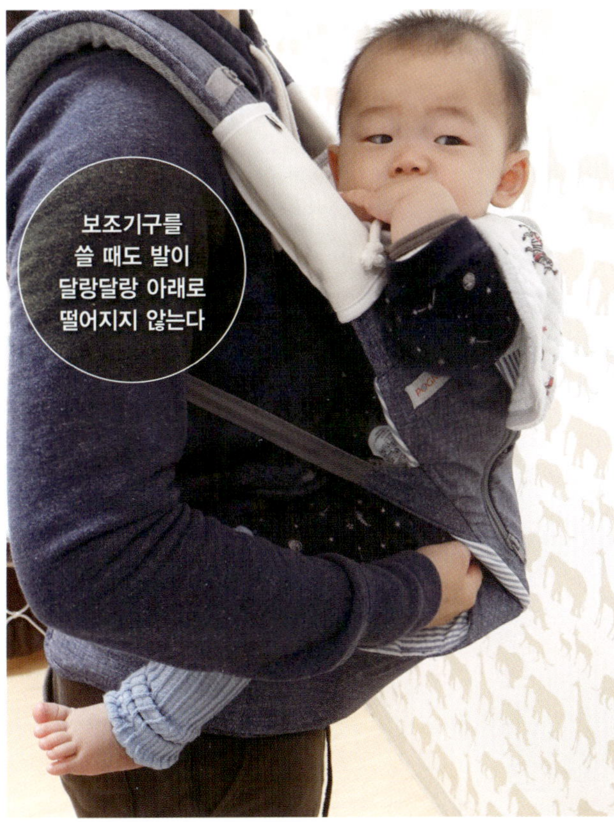
보조기구를
쓸 때도 발이
달랑달랑 아래로
떨어지지 않는다

슬링을 사용하여 안는 방법

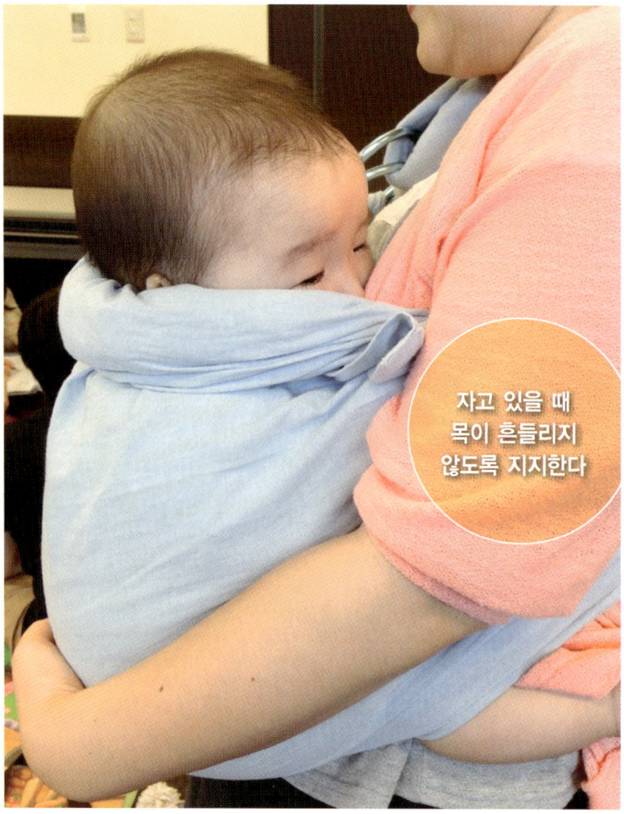
자고 있을 때
목이 흔들리지
않도록 지지한다

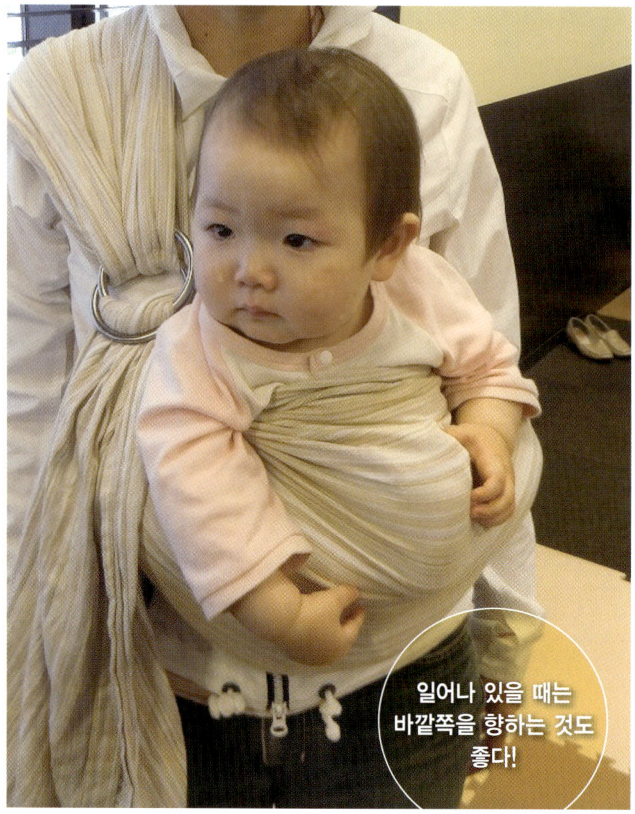
일어나 있을 때는
바깥쪽을 향하는 것도
좋다!

좋지 않은 안는 방법

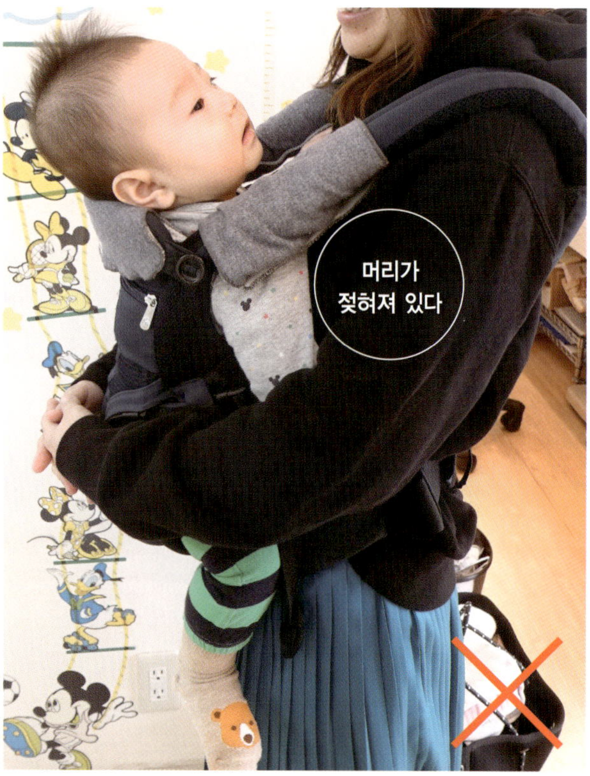
머리가
젖혀져 있다

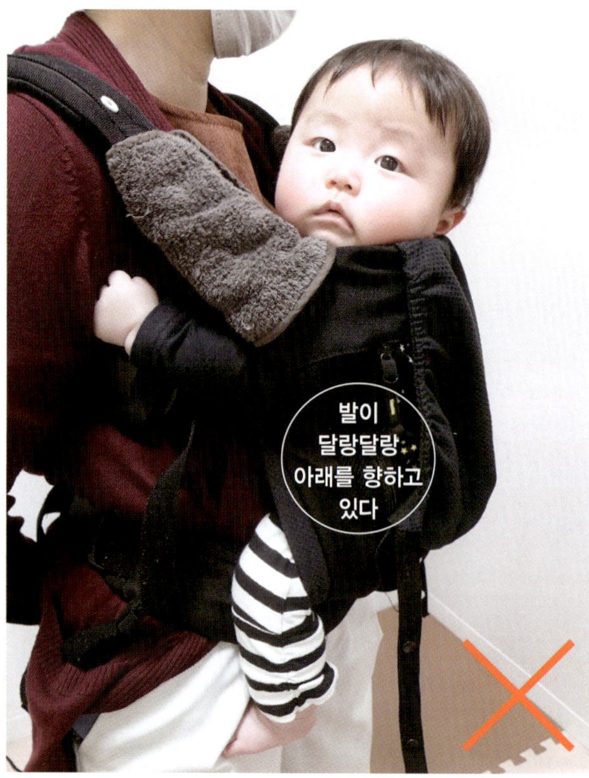
발이
달랑달랑
아래를 향하고
있다

앉는 자세(혼자 앉기)

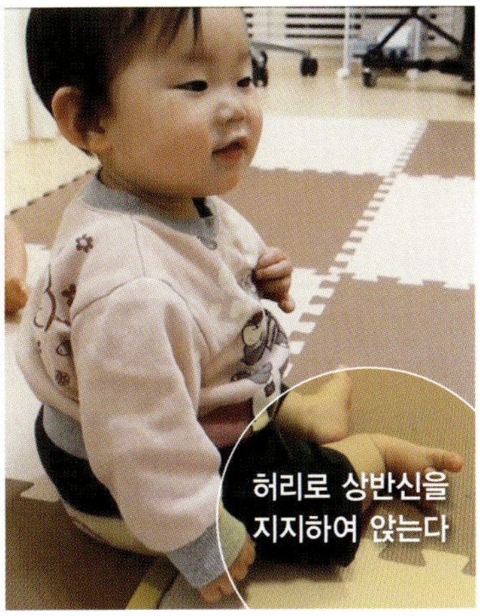
허리로 상반신을
지지하여 앉는다

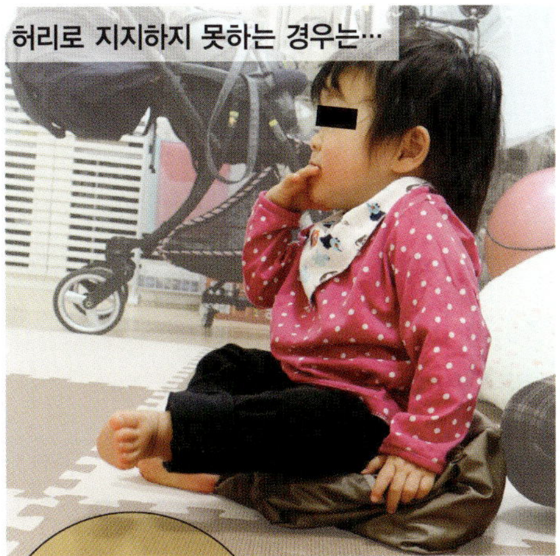
허리로 지지하지 못하는 경우는…

목욕수건을 엉덩이에 두면 등이 둥글어지지 않는다

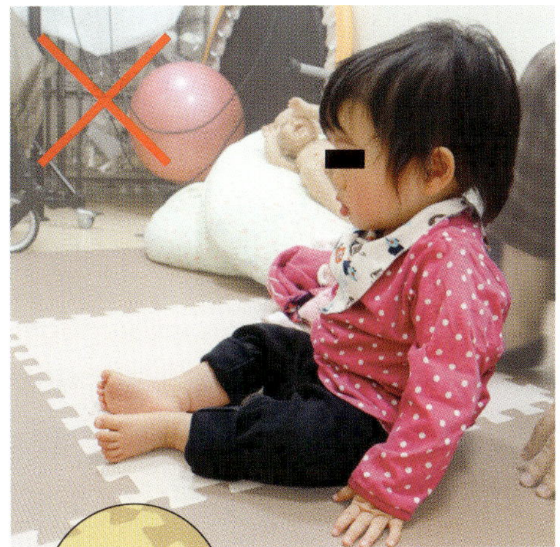

등이 둥글다

칼럼 아기의자와 보행기는 아기에게 좋지 않을까?

아기의자와 보행기를 사용하는 시기는 목을 가누고 안정된 움직임을 보이기 시작할 때 적절하다. 기어다니다가 어디론가 가 버리지 않도록, 어떤 의미로는 행동억제방법으로 사용되기도 한다. 그러나 몸이 고정되면 사람의 몸은 어떻게 될까?

예를 들어, 성인이 5~6시간 같은 자세로 앉아 있다고 하자. 몸이 고정되면 무의식중에 기지개나 스트레칭을 하게 된다. 그러나 아기는 스스로 몸의 불쾌감을 호소하는 것이 불가능하다. 무엇보다 몸이 유연해서 경직되지 않을 것처럼 보이지만, 허리나 등, 목을 만져 보면 근긴장 혹은 '뭉침'이 있다. 과학적인 데이터는 없지만, 항상 아기를 만지고 있는 조산사나 보육교사는 알 수 있다.

아기는 생후 1년 정도는 태내 환경과 비슷한 환경을 선호한다. 태내 환경에는 신체가 고정되지 않는다. 물속에 있는 것과 같은 상태, 또는 중력에 관계없이 쾌적한 상태이다. 그래서 보행기와 아기의자를 일시적으로 사용하는 것은 문제없지만, 장시간 앉혀 놓는 것은 좋지 않다고 생각한다.

단 사회적으로 요청되기 때문에 이런 상품이 팔리는 것이다. 그러나 편리한 도구란 신체의 기능 상실로 이어진다는 것을 잊어서는 안 된다.

일찍이 노리개 젖꼭지가 '엄마 도우미'라고 불리면서 꼭 필요한 용품으로 알려진 적도 있었지만, 시간이 흐르면서 사람들의 인식은 바뀌었다. 걷기에 대해 지금은 새로운 이동 수단으로서 '세그웨이(segway)'가 등장했다. 이것의 사용이 당연해지면 로코모티브 신드롬(locomotive syndrome)보다 한층 더 안 좋은 질환이 등장할지도 모른다. 필자의 경우 컴퓨터와 스마트폰 같은 편리한 기계를 활용해 원고를 쓰다 보니 한자 쓰는 법을 잊어버리기도 한다.

성장이 멈춘 성인이라면 시간을 유용하게 쓰기 위해 혹은 몸에 무리가 가지 않게 하기 위해 편리한 도구의 사용이 좋을 수 있다고 생각한다. 그러나 발육 중인 아기와 어린이들에게 편리한 도구는 발육을 저해하는 것일 수 있다고 생각해야 한다. '편리한 것이 이 아기에게 필요한 것인가?'라는 의문을 가지고, 시간과 장소에 맞는 유연한 대응을 할 수 있으면 좋겠다.

지도 11 손과 입의 발달을 촉진하는 지원책

지도 시기 생후 6~12개월

월령이 낮을 때는 먹을 것이 장난감이다. 손으로 움켜쥐는 것도 어렵고, 입으로 가져가는 것은 더 어렵다. 진료실에서 먹는 방법을 보여 줬을 때, 확실히 입으로 가져가지 못하면 훈련을 하도록 한다. 훈련에는 간편한 간식이나 장난감을 사용한다. 여기서는 진료실에서 섭취할 수 있는 간식(마른 다시마)으로 하는 방법을 소개한다.

임상의 힌트

81페이지처럼 훈련 중에 엄마가 먹고 있는 간식을 탐내는 아기도 있다. 그런 경우에는 그대로 아기에게 먹이기도 하지만, 치아우식증 감염을 신경쓰는 엄마도 있다. 사전에 치아우식증 감염에 대한 엄마의 생각을 확인해 둔다. 필자의 치아우식증 감염에 대한 생각은 84페이지 칼럼을 참조하기 바란다.

먹기(입으로 운반하기) 훈련에 활용하는 것

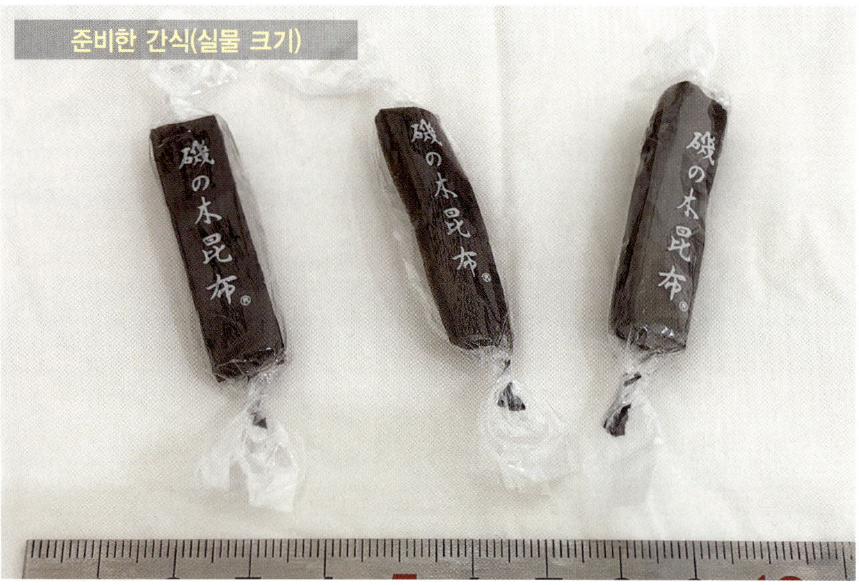

준비한 간식(실물 크기)

간식은 마른 다시마나 오징어 같은, 가볍고 삼켜 버릴 수 없는 크기로 잡기 쉬운 것을 선택한다. 누가 먹어도 맛있다고 느끼는 것이 좋다. 본원에서는 위생적인 배려로 개별 포장된 간식을 사용한다. 아기, 부모, 치과위생사용으로 3개를 준비한다.

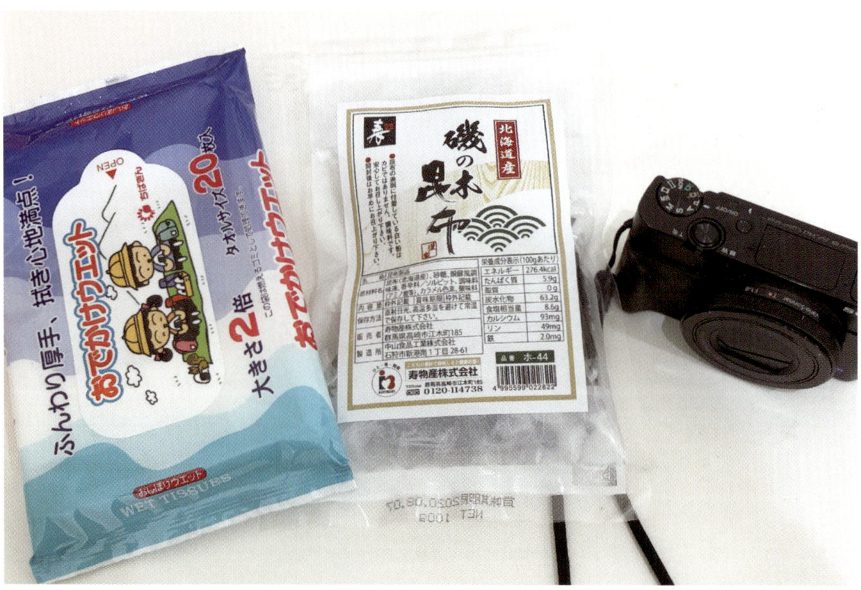

손을 닦을 물티슈와 촬영용 카메라도 준비해 둔다. 먹기 전에는 손을 물티슈로 닦거나 손을 씻는 등 가정에서와 같은 상황을 만든다. 먹고 있는 모습을 카메라로 기록해 두면, 나중에 보다 명확한 피드백을 할 수 있다.

먹기 훈련

❶ 부모가 먹는 모습을 아이에게 보여 준다. '먹어도 괜찮음', '먹는 것', '맛있는 것' 등 안심하고 맛있게 먹을 수 있는 것이라는 것을 아이들이 확인할 수 있다.

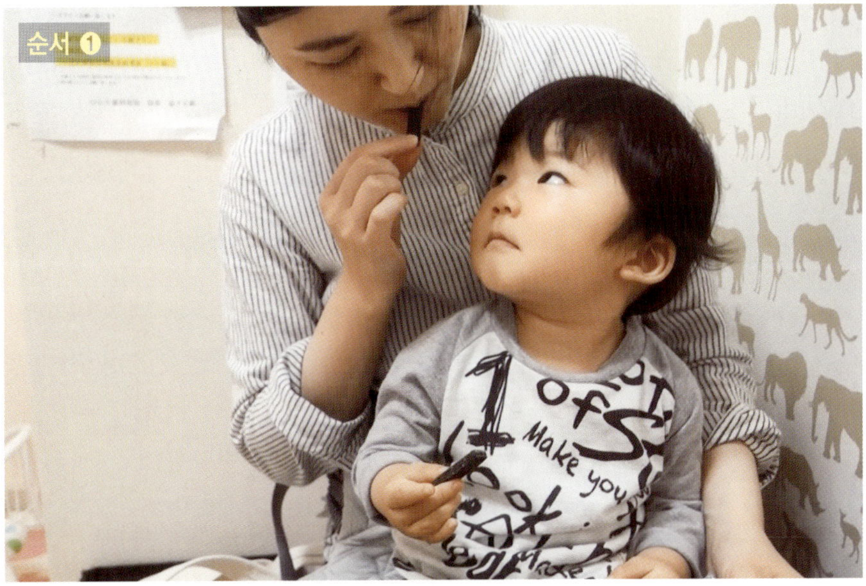

❷ 어른을 흉내내서 마른 다시마를 먹는 것을 확인한다. 손가락으로 쥐는 것이 미숙하기 때문에(미세운동 발달이 충분하지 않기 때문에), 흘리거나 잘 먹지 못하는 것을 부모가 받아들인다.

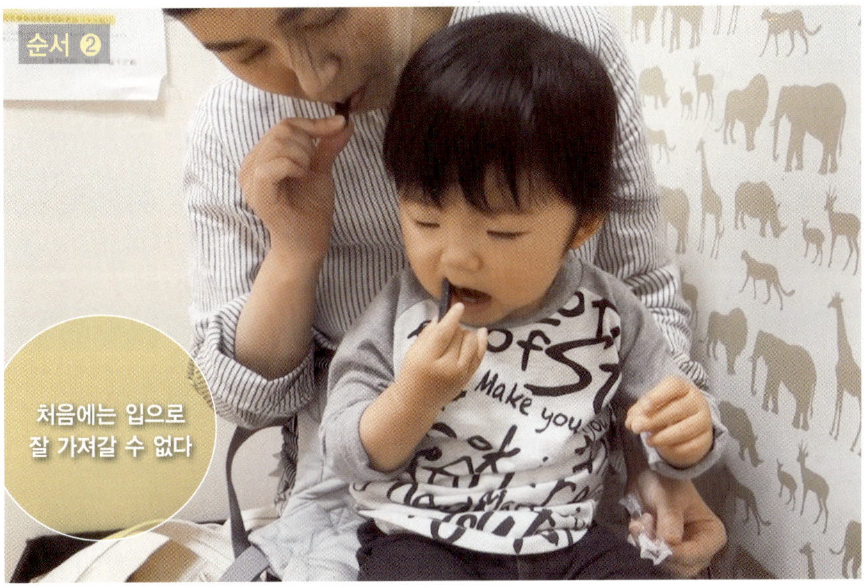
순서 ❷
처음에는 입으로
잘 가져갈 수 없다

❸ 입에 넣어서 우물우물하는 것을 부모에게 보여 준다. 손에 쥔 것을 입으로 가져가 우물우물하는 것을 반복하는 것이 중요하다. 치과에서 하기 때문에 부모가 안심한다.

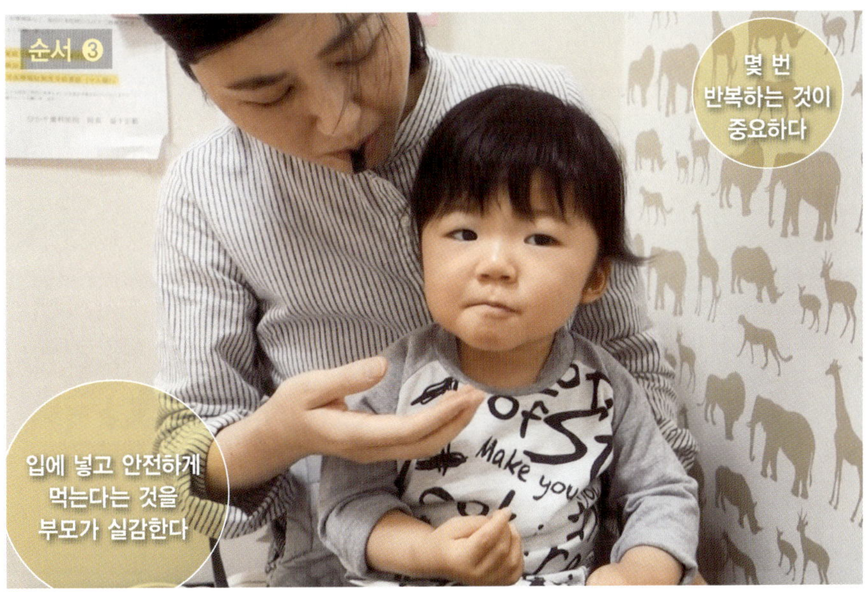
순서 ❸
몇 번
반복하는 것이
중요하다
입에 넣고 안전하게
먹는다는 것을
부모가 실감한다

가정에서 할 수 있는 훈련(안전하게 지켜보면서 시행)

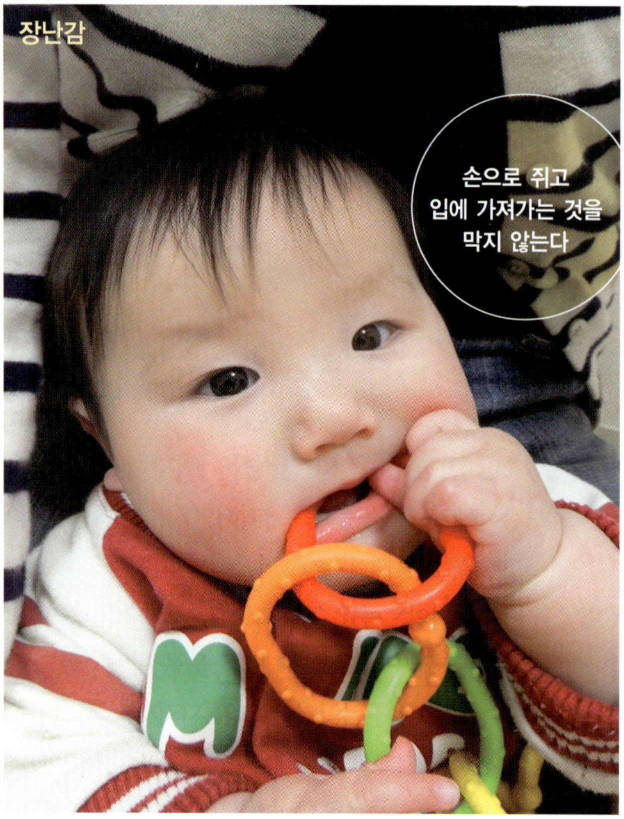
장난감
손으로 쥐고
입에 가져가는 것을
막지 않는다

손과 입의 감각이 같은 정도이기에 동물처럼 무엇이든 입으로 가져간다. 타액을 자주 삼키는 것이 중요하다.

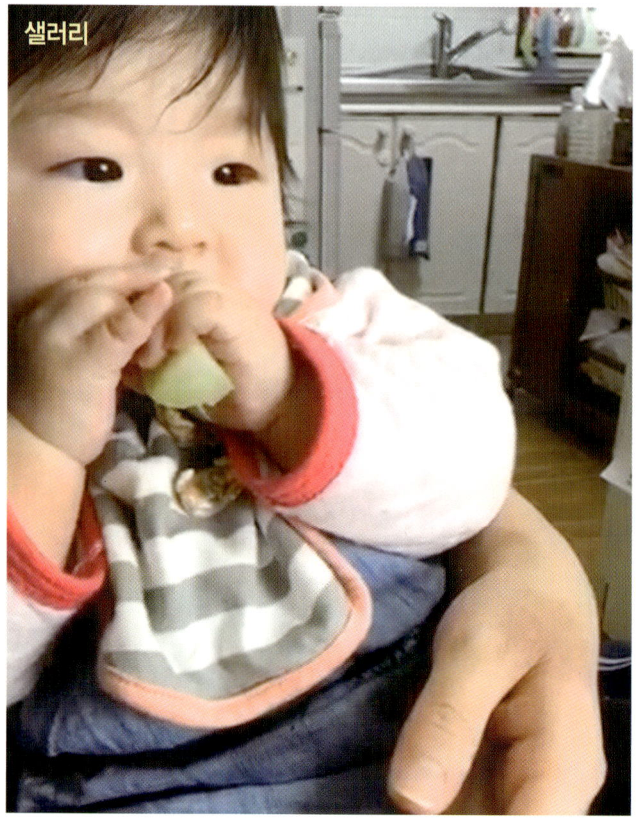
샐러리

아기가 아직 상반신을 지지하지 못하면 어른이 안아서 하반신을 안정시킨다.

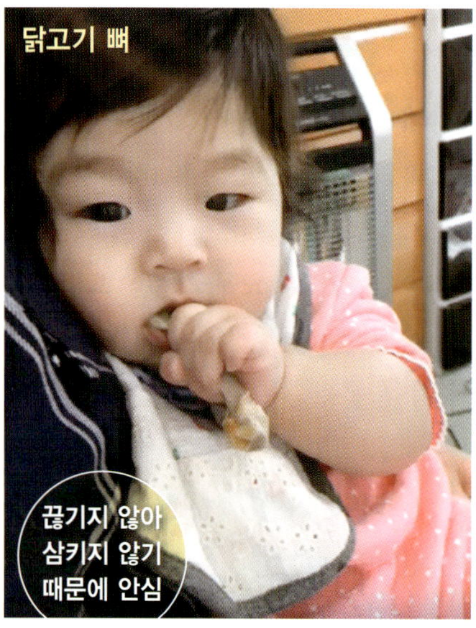
닭고기 뼈
끊기지 않아
삼키지 않기
때문에 안심

부모가 먹다 남긴 것도 식욕이 있다면 맛있게 빤다.

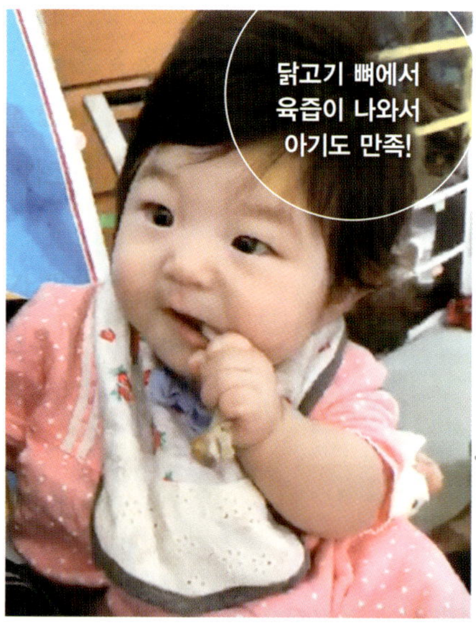
닭고기 뼈에서
육즙이 나와서
아기도 만족!

성인이 먹고 맛있는 것은 아기가 먹어도 맛있다.

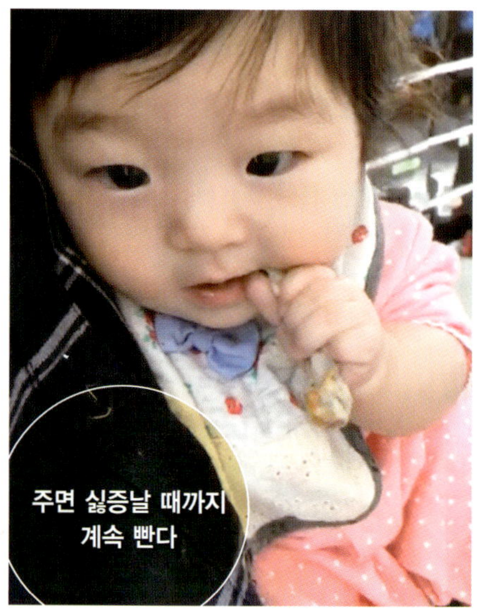
주면 싫증날 때까지
계속 빤다

열심히 빨다가 필요없어지면 홱 버린다. 자연스러운 행동이다.

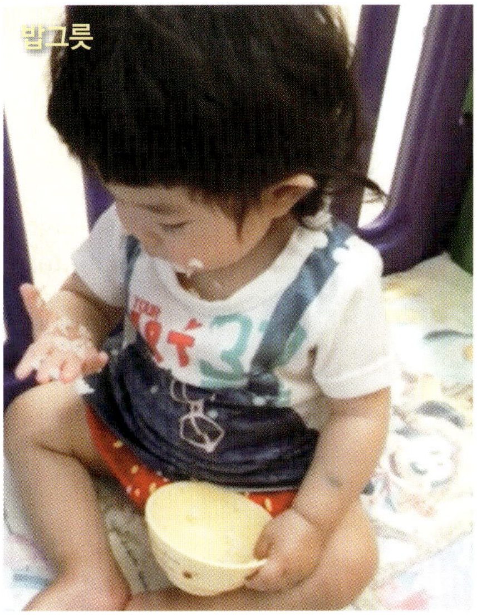

앉기가 가능하면 손으로 먹을 수 있다. 지저분하게 만지면서 먹는다.

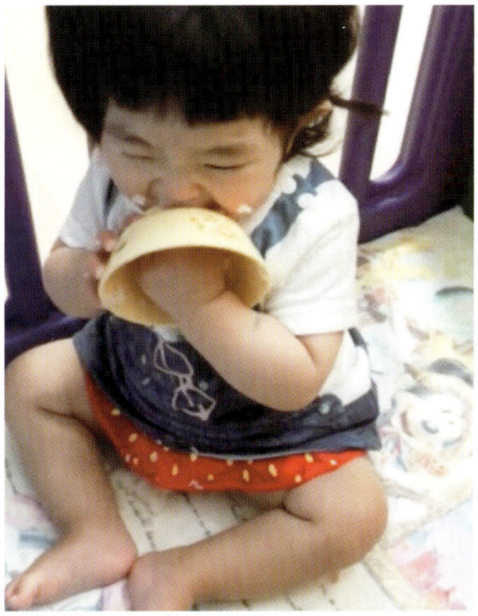

그릇이라는 인식이 없기 때문에 음식과 그릇을 구별하지 못한다.

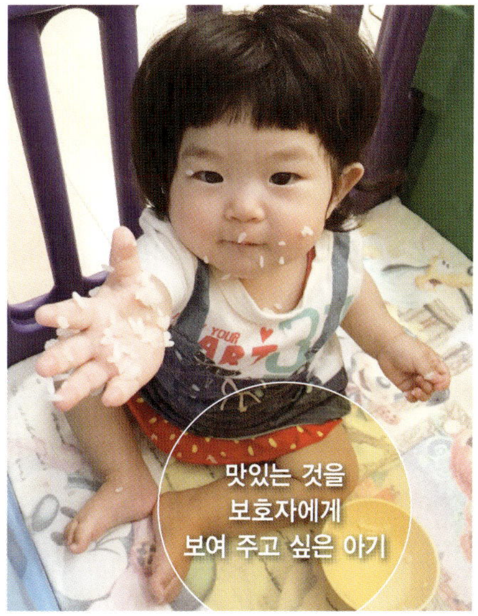

먹어서 즐겁고, 만져서 즐겁다는 신나는 자극이 가득하다.

훈련에 쓰이는 물건

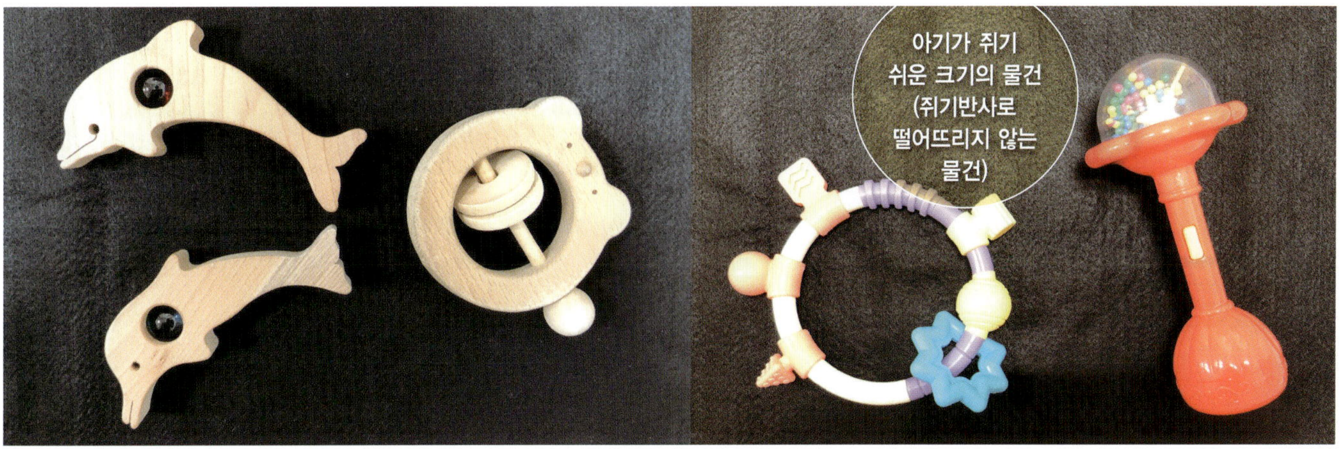

가정에 있는 장난감 중에 입의 발달에 도움을 주는 것이 많다. 아기 손으로 쥐기 쉬운 것은 자루가 있는 것이다. 손으로 쥐기 쉽다면 자연히 입으로 가져가기 쉽다.

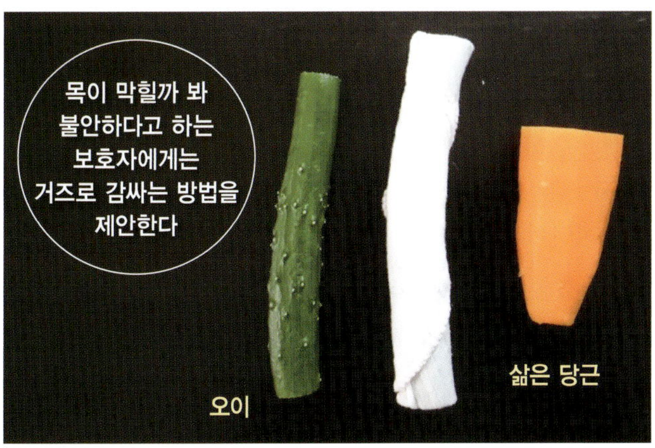

당근과 우엉 같은 맛이 있는 재료를 베어먹게 한다. '먹는 것' 이전에 '확실히 삼키는 것'이 중요하다.

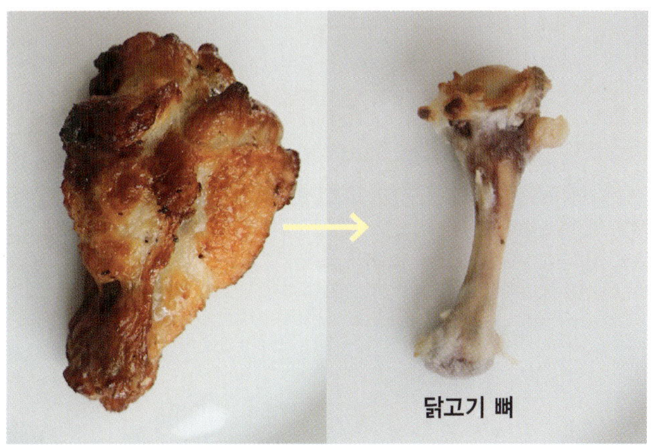

고기 부분은 보호자가 먹는다.

지도 12 이유식에 대해 불안해하는 보호자에 대한 대응

지도 시기 생후 6~12개월

보호자가 이유식(고형식)을 망설이는 이유의 하나는 질식에 대한 불안 때문이다. 확실히 연하하지 못할 때는 잘못 삼킬 위험성이 있기 때문에, 젖빨기의 중요성과 방법을 알려 주고 잘 삼키게 된 다음에 이유식을 개시한다.

아무리 주의해도 질식 사고는 일어난다[32]. 사고를 회피하고 도전하지 않는 것보다, 사고가 일어나더라도 신속하게 대응할 수 있는 지식과 기술을 가져야 한다. 치과의사가 그런 준비가 충분하다는 것을 알리고 안심시키기를 바란다.

고형물을 입에 넣고 베어먹거나 핥는 것은 구강발육에 매우 중요하나, 능숙하게 연하(삼키는 것)할 수 있다는 것이 대전제이다. 즉, 먹기 전에 삼키는 것이 중요하다.

칼럼 뮤탄스균의 수직감염에 대해서

이유식에서 중요한 것은 '먹어도 괜찮음', '먹는 것', '맛있는 것'을 아이들에게 확인시켜 주는 것이다. 따라서 보호자가 아기 앞에서 이유식을 먹어 보이는 것이 중요하다. 아기가 어떤 것을 먹는지와 맛을 알 수 있다. 식재료의 단단함도 느낄 수 있다. 숟가락으로 눌러서 단단함을 알 수도 있지만, 씹는 감촉은 실제로 먹지 않으면 알 수 없다. 또한 입에 대면 아이들이 먹기에 좋은 음식인지 아닌지, 무의식적으로 판단할 수 있다. 게다가 부모가 먹는 모습을 본 아이들의 식욕도 증가한다.

그런데 일반적으로 많은 보호자는 먼저 먹어 보기보다는 보호자의 식사와 아기의 식사를 분리한다. 이유식 교실과 엄마 교실에서 엄마가 먼저 먹는 것을 볼 수 없다. 또한 한번 입에 넣은 것을 아기에게 주는 경우가 거의 없다. 많은 보호자가 수직감염을 우려해서 입으로 으깨어 주지 않는 것 같다.

옛날에는 부모가 씹은 것을 입에서 꺼내서 아이에게 주었다. 눈으로 보는 것보다 정확하게 아이에게 맞게 적절한 상태로 씹어 주었다. 실제로는 매우 합리적이고 중요한 것이다.

우선 부모 타액에 젖은 음식물은 아기가 삼키기 쉬운 최적의 음식물이 된다. 부모의 타액에는 면역인자같이 중요한 것이 많이 포함되어 있다. 뮤탄스균 등이 포함되어 있을 가능성도 있지만, 그 이상으로 중요한 균이 많이 포함되어 있다[33].

인류 역사상, 구강세균총과 장내세균총은 계승되어 왔다. 수만, 수십만 년 동안 이어져 온 것이다. 그 중에는 뮤탄스균과 혐기성 치주균 같은 것도 있다. 수직감염에 대해서 우려하여 문제를 일으키는 균을 옮기지 않는 대신, 다른 중요한 것도 옮겨지지 않을 수 있다. 실제로 최근에 타액을 옮긴 경우와 옮기지 않은 경우 알레르기 발병률에 차이가 있다는 보고가 있다[34-36].

아이들의 상황에 맞게 씹어서 아이들의 입에 넣어 주는 것은 이유기에는 매우 자연스러운 과정인 것 같다. 아기에게 중요한 씹어 주는 것을 하지 않기보다는, 안심하고 씹어줄 수 있도록 '보호자의 입을 깨끗하게 하는 것이 중요하다'라고 주장하는 것이 좋을지도 모르겠다.

지도 13 두개변형(좌우 비대칭)에 대한 대응

지도 시기 생후 0~12개월

두개변형은 시대를 불문하고 보고되고 있지만, 그 문제점에 대해 자세하게 서술된 것은 없다. 최근에는 '도수요법'과 '헬멧요법'으로 개선된 증례가 있다[18,37,38]. 두개변형은 골격 전체에 문제가 있거나 측두골과 후두골을 통해 상악골에 영향을 미칠 가능성도 부정할 수 없다.

본원에서는 두개변형과 안모 좌우 비대칭이 보이면 치료를 희망하는 경우 (1) 도수요법(63페이지 참조), (2) 전문적인 도수요법(치료원 소개), (3) 헬멧요법(병원 소개)을 설명하고 보호자에게 선택하게 한다. 후두골과 측두골을 통해 상악골에 영향이 미치지 않도록 본원에서는 도수요법(보호자가 할 수 있는 것)과 베이비마사지 등을 적극적으로 시행하도록 권하고 있다.

헬멧요법으로 두개변형이 양호해진 경우

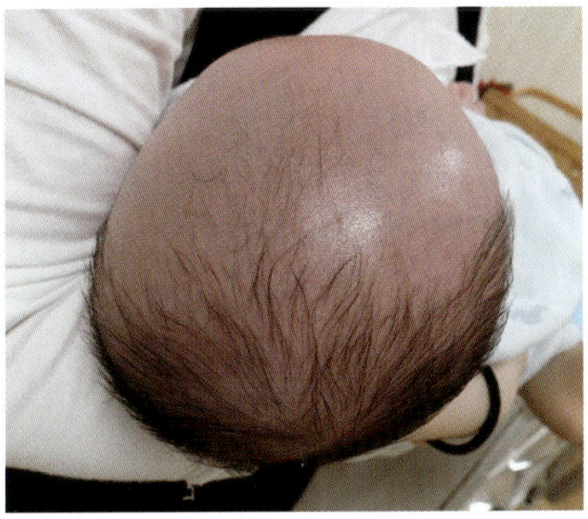
생후 1개월

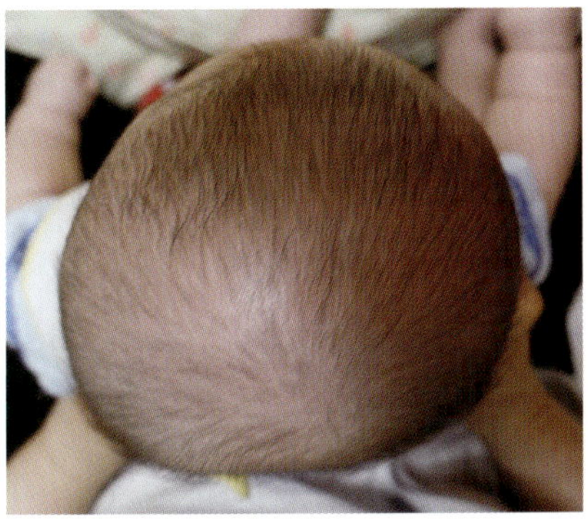
생후 3개월

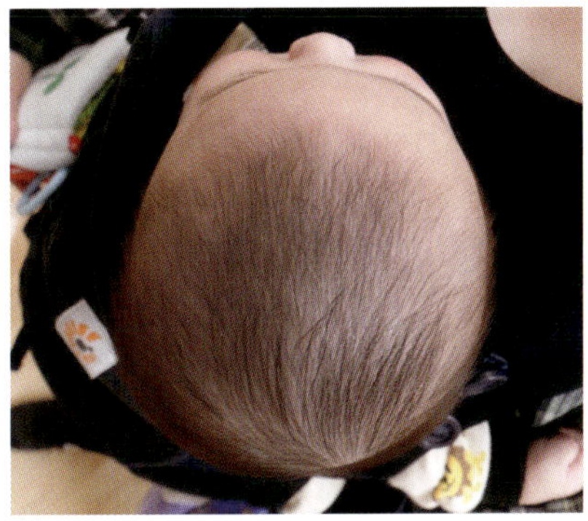
생후 6개월

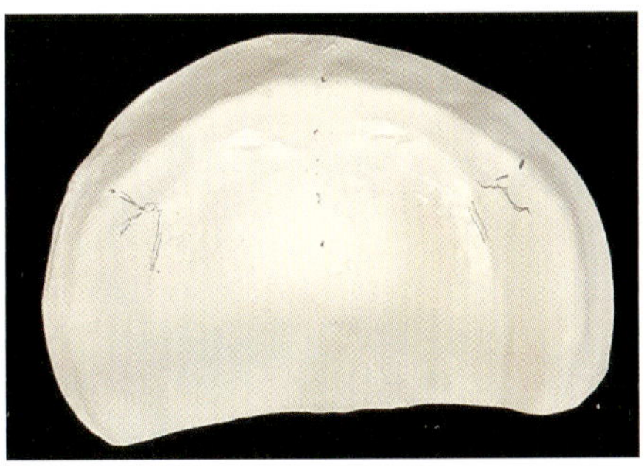
생후 1개월

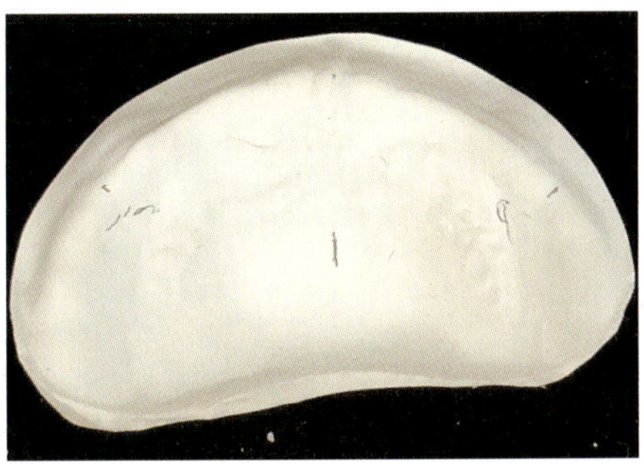
생후 3개월

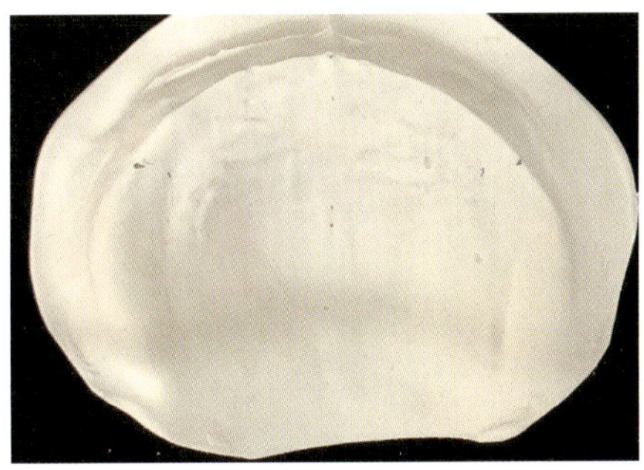
생후 7개월

좌·우 왜곡이 경감하고, 좌우대칭이 된 것을 모형으로 확인할 수 있다. 사진과 광학 스캔에서도 헬멧요법 전·후에 두부 형태가 변화하고 있는 것을 알 수 있다.

광학 스캐너로 데이터화된 두개 형태
(머리 위에서 본 모습)

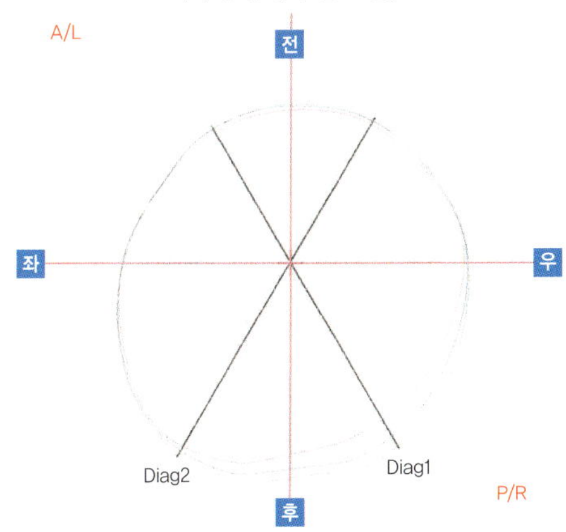

지도 14 저체중아에 대한 대응

지도 시기 생후 0~12개월

저체중 출생아는 2,500g 미만으로 태어난 아기이다. 체중이 더 낮은 극소저체중 출생아(1,500g 미만으로 출생)와 초극소저체중 출생아(1,000g 미만으로 출생)는 정상 체중아에 비해 골격의 성장이 늦고, 실제로 악골도 작다고 알려져 있다[5–8]. 그 때문에 출생 전 구강 발달에 대한 지원을 적극적으로 시행할 필요가 있다. 재활훈련(선천성 또는 유아기 장애아를 대상으로 하는 사회 복귀훈련)으로 정상분만아와 같거나 그보다 나은 구강기능을 획득하기 바라고 있다. 아기의 실제 월령이 아닌 교정월령(교정연령, corrected age: 원래 출산예정일을 기점으로 한 월령)에 맞게 조직한다. 대응은 빠르면 빠를수록 좋다. 단 부모는 저체중 출생아라는 것을 신경쓰고 있기 때문에, 전달할 내용과 단어에 주의한다.

저체중 출생아(995g: 초극소저체중 출생아)였지만, 건전한 구강기능을 획득한 경우

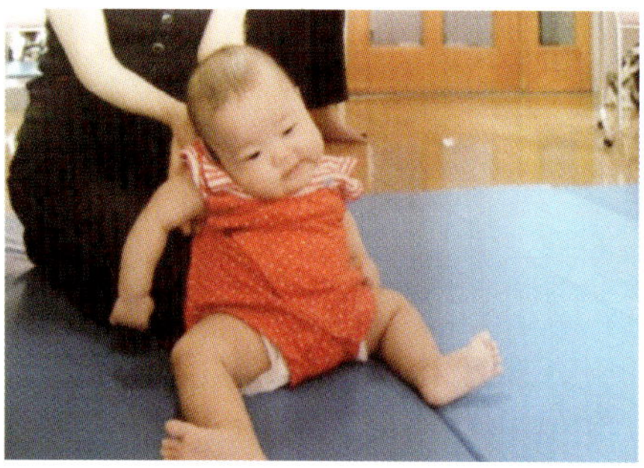
생후 5개월

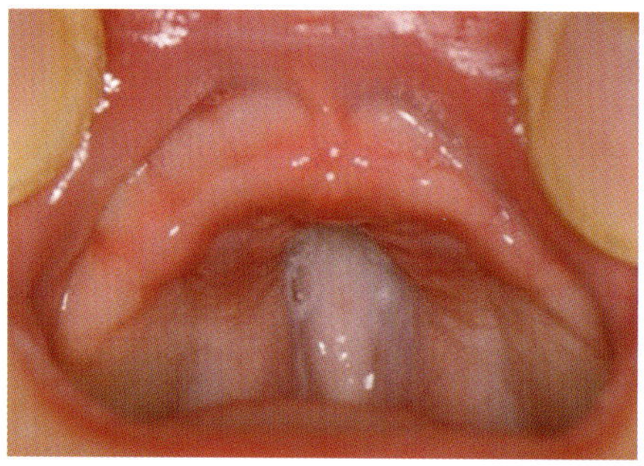
생후 4개월

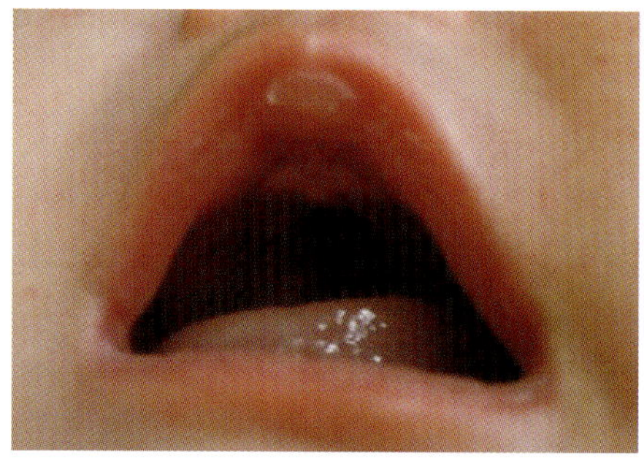
생후 4개월

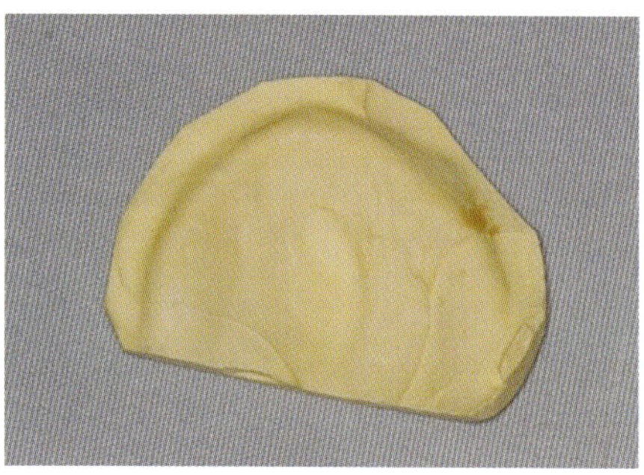
생후 5개월

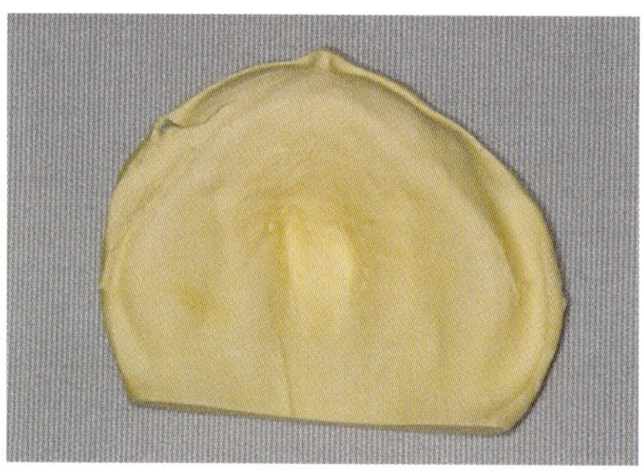
생후 8개월

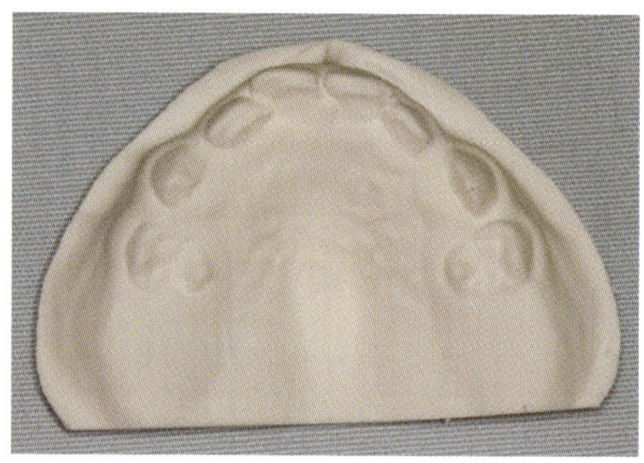
생후 1년 9개월

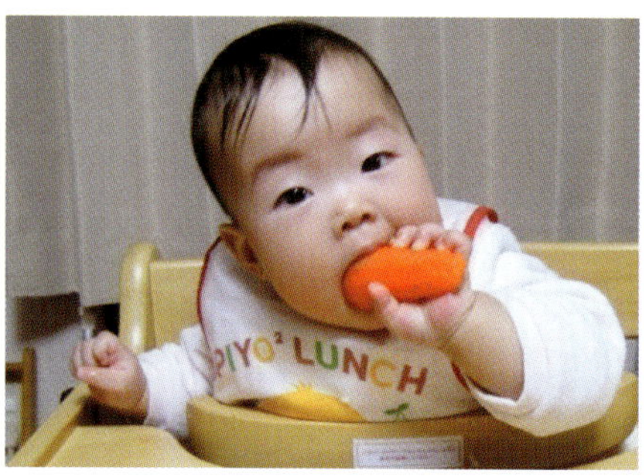
생후 5개월

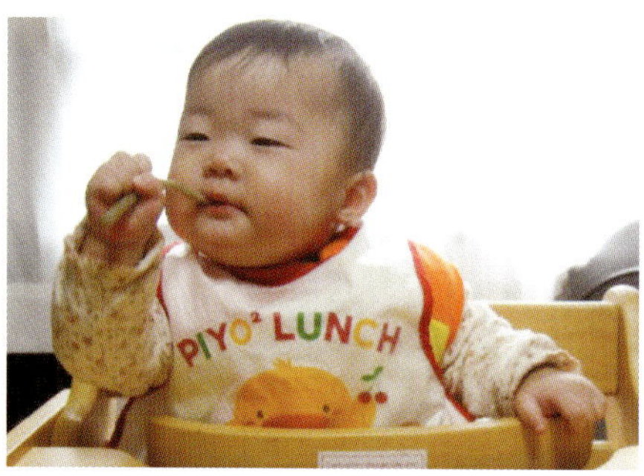
생후 9개월

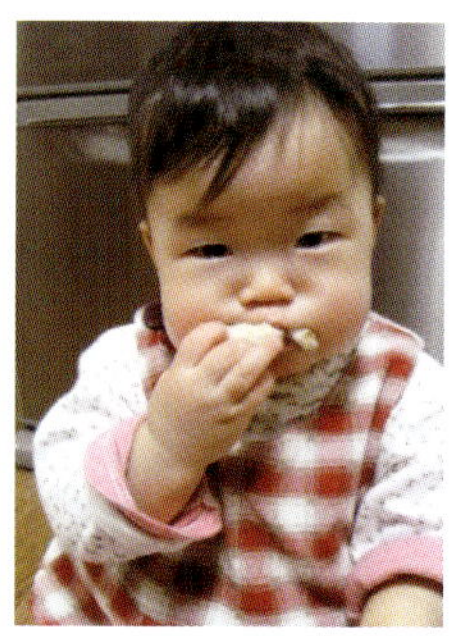
생후 1년 2개월

긴 어묵이나 삶은 당근, 우엉 등을 움켜쥐고 몸을 사용하는 방법을 알고, 구강기능을 획득하고 있다. 구강 형태가 반드시 이상적이어야 하는 것은 아니지만, 구강기능과 신체발달 면에서 따라잡는 것이 중요하다.

칼럼

손가락 빨기에 대해서

아기치과에서는 손가락 빨기 상담 요청을 자주 받는다. 필자는 유아기 손가락 빨기를 강제로 중지시키기보다는 두고 보는 편이 좋다고 생각한다. 반복되는 것이지만, 생후 6~12개월 정도까지는 모친의 뱃속에 있던 태아기와 같다고 생각하는 것이 중요하다. 뱃속에서 손가락 빨기를 한다면, 손가락 빨기에는 나름의 의미가 있는 것이다.

출생 직후 아기는 입과 손의 감각이 매우 예민하다. 그 시기는 입과 손으로 뇌에 전해지는 자극이 많기 때문에 감각기관으로서의 역할도 매우 중요하다. 반대로 손가락 빨기를 중지시키려고 해도 헛수고로 끝날 수도 있다. 성인이 지식을 얻기 위해 책을 읽거나 심심풀이로 게임을 하거나 스마트폰을 하는 것처럼 아기도 자신의 손가락 감각을 느끼려고 손가락 빨기를 하거나 손장난을 하는 것이다(때에 따라 2, 3개 혹은 손을!). 아기에게 있어 손가락 빨기를 하는 것은 매력적인 뇌의 자극이다. 또한 월령이 낮은 아기는 자신의 손을 자신의 것이라고 아직 인지하지 못하기 때문에, 손가락 빨기를 계속하는 것으로 자신의 손가락과 손이 자신의 몸의 일부라는 것을 인식하게 된다. 인식하기까지 확실히 빠는 것이 필요하며 의미가 있는 것이다. 반대로 어떤 이유에서 손을 덮어 버리는 것은 감각을 얻는 것을 방해하게 된다.

그렇다고 해도 '말릴지, 말리지 않을지'를 판단하는 것은 보호자이다.

칼럼

구강에 가득 밀어넣는 아기는 괜찮을까?

생후 6~9개월 정도가 되면, 무엇이든 손으로 집어서 입으로 가져가게 된다. 본능적인 식욕의 표현이고, 매우 기쁜 일이다. 이것은 배가 부르다는 쾌감을 아기가 얻기 위해서 매우 중요한 것이다. 한편으로는 목이 막히지 않을까 걱정하는 보호자도 있다. 여기서 우선적인 것은 먹고 싶다는 식욕이다. 그 욕구를 어른이 규제함으로써, 이어지는 신체의 사용법을 억제해 버리지 않도록 주의해야 한다.

손으로 쥐고 입으로 가져가는 행위는 협응 운동이며, 먹는 행위에 따른 발달단계 상승이 가능하다. 그래서 입에 머금은 음식물을 와구와구 깨무는 것으로 충분한 타액이 나오고, 그 타액을 삼키는 것이 연하훈련으로 이어지는 것이다.

또한 원시반사가 소실되고 의식적으로 연하를 하는 시기부터 보다 복잡한 움직임이 요구된다[31]. 일정한 수의 연하를 함으로써 아기는 능숙하게 연하하게 된다. 입에 가득 밀어넣는 경우에도 타액과 섞어 확실히 삼킬 수 있다. 그러나 연하에 능숙해지기 전까지는 삼키지 못하면 '퉤-'하고 내뱉게 된다.

본원에서는 이유식 시기에 연하훈련이 부족하다면, 80페이지에 있는 훈련을 지도하고 있다. 이러한 훈련을 하면 베어먹는 것이 가능해진다. 그래서 크게 베어 물고 능숙하게 씹고 부수지 않고 삼키지 않는 경우는 '삼키기 어렵다=씹고 부수지 않으면 안 된다'라고 인식해서, '작게 베어 물면 삼켜진다→그래서 더욱더 빨리 많이 먹고 싶다'라는 사고로 이어진다. 그 과정에서 자신이 먹고 싶도록 먹을 수 있는 정도의 적당한 양을 기억하게 된다. 그러므로 생후 6~9개월경 아기가 입에 밀어넣는 것은 나쁜 식사방식이 아니라, '입안 가득 입에 넣는 시기'라고 생각하면 되지 않을까 한다.

목이 막히지 않을까 하는 불안에서 작게 자른 음식물과 유동식 같은 이유식이 필요하다는 것도 하나의 사고방식이지만, 아기의 먹는 능력을 높여 주는 것이 이유식에서 중요한 점이다[39]. 항상 목이 막히지 않도록 어른이 지켜보는 것, 그리고 응급상황을 위한 지식을 갖추는 것이 중요하다.

아기치과의 내용 ⑩

기타 주의사항

아기치과 내용 중에는 보호자의 인식과 다른 것이 많을 수 있다. 그래도 보호자에게 강요하거나 보호자의 생각과 행동을 부정할 필요는 없다. 어려운 상황에 있는 보호자의 기분을 부정하는 것은 열심히 아이를 키우고 있다는 자존심을 손상시킬 수 있으며, 그 존재를 부정하는 것이 될지도 모른다. 가정의 육아방침에 관여하는 것은 책임이 따르는 일이다. 지도에 주의할 사항을 다음에 열거하였다.

주의사항 ❶

영양소의 지도를 우선하지 않는다

아기치과의 임상에서 주로 접근하는 것은 '먹는 방법'이다. 식사 형태에 대해서는 지도하지만, 어떠한 영양을 섭취하는지에 대해서는 우선은 필요하지 않다고 생각한다. 아기는 본능적으로 행동하면서 기본적으로 시큼한 것은 썩은 것이고, 쓴 것은 독이 있다는 등 본능적으로 피하는 능력을 갖추어 간다고 할 수 있다. 물론 영양학적으로 바른지 아닌지를 전문가에게 물어볼 수 있으나, 이 단계에서는 영양소에 대해 언급할 필요는 없는 것 같다.

주의사항 ❷

보호자의 기분을 배려한 지도를 한다

아이의 식사에 차와 물을 준비하는 가정이 많다. 치과에서는 씹지 않고 후루룩 먹는 것을 피했으면 하지만, 보호자는 '목이 메면 위험하다'고 생각하는 것 같다. 그렇기 때문에 "식사 중에 음식을 물로 삼키지 않도록 주의하세요."라고 하면서, 구강기능발달을 위해 왜 후루룩 먹기가 추천되지 않는지를 설명한다.

주의사항 ❸

각 가정의 방침을 존중하는 것도 중요하다

보호자에 따라서는 아기치과 지도를 받아들일 수 없을 수도 있다. 예를 들어, 손으로 먹는 것이다. 식욕이 몸과 구강발육에 중요하다고 해도, 엎지르거나 어지럽히는 것을 싫어하는 보호자도 있다. 그것은 가정의 육아방침이다. 만약 손으로 먹는 것을 권유하고 싶다면, 원내에서 먹여 보는 등 같이 실천해 보도록 하는 게 좋다.

주의사항 ❹

권장되지 않는 것을 사용해도 부정하지 않는다

외출 시 들고 다니기 좋고, 엎지르지 않는다는 이유로 빨대 컵을 사용하는 보호자가 많다. '빨아들여서 삼키기'를 하기 때문에 부정적인 견해를 보이는 전문가도 있으나, 이렇게 얘기했을 때 중요한 것이 전달되지 않고 반발을 겪는 경우도 있다. 육아에 미숙한 보호자도 있게 마련이다. 지적과 강요 대신 정보를 제공하는 것이 좋다고 생각한다.

주의사항 ⑤

보상으로 동기부여를 하고 있어도 부정하지 않는다

아이들이 '먹고 싶지 않다'고 하는 경우 '밥을 먹으면 과자를 먹어도 좋아'라고 동기부여를 하는 일이 많다. 어떤 것을 하는 것으로 보상을 받게 되면, 사람은 적극적으로 행동한다. 칭찬도 보상의 하나이다. 이러한 '외적인 동기부여'는 식사에서는 잘 권장되지 않는다. 식사가 보상을 위한 수단이 되기 때문이다. 그러나 일상 속에서 어떻게 해서든 아이에게 밥을 먹이고 싶은 보호자도 있다. 경우에 따라서 유연한 대응이 필요하다.

주의사항 ⑥

'감염의 창'에 대해서는 보호자의 사고방식을 존중한다

뮤탄스균의 모자수직감염에 대해서 필자의 생각은 84페이지 칼럼에 썼으나, 신경쓰고 있는 보호자도 적지 않다. 치과의원에서 그런 이야기를 듣고, 식기조차 같이 쓰지 않으려는 보호자도 있을지 모른다. 그러한 보호자에게는 "이전에는 그렇게 얘기했으나, 지금은 신경 쓰지 않아도 좋다"라고 한다. 그래도 신경쓴다면 그것은 그 가정의 양육방침이기에 보호자의 사고방식을 존중해야만 한다.

칼럼

아기 칫솔질의 목적은?

'칫솔질'이란 치아우식증 예방을 위한 치태제거라고 생각할 수 있으나, 아기에게 있어서는 반드시 그런 것은 아니다. 필자는 칫솔질이 손가락과 입에 느끼는 자극에 익숙해지고, 부모를 모방하는 발달과정의 하나라고 생각한다.

Penfield 그림(7페이지)에 표현되어 있는 것처럼 구강은 손가락처럼 뇌자극이 아주 크고 민감한 곳이다. 민감한 곳을 자신 이외의 사람이 갑자기 만지면 아기는 어떻게 느낄까? 아기는 불쾌함을 느낄지도 모른다. 따라서 첫 단계로서 칫솔을 입에 가져가는 것과 입에 넣는 것 같은 자극을 아기가 몸으로 느끼고 익숙해지는 단계라고 할 수 있다.

점점 치아가 맹출하면서 아기의 구강내는 항상 타액으로 충만해진다. 그러한 구강내에는 뮤탄스균의 치아 표면군집이 어려워진다. 본원에서는 어느 정도 기간 동안은 거즈로 구강내를 닦도록 보호자에게 지도한다. 그러나 치아우식증이 생기지 않았으면 하는 생각에서 싫어하는 아기에게 열심히 칫솔질을 하는 보호자도 있다. 그런 경우에는 보호자의 기분을 이해해 주면서, 치과의사의 역할을 이야기한다. 무조건 부정하지 말고 보다 편안한 방법이 있다는 것을 알려 준다.

또한 '아기가 칫솔질에 협조하지 않아서 곤란하다'는 상담을 자주 받는다. 구강 주위가 과민하면 입을 만지지 못하게 하는 아기도 있다. 말놀이나 구강 주위를 천천히 만지는 것으로 조금씩 익숙하게 하는 것이 좋다. 여기서 중요한 것은 구강만이 아닌 전신에서 접근하는 것이다. 구강은 신체의 일부이며, 구강 주위가 민감하다는 것은 전신적으로 긴장이 강하다는 것이다. 발바닥이나 배 주위를 만지거나 손을 만지면서 몸의 말단부터 탈감작을 시행하고, 나중에 입에 손가락을 넣거나 얼굴을 만지는 것이 좋다.

Part 5

증례로 본 아기치과 진료에 따른 변화

'아기'의 연령을 정하기는 어렵지만,
이 책에서는 생후~1년 6개월경까지를 '아기', '유아'라고 칭한다.

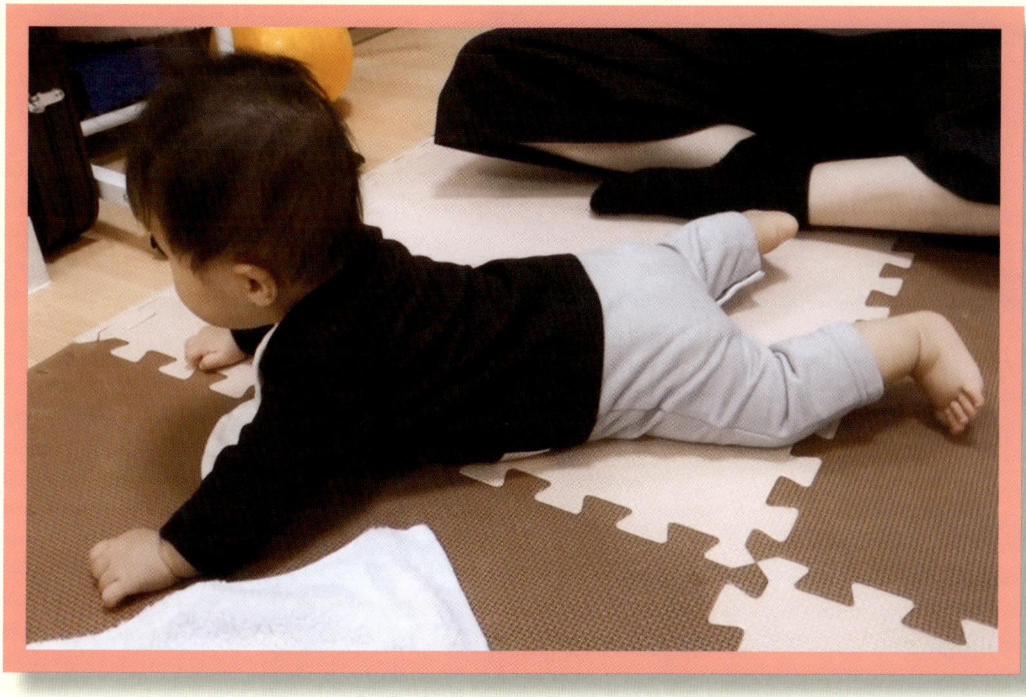

증례를 보기 전에

알아 두면 좋은 형태 평가 방법

파트 5에서는 본원에서 인상채득과 석고모형을 제작했던 증례를 소개하려고 한다. 아기치과의 대부분의 증례는 무치악 또는 부분 치아맹출 상태이다. 상악 모형 평가 방법은 여러 가지가 있으나, 알기 쉬운 다음의 다섯 가지 평가법을 소개하겠다.

본래 형태 변화를 보기 위해서는 구개와 전상악골의 성장에 따른 체적의 변화와 전상악골부 경사의 변화가 중요하다. 간단한 형태계측 방법을 살펴보겠다.

영유아 시기 상악의 표준발육

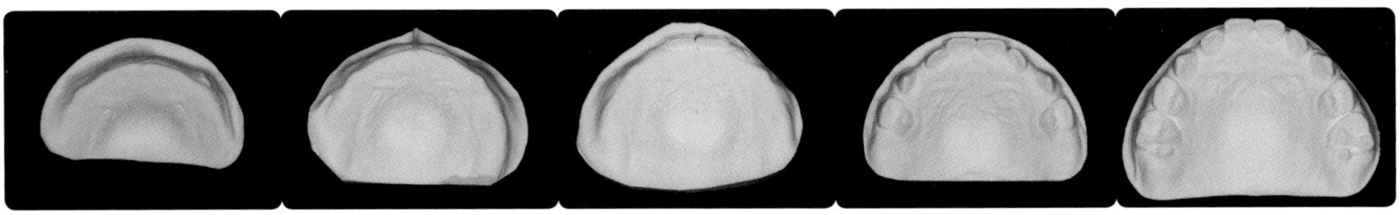

생후 4개월 | 생후 7개월 | 생후 1년 | 생후 1년 10개월 | 생후 3년 6개월

❶ 치열공간의 정도

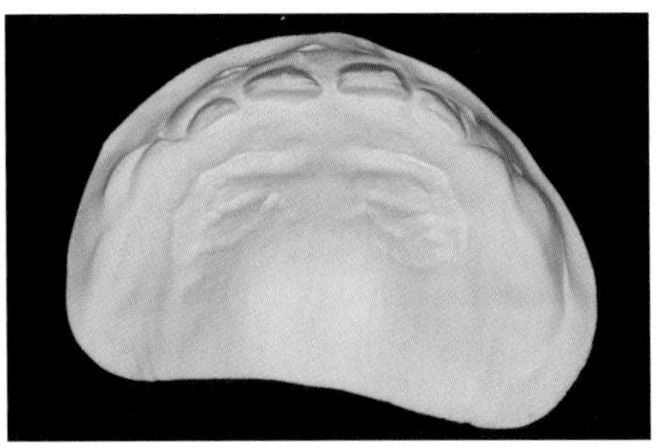

충분

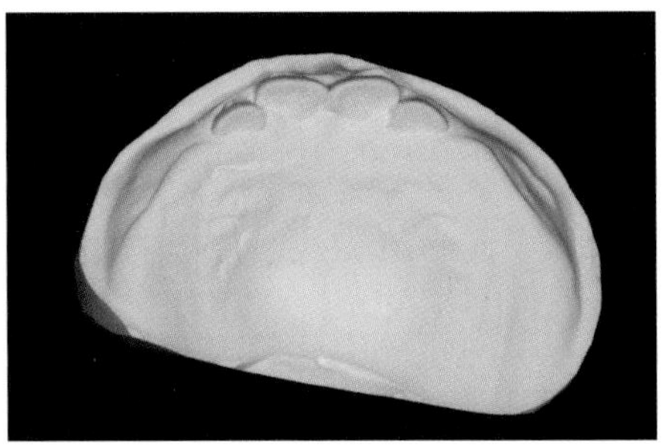

불충분

정상적인 교합의 유치열에는 어느 정도 공간이 있다. 이것은 매우 알기 쉬운 평가법이다. 과거와 현대의 일본 아이들의 치열을 비교했을 때, 과거 아이들에게는 공간이 충분했다. 최근 어린이집과 가정에서의 생활환경의 변화에 따라 아이들의 구강내에도 변화가 있다. 그 결과 현대에는 공간이 충분한 아이들이 감소하고 있다는 보고도 있다[1].

❷ 치열궁의 형태

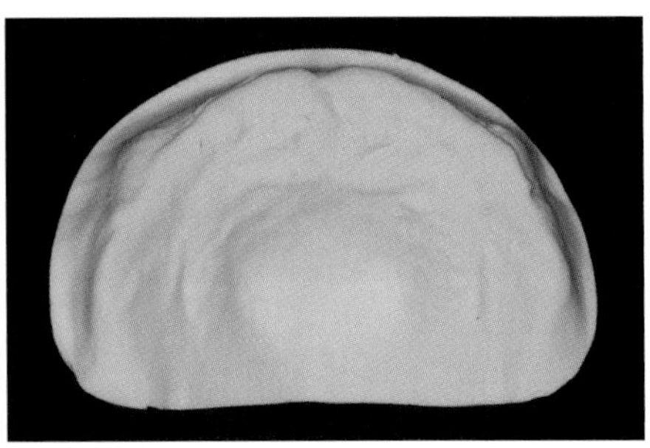

U자형

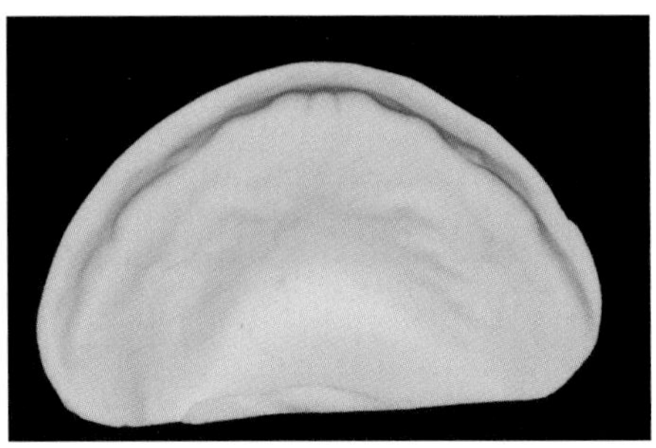

V자형

신생아의 모형을 자세하게 계측하면, 생후 1개월에도 치열궁의 형태(사진은 무치악이지만 치열궁이라고 함)에 큰 변화가 일어난다는 것을 알 수 있다. 생후 2~3개월에 일어나는 변화는 매우 크고, 그 후 발육에 영향을 준다. 간단하게 U자형이냐 V자형이냐를 평가할 수 있다. U자형이 바람직하지만, 본질적으로는 구개의 깊이와 전상악골 경사 등과 같은 구개 형태에 좌우된다는 것을 의식해야 한다. 즉, 구개 형태와 상악골 전체의 형태를 떠올리는 것이 중요하다.

❸ 견치부 비율

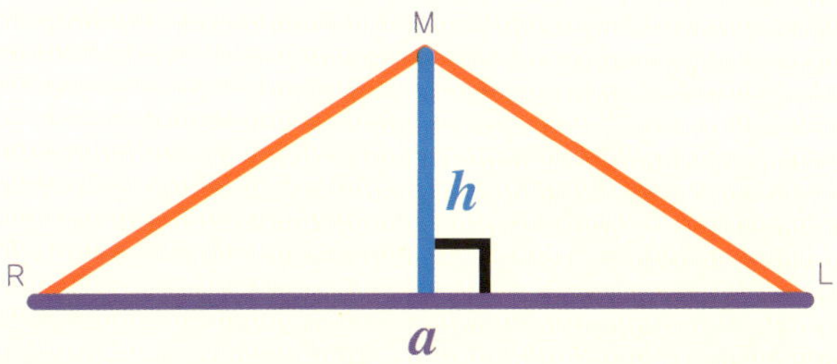

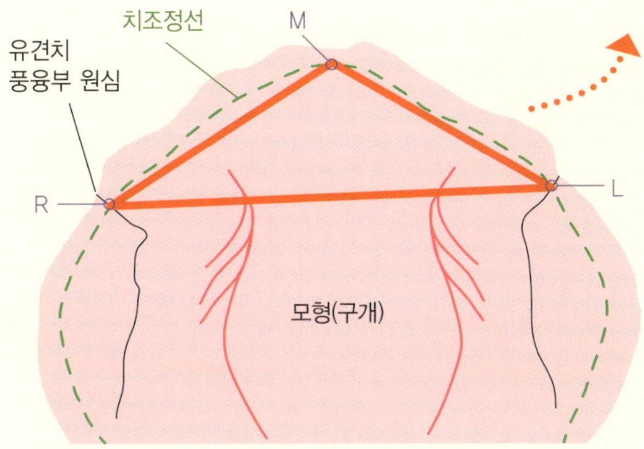

$$\text{견치부 비율} = \frac{a}{h}$$

좌·우의 유견치 풍융부 원심에 있는 치은열구부※와 치조정선의 교차점 'R', 'L', 절치유두 치조정상을 'M'으로 해서, 이것을 이등변삼각형의 '저변의 길이(a)÷높이(h)'로 계산한 수치가 견치부 비율이다. 필자는 계산 시 헤론의 공식을 이용하고 있다.

※ 치아맹출이 있으면 치은열구부의 위치가 애매하게 되어 계측이 어렵지만, 가능한 한 객관적인 상태를 기록하는 것이 중요하다.

견치부 비율은 간단하게 3차원 평가를 하는 방법이다. 한 시점의 수치를 보고 평가하는 것이 아니라 계속 수치의 추이를 본다. 생후 2년까지 수치가 변화하지 않는 상태가 양호하다. 수치가 '3'에서 '2'로 극단적으로 작아지는 추이를 보이는 경우는 좋지 않은 상태이다. 생후 2년 이후의 견치부 비율의 추정법은 이제까지와는 다르기 때문에 주의가 필요하다.

견치부 비율의 추이

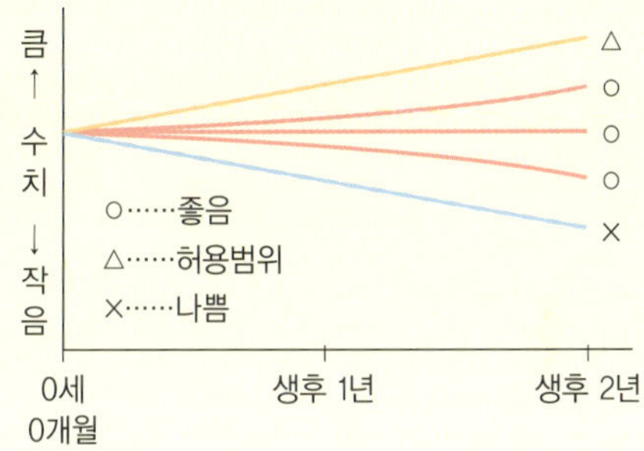

---

❹ 구개의 깊이

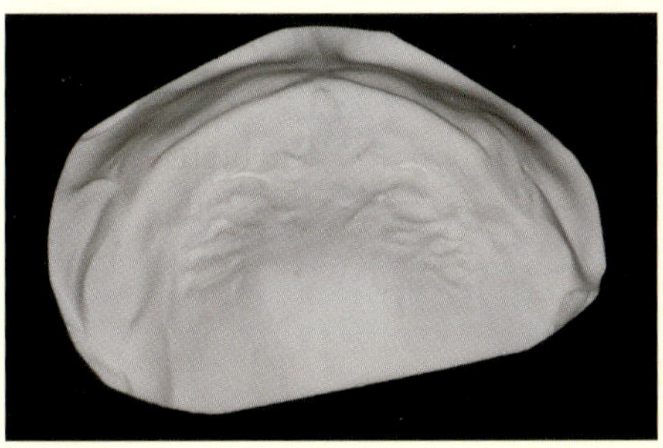
얕은 경향

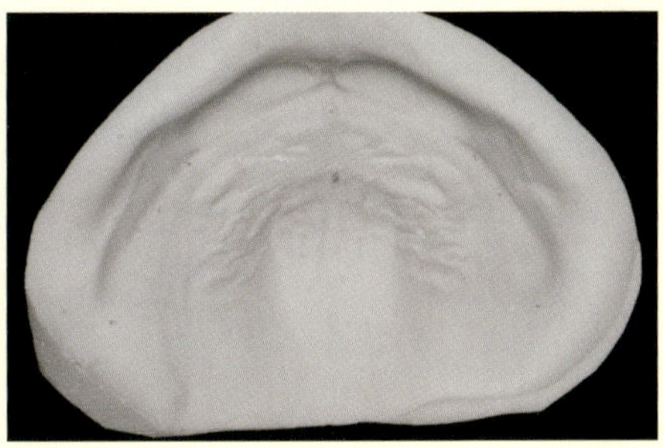
깊은 경향

깊음·얕음 중 어느 쪽이 좋다는 것이 아니라 아기 시기의 경향을 파악하는 것으로 이후 성장을 추측하기 위한 지표이다. 아기 시기에 깊은 경향을 보이는 경우, 유아기 이후는 구개가 깊은 패턴과 상악골의 전방성장이 부족한 경향이 있는 패턴으로 나뉜다. 한편 얕은 경향의 경우는 영유아기 이후에도 변화가 거의 보이지 않는다.

---

❺ 좌·우의 대칭성

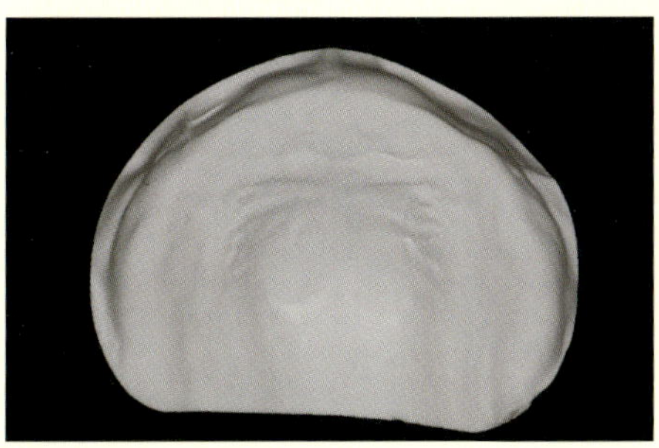
대칭

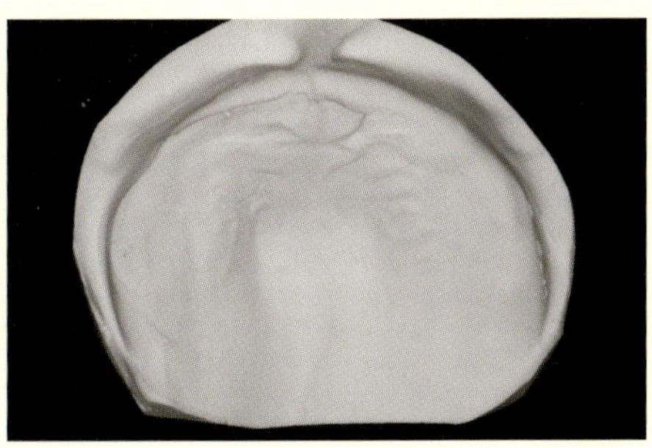
비대칭(왜곡이 있음)

조기에 보이는 유효한 지표인 두개변형과 안모평가를 같이 고려한다. 두개변형이 있는 경우는 귀의 위치변화도 함께 보아 측두골과 접형골의 좌우 비대칭성을 생각하면 결과적으로 상악골 변형이 보이는 경우가 있다. 그런 경우 조기에 신체적인 개입을 시행하는 것이 바람직하다. 보호자와 의사소통을 하면서 대응한다.

증례 1 치아맹출 시기에 총생이 보이는 증례

환자 초진 시: 2개월 성별: 여 출생 시 체중: 3,464g

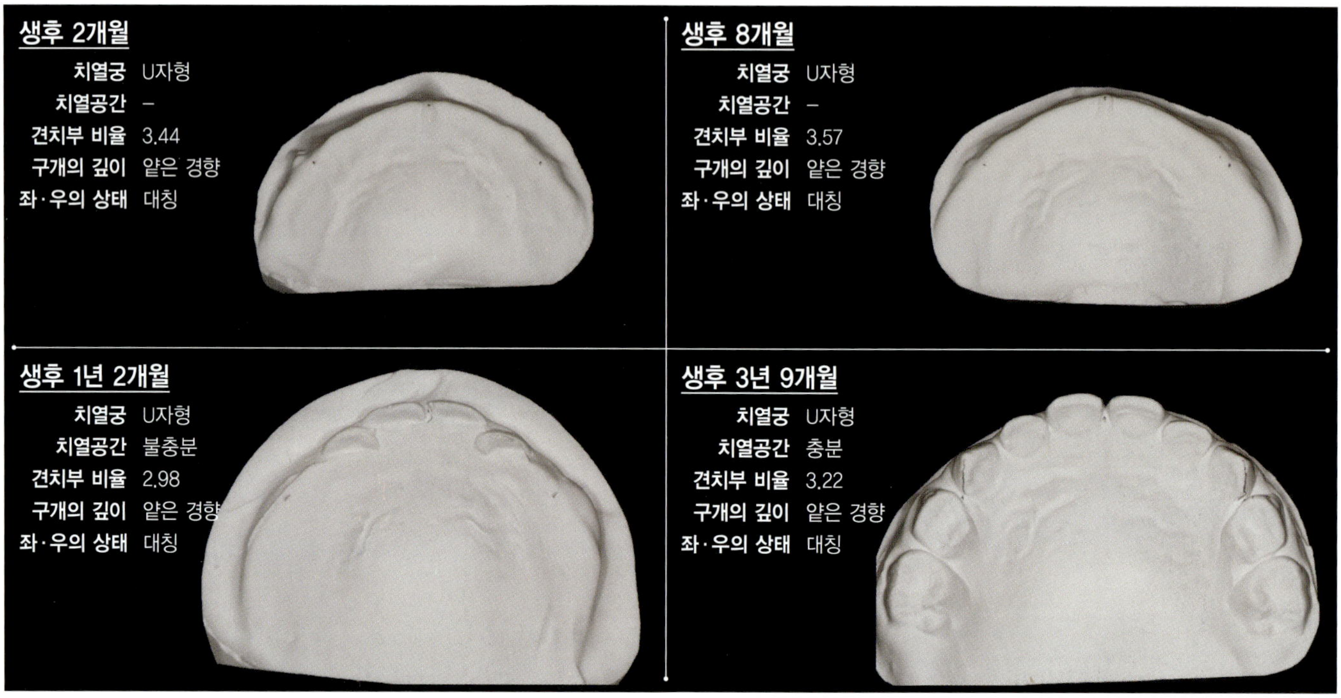

안는 방법에 대해 물어보고 싶다는 주소로 생후 2개월 된 아기와 엄마가 함께 내원하였다. 우선은 안는 방법과 수유 자세에 대해 지도했다. 슬링을 권유하였다. 아기 엄마는 환아 몸의 움직임에 좌·우 차가 보이는 것도 신경을 썼다. 또한 방향 습관도 있어서 말놀이로 몸을 펴는 것과 쿠션의 사용, 엄마의 자세에 대한 지도를 하였다. 성장하는 동안 치과에서 할 수 있는 것을 설명하였다. 아기치과 지도를 희망하여서 1개월마다 내원하였다. 본원에서는 발달에 따른 변화와 아기체조, 자세의 중요성을 설명하고 엎드려 놀기를 적극적으로 시행하도록 조언하였다.

모형에서는 치열궁이 크고, 전체적인 크기가 좋다는 것을 알 수 있다. 또한 현저한 좌·우 차도 보이지 않는다. 그러나 치아가 맹출하는 사이 총생이 발생했다. 손으로 먹는 식사를 하고 치조제의 좌우대칭성이 확인되었기 때문에 상태를 지켜보았다. 보호자에게도 동의를 얻었다. 그 후 3년 9개월 모형에서는 총생이 개선되어 가는 것을 확인할 수 있었다. 견치부 비율은 시간이 지나면서 큰 변화 없이 안정되었다.

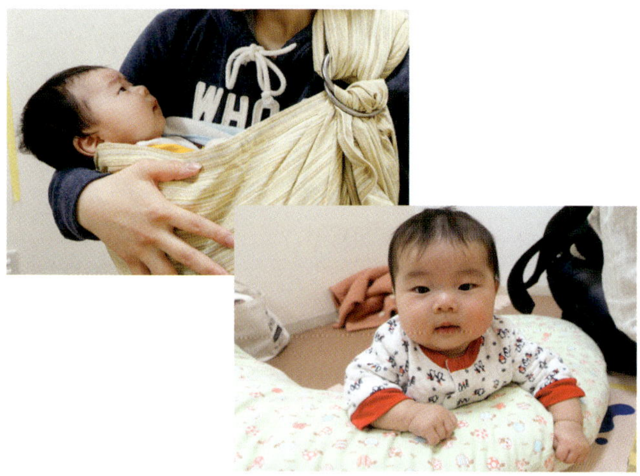

맹출 시 총생이 있어도, 좌·우 차에 문제가 없는 경우에는 전체적으로 판단해서 천천히 지켜보는 것도 중요하다.

증례 2 치아맹출 시기에 총생이 보이는 증례

환자 초진 시: 5개월 성별: 여 출생 시 체중: 3,791g

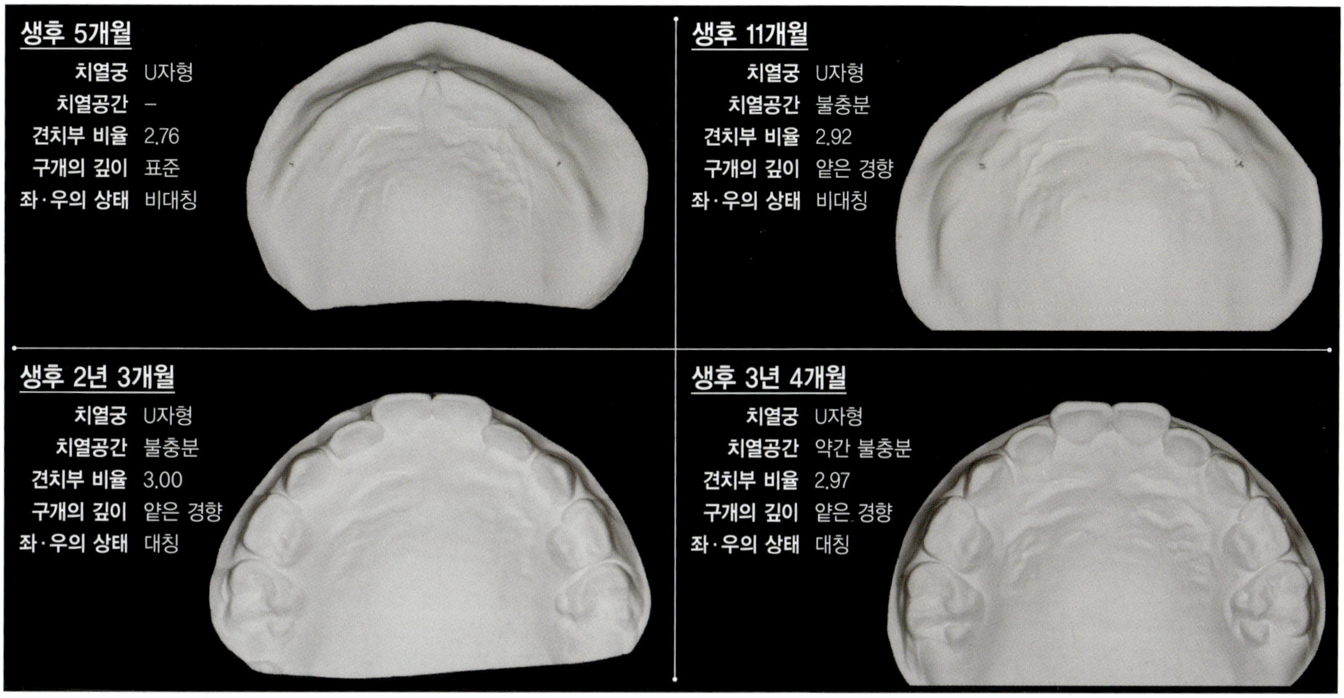

찌그러진 머리 형태와 턱에 대한 영향이 신경쓰여서 내원했다. 오빠와 언니가 있는 생후 5개월 된 여자아이이다. 초진 시 몸의 방향 습관과 근소한 두개변형(사두)이 보였다. 뒤집기는 좌측 방향으로만 가능했다. 안정된 앉은 자세는 불가능했고, 이미 이유식을 시작했다. 엄마는 아기가 식욕이 없고 이유식이 잘 되지 않는다고 했다. 모형에서는 구개가 깊지 않고, 빨기로 인해 형성된 오목(吸啜窩, 흡철와)이 거의 보이지 않았다. 또한 능숙하게 연하하지 못한 것과 몸의 사용 방법, 자세 등을 포함해 하나씩 스텝업 하면서 이유식을 하도록 지도하였다. 또한 오빠와 언니가 협력해서 뒤집기 놀이를 적극적으로 하게 하였다.

3년이 되기까지 견치부 비율에 거의 변화가 없었다. 좌우대칭성을 유지하면서 장경과 폭경이 조화롭게 커져 갔기 때문에, 치열궁은 U자형인 채로 유지되었다. 11개월 모형에서는 전치부에 약간 총생을 보이나, 3년 시점에서는 표준적인 치열로 성장했다. 두개변형에 대해서는 2년경에는 신경쓰이지 않을 정도가 되었다. 보호자는 환아의 오빠·언니와 비교해서 성장이 느린 것을 불안하게 생각하였으나, 2년경에는 모형과 구강내 사진에서 오빠와 언니와 거의 비슷하게 따라잡은 성장을 보인 것에 안심하였다.

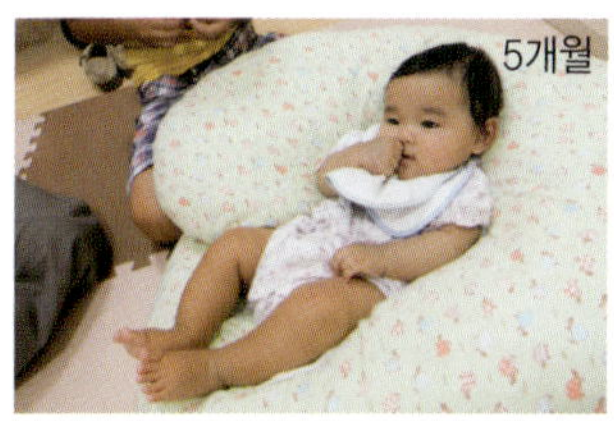

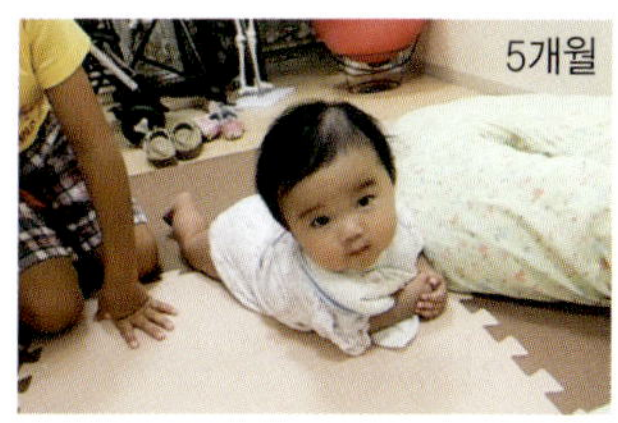

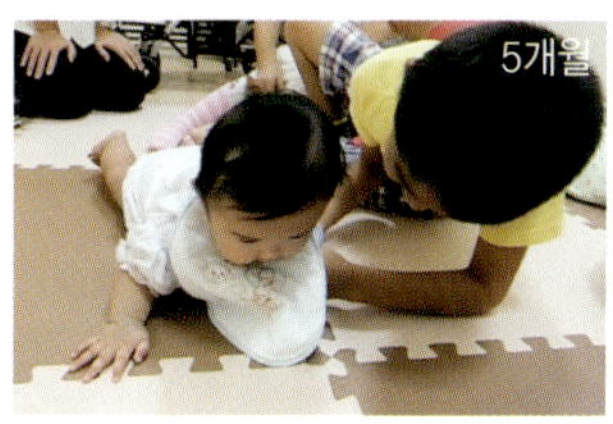

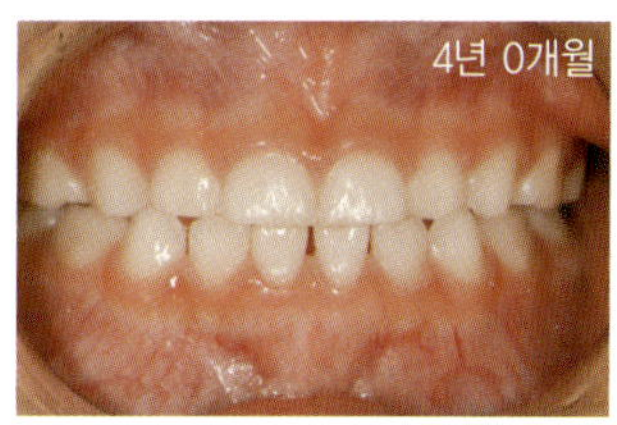

보호자는 형제자매와 비교하기도 하지만, 본 증례처럼 오빠와 언니가 함께 놀아 주거나 음식물을 나눠주면서 협력해 주면 아기치과에 있어서도 믿음직한 동료라고 할 수 있다.

증례 3 치아맹출 시기에 총생이 보이는 증례

환자 초진 시: 9개월 성별: 여 출생 시 체중: 2,530g

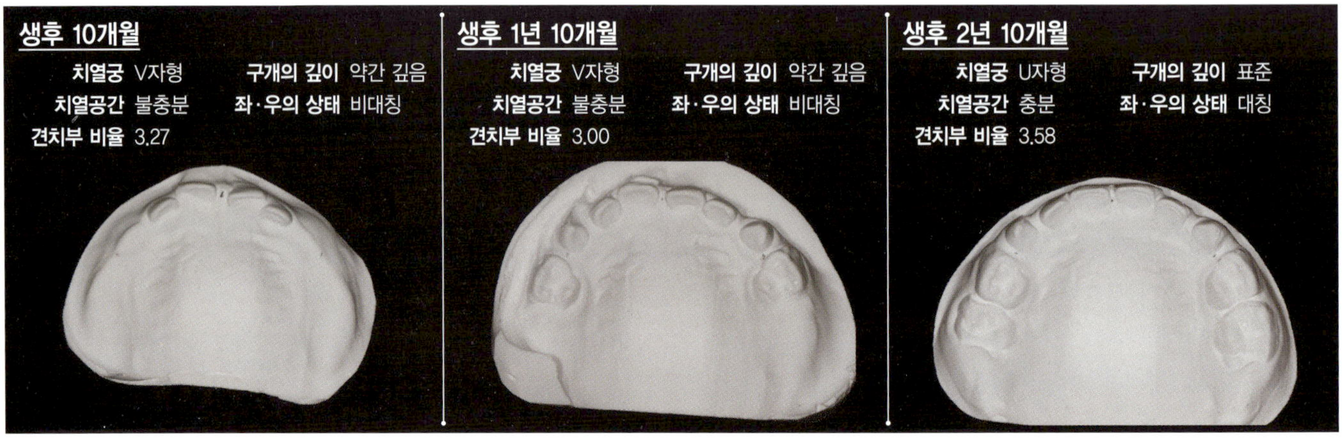

아기치과를 찾아서 내원한 9개월 된 여자아이이다. 아기 엄마는 원래 보육교사로 발달에 대한 지식이 있고 아기마다 개인차가 있다는 것도 알았지만, 혼자 앉기와 기어가기가 9개월에도 되지 않는 딸의 상태를 걱정하였다.

초진 시에는 익숙하지 않은 환경 탓인지 계속 울었고 전신에는 강한 긴장감이 나타났다. 모형에서는 AB가 맹출해서 총생이 있고 좌우 비대칭성, 구개의 협착이 보였다. 또한 혼자 앉기가 되지 않은 채로 이유식을 시작했기 때문에 손으로 집어서 먹기, 몸의 긴장을 잡기 위해서 베이비마사지와 말놀이를 가능한 한 많이 하도록 지도하였다. 몸을 젖히는 자세도 자주 보이기 때문에 부드럽게 아기 피부에 접촉하도록 했다(도수치료). 1개월 후에는 뒤로 젖히는 자세가 감소하였다. 그 후에도 계속해서 환자의 발육에 맞게 이유식과 자세 조언을 시행했다.

생후 1년 10개월경에는 몸이 표준적으로 발달하고 식욕이 증가했다. 2년 10개월 모형에서는 좌우 비대칭성이 개선되고, 문제없이 발육하는 것을 알 수 있다.

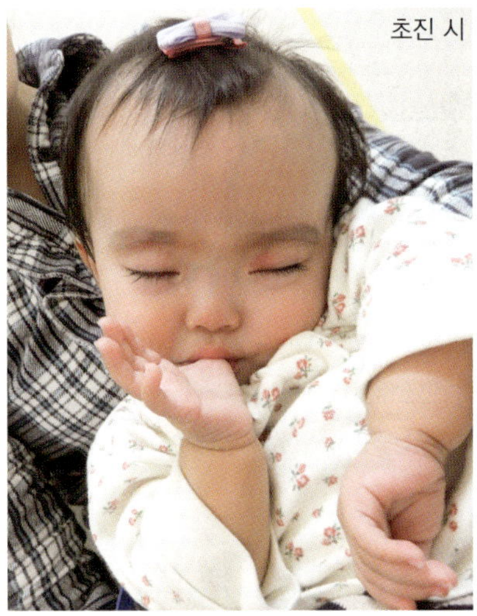

몸을 비트는 듯한 모습의 환아

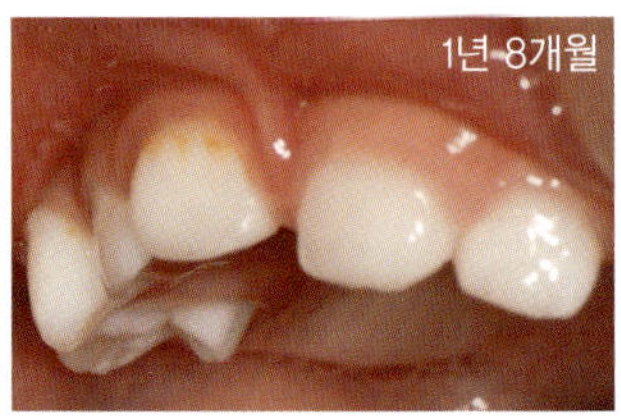

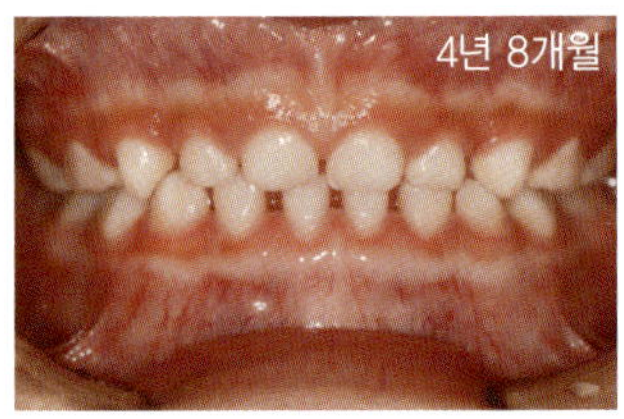

초진 시 생후 9개월로, 아기치과에서는 치료 시작 시기가 결코 빠르다고 할 수 없었으나, 건전한 상태로 시정되어 현재까지 유지하는 것을 보면 진료를 받길 잘한 것 같다. 만약 처음 상태가 계속되었다면 교차교합과 구강기능 발달문제가 나타났을지도 모른다. 발달은 개인마다 다르고, 개인의 성장 속도에 맞게 조절하는 것이 중요하다는 것을 생각하게 되는 증례였다.

증례 4 구개 깊이가 개선된 증례

환자 초진 시: 1개월 성별: 남 출생 시 체중: 2,582g

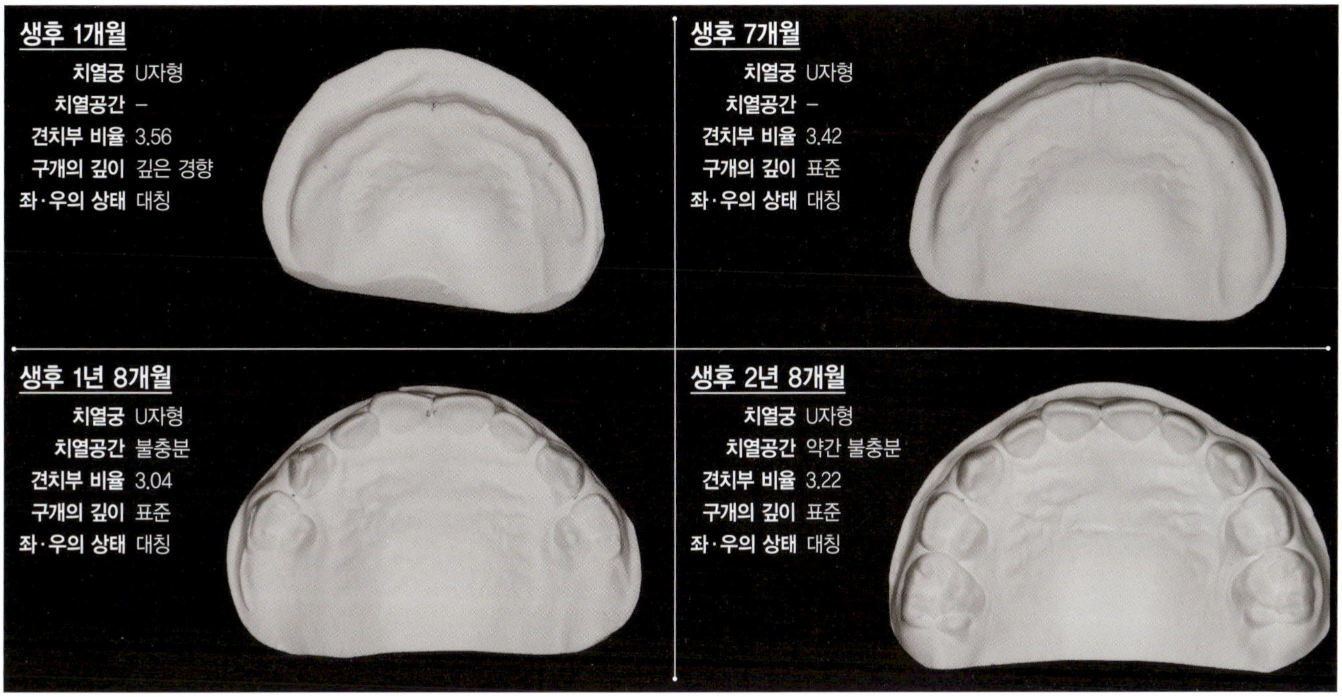

아기치과 진료를 목적으로 생후 1개월에 내원하였다. 누나가 두개변형으로 본원에서 아기치과 진료를 받았고, 아기 엄마는 환아의 임신 때부터 자세에 신경썼다.

초진 시 모형에서는 좌·우 차는 거의 없고 견치부 사이 폭경도 넓고 구개가 비교적 깊었다. 발달단계에 대응한 몸의 변화와 안는 방법, 재우는 방법의 주의점, 가정에서 신경써야 하는 것을 설명했다. 또한 환아의 어깨가 움직이기 어려웠기에 말놀이를 조언하였다. 그 후에도 내원할 때마다 발달에 맞는 내용을 지도하였다.

생후 7개월 모형에서는 구개의 깊이도 개선되었고, 생후 1개월에 보였던 치조제의 높은 부분도 완만하게 되었다. 1년 8개월에는 전치부에 약간의 총생이 보였다. 그 후 총생은 개선 경향을 보였고 2년 8개월 시점에서는 약간의 공간도 보였다. 견치부 비율은 시간이 지나면서 작아졌으나 큰 변화는 없었다.

이 증례에서는 보호자가 예비지식이 있어서 이해를 잘 하였기에 조기에 적극적으로 시행했다. 목 가누기에서부터 엎드리기, 기기, 혼자 앉기까지 부드럽게 진행하였고 이

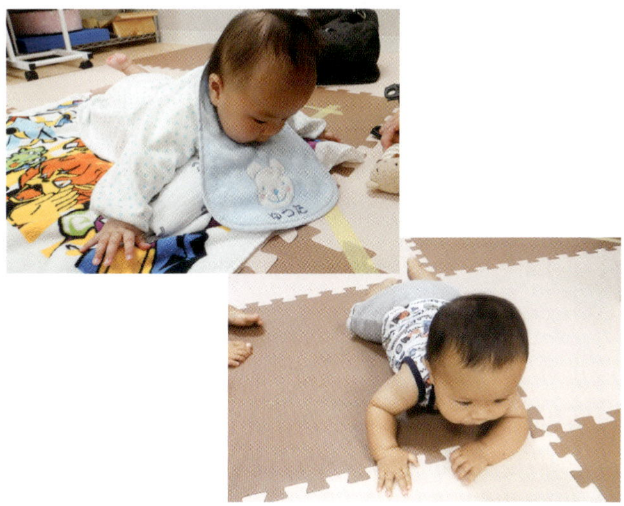

유식 시작 이후에 식욕이 왕성해서 전신을 사용해서 음식물을 입으로 가져가거나 물어뜯으려고 하는 모습을 보였다. 구강에만 시선을 두지 말고 전신발육의 중요성도 보호자에게 설명해서 아기의 능력을 이끌어 내는 것이 중요하다. 또한 내원에 협조적이라면 불안 요소를 하나씩 제거하면서 확인해 가는 것이 필요하다고 생각한다.

증례 5 구개 깊이가 개선된 증례

환자 초진 시: 0개월 성별: 여 출생 시 체중: 2,986g

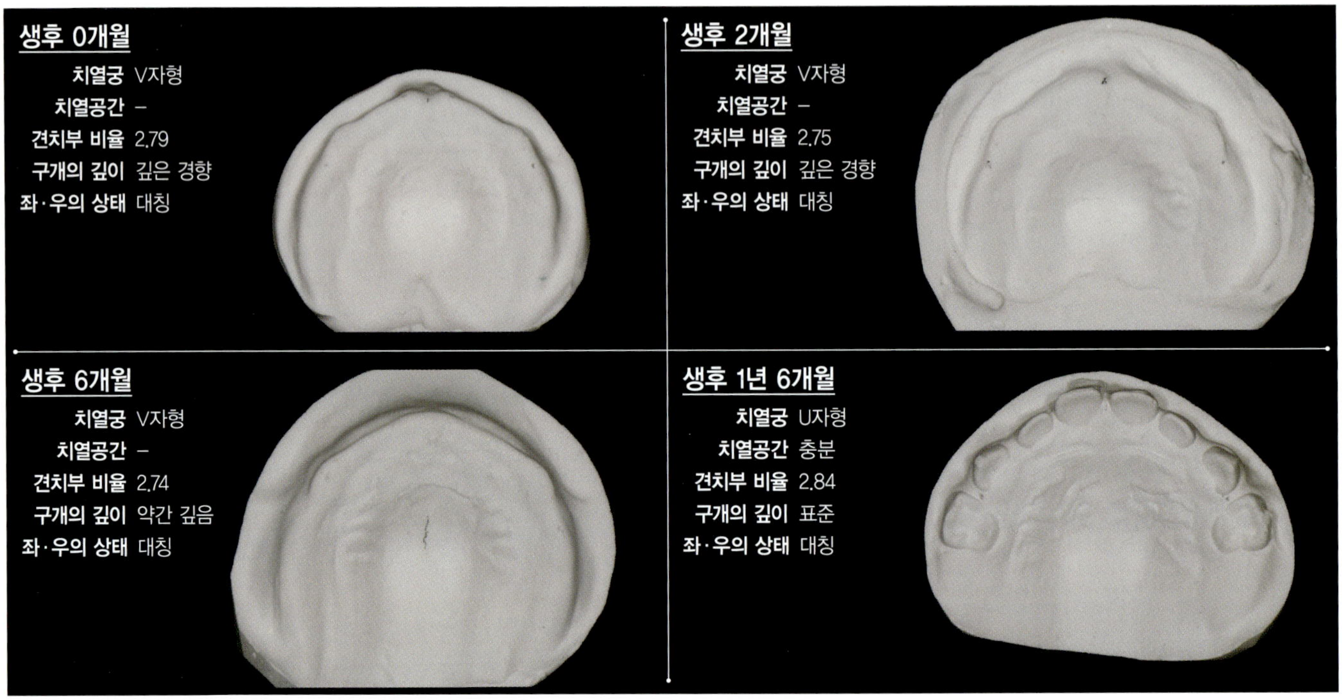

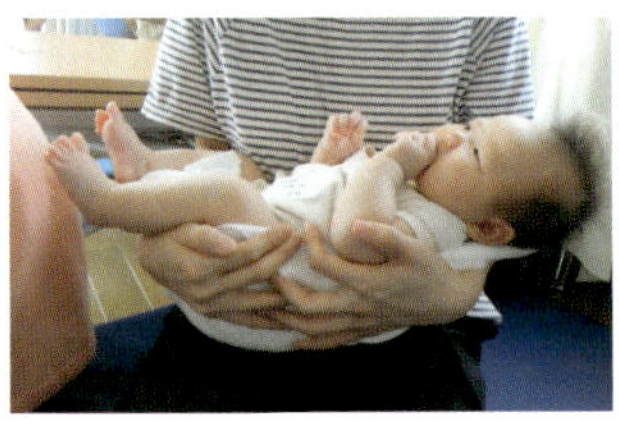

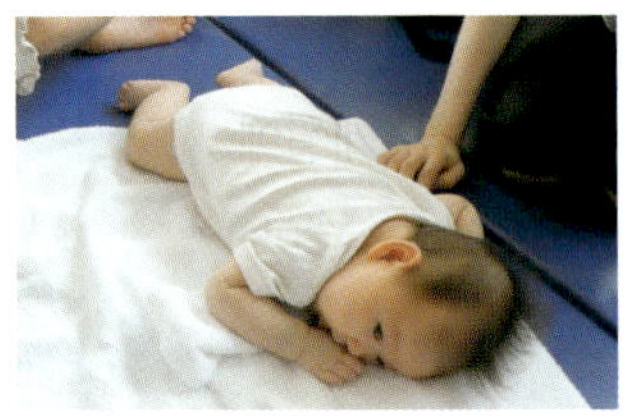

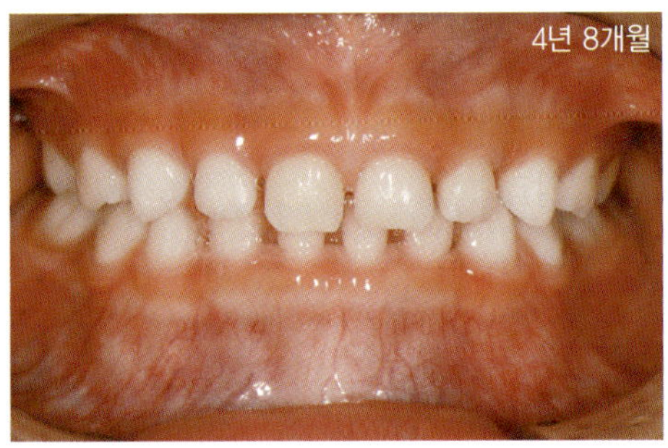

2명의 언니가 본원에서 진료를 받았고, 임신 때부터 아기치과에 대해서 이야기를 해 왔기 때문에 출산 후 바로 내원하였다. 0개월 모형에서는 구개가 깊고 V자형의 치열궁을 보였으나, 생후 2개월에는 견치부 사이 폭경이 증대해서 치아맹출 이후 U자형으로 변해 갔으며 양호한 형태를 유지하였다. 그 후에도 계속 모형으로 기록했지만 교합상태도 양호했다. 견치부 비율은 시간이 지나도 큰 변화 없이 안정적이었다.

셋째라는 것도 있고 임신 중에 엄마의 자세와 환아의 환경에 신경을 많이 쓰고 있었다. 더욱더 열심히 한 것은 마사지와 체조같이 몸을 펴는 것이었다. 이유식 개시 초기에는 식욕이 별로 없는 것 같았으나, 연하를 확실히 하는 것을 중점적으로 지도하였다.

본 증례에서 아기치과의 본질은 건강한 몸만들기라는 것, 그다음에 구강발육을 목표로 한 지원이 조기부터 필요하다는 것을 알 수 있다. 시기를 놓치지 말고 정보를 전달하는 것도 중요하다. 이러한 증례처럼 보호자가 아기치과에 큰 기대를 가지고 적극적으로 내원하는 경우도 있다. 출산 직후에 무리를 해서라도 내원하는 엄마도 있다. 그러나 조기 진료도 중요하지만, 어디까지나 엄마의 건강이 뒷받침되어야 한다는 것을 주의해야 한다.

증례 6 구개 깊이가 개선된 증례

환자 초진 시: 1개월 성별: 여 출생 시 체중: 3,240g

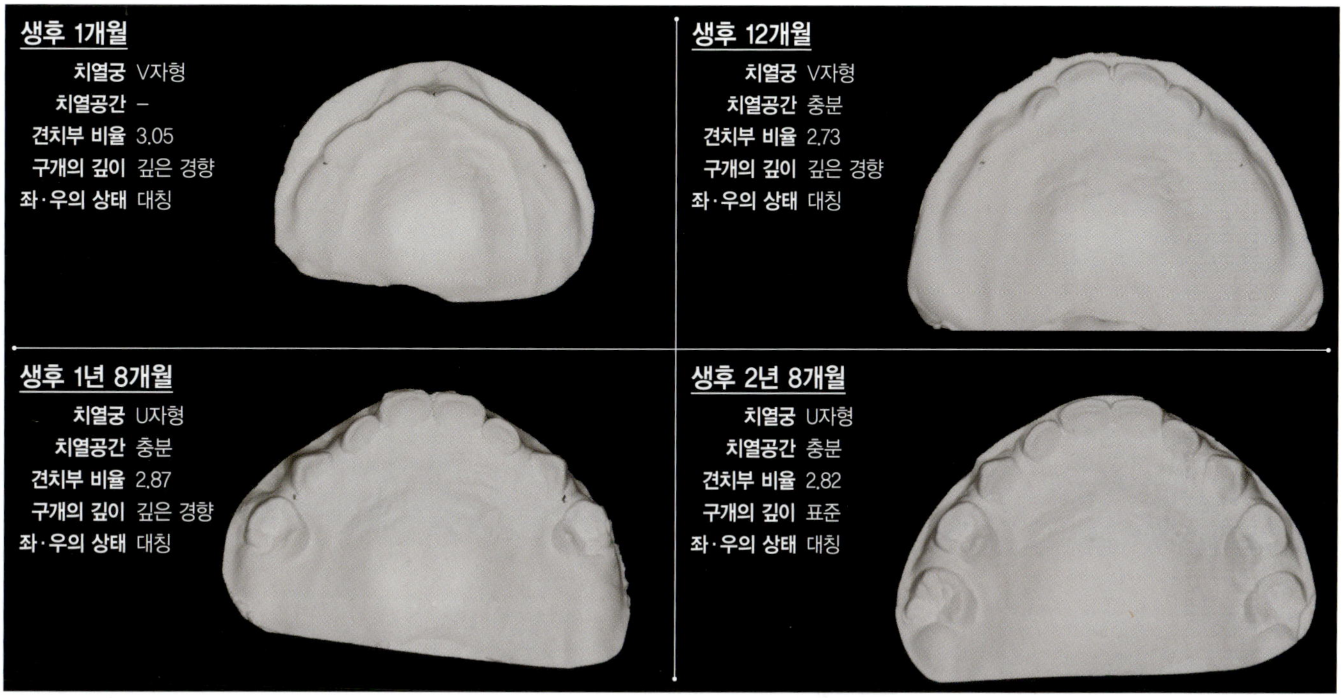

환자의 언니가 진료받고 있어서 아기치과를 알고 있었으며 생후 1개월에 내원하였다. 일상적으로 슬링을 사용해서 안았고, 태아자세 안기의 중요성을 알고 있었다. 본원에서는 추가적으로 엎드려 놀기로 몸을 늘려 주는 것을 설명하였다. 또한 보호자는 수유 시와 수면 시에 하순을 빨아들이는 것 같은 모습에 신경쓰고 있었다. 그것에 대해서는 하악 성장 속도가 느린 것과 수유 시에 젖을 깊게 물리는 것이 좋다고 알려 주었다. 그 후 정기적으로 내원하였다. 언니는 초진이 2년 이후였기 때문에 아기치과에서 진료하지는 않았고, 전문가 상담을 받지 못한 언니의 모형과 비교하면서 교육의 차이점을 실감하였다. 그 때문에 동기부여도 되었고 가정에서 더욱 적극적으로 하였다.

초진 시부터 2년까지 모형에서는 비교적 구개가 깊었으나 그 이외의 특별한 문제는 없었다. 그 후 구개 깊이는 개선되었고 치열궁도 커져서 양호한 형태를 유지하였다. 생후 1개월 이후에 일시적으로 견치부 비율 변화는 있었으나, 그 후에는 안정되었다.

필자의 경험으로 3년 이후 제2유구치 간 폭경의 증대는

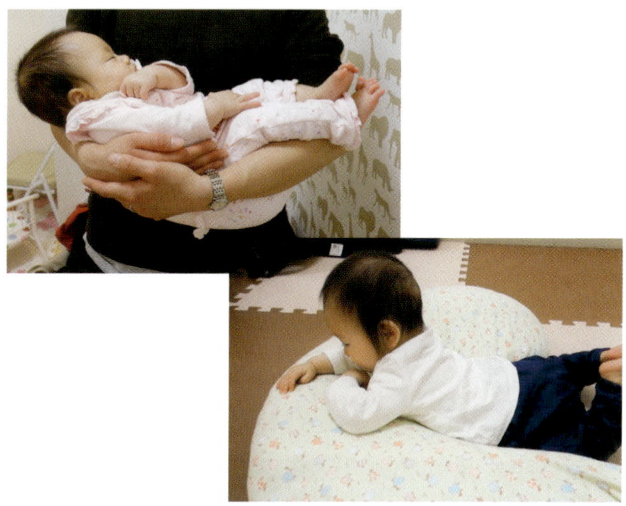

기대하기 어려워서 2년까지 성장량이 그 후의 발육에 중요한 열쇠가 된다고 생각한다. 또한 조기 진료로 구개 깊이가 개선되는 것도 조금씩 경험한다. 본 증례에서는 언니로 인해 아기치과를 알게 되었고 조기에 진료할 수 있었다. 게다가 가족이 협력적이어서 가정에서도 적극적으로 따라 준 것이 양호한 구강 형태를 얻을 수 있었던 이유라고 생각한다.

증례 7 U자 → V자 → U자 치열궁을 보이는 증례

환자 초진 시: 0개월 성별: 여 출생 시 체중: 2,882g

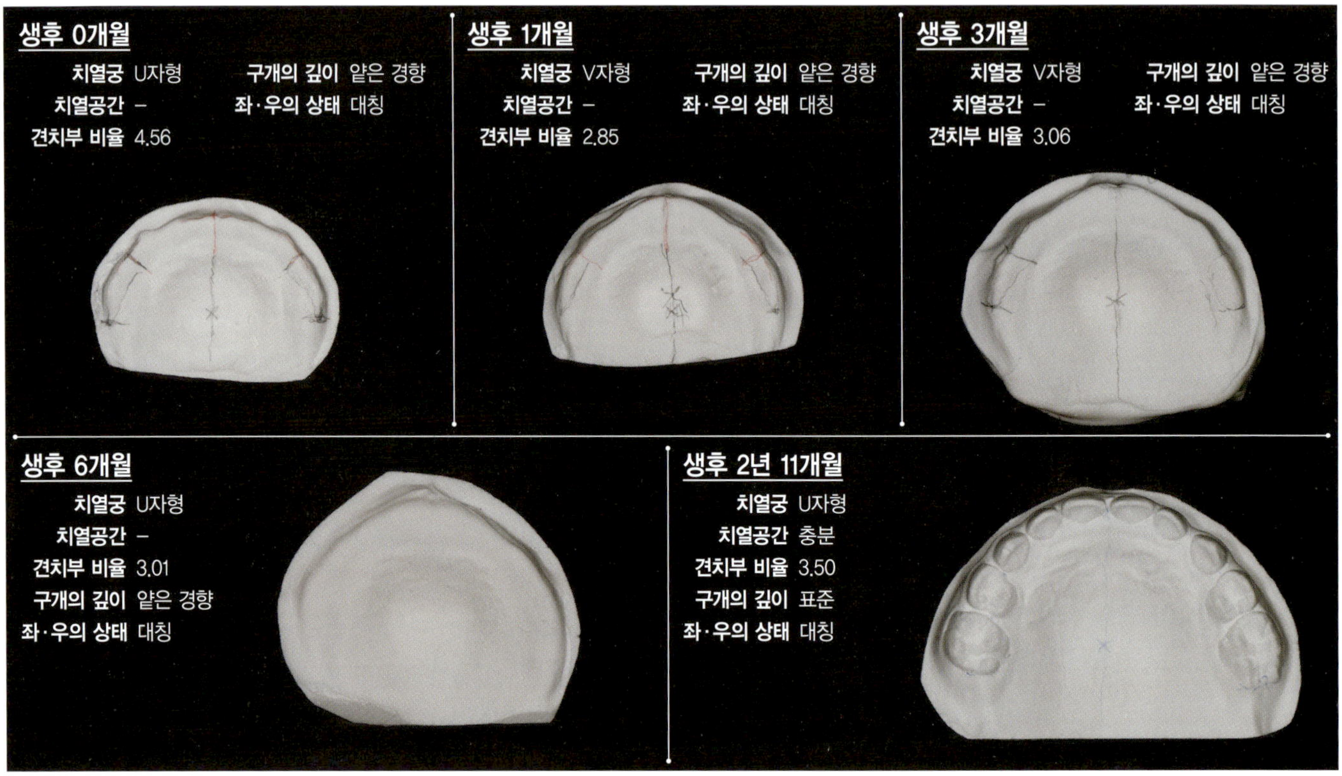

초산으로 구강 건강에 신경이 쓰여서 생후 0개월에 엄마와 함께 진료받기 위해 온 여자아이이다. 0개월과 1개월 모형에서는 좌우대칭으로 구개 깊이는 신경쓰이지 않을 정도였으며 치열궁은 U자에서 V자로, 견치부 비율은 차이가 1.7을 넘는 현저한 변화가 보였다. 수유 시 안는 자세, 수유 시 젖을 깊게 물리기 등의 지도를 하면서 경과를 관찰하였다. 그 후 6개월 모형에서는 치열궁 형태의 개선이 보였지만 이후 내원이 중단되었다. 2년 11개월에 재내원했을 때 총생은 보이지 않고 양호한 형태를 유지하고 있었다.

본 증례에서는 생후 1개월에 구강 형태는 크게 변화할 수 있다는 것을 알 수 있었다. 표준 성장으로 보면 치열궁은 종횡으로 고루 커지기 때문에 견치부 비율에 큰 변화는 없을 것이다. 그래서 치열궁을 변형시키는 힘이 이 시기에 작용하였을 것으로 생각한다. 아기치과 진료에 따라서 그 후에 양호한 형태가 되었다는 것은 행복이며, 출산 후 바로 내원했던 것이 개선을 유도한 계기라고 생각한다. 단 이유식 개시라는 중요한 시기에 내원이 중단된 것이 아쉽다. 식사 지도는 단계적으로 계속하는 것이 중요하고, 보호자가 깊이 이해할 수 있도록 동기부여를 하는 것도 중요하다. 재내원한 것은 좋았으나 그 후 내원이 중단되지 않도록 관계를 형성하면서 양호한 형태를 유지할 수 있도록 해야 한다.

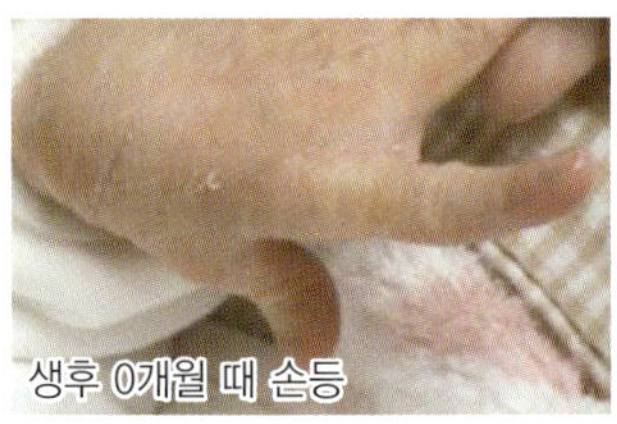
생후 0개월 때 손등

빨아서 생긴 손등의 굳은살. 생후 1주일 정도에 소실되었다. 태내에서 손가락이 아니라 손이나 팔을 빨았던 것으로 보인다.

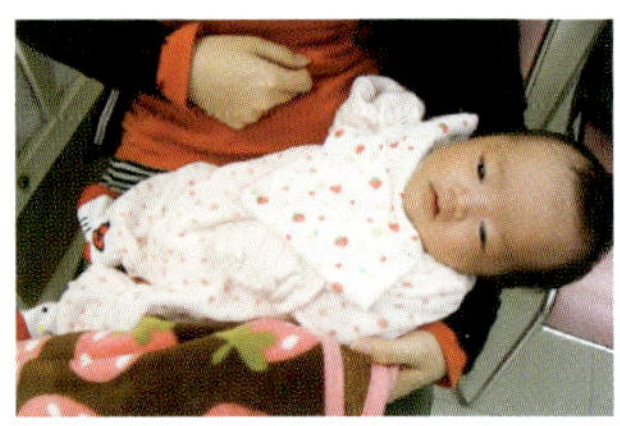

증례 8 저체중 출생아에 대한 노력

환자 초진 시: 7개월 성별: 남 출생 시 체중: 2,125g

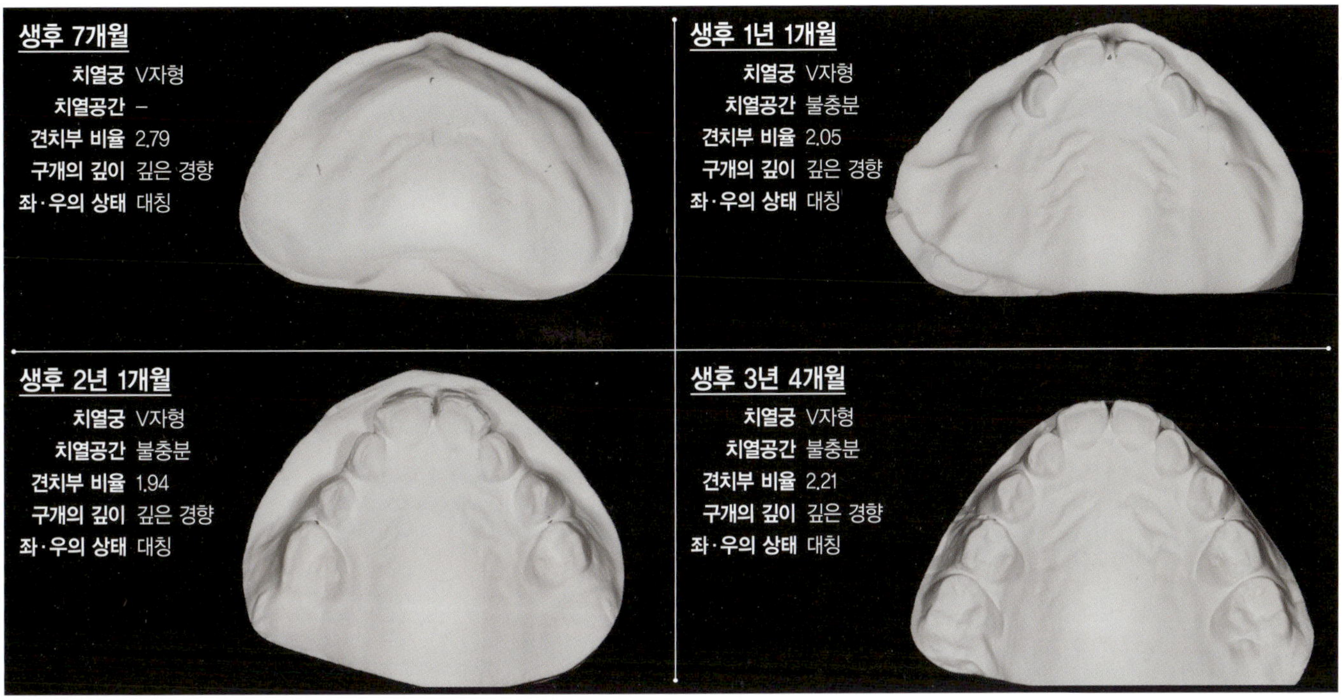

치아가 맹출하지 않는다는 주소로 생후 7개월에 내원하였다. 조산으로 예정일보다 1개월 반 정도 빨리 출산하였다. 초진 모형에서는 좌우대칭이며 구개가 깊고, 치열궁은 V자를 보이고 있었다. 환아는 왼쪽으로만 뒤집기를 하였다. 아직 혼자 앉기가 잘 되지 않았으나 이유식을 개시했으며, 먹지 않는 것과 모자감염에 대해서 엄마에게 불안감이 있었다.

치아맹출이 시작하여 치아우식증 예방에 관심이 높았다. 환아가 저체중 출생아였기 때문에 구강발육과 식사와 함께 전신의 발달을 보는 것에 대해서 보호자의 이해를 얻었다.

먹는 방법에 대해서는 자세 외에도 핑거푸드와 손으로 먹기에 따른 협응운동의 훈련, 배가 고프도록 몸을 움직여서 놀도록 지도하였다. 또한 적극적으로 기어다니도록 자극하여 몸의 발달을 유도하였다. 9개월경에는 혼자 앉기는 안정되었으나, 직립반사와 낙하산반사를 충분히 획득하지 못해 넘어져서 입술을 다치기도 했다.

그 후 모형에서 치간공극은 없었으나 명확한 총생도 없었다. 이것은 치관 폭경이 작다는 점도 있지만, 전체적으로 구개가 깊어져서 치조제 체적이 증가하는 것에 따른 반응이라고 생각된다. 또한 초진보다도 견치부 비율이 작아지는 경향이 있다는 것은 견치부 간 폭경에 변화가 별로 없고 전방 경향의 성장이 컸다는 것이다. 게다가 구개는 지속적으로 깊어지기 때문에 전방 경향만이 아닌 하방으로도 성장하고 있다고 추측된다. 또한 3년 4개월 모형을 잘 관찰하면 상당한 교모가 보인다.

이와 같은 저체중 출생아의 증례에서는 '양호하게 되는 것'만이 아닌 '악화시키지 않는 것'을 목표로 하는 것이 중요하다. 조기에 아기치과 진료를 받아도 정상 출생아와 비교하면 발달은 느리고 구강 형태도 양호하지 않다는 것을 필자는 경험하고 있다. 본 증례에서도 생후 5년이 된 현재, 교정치료를 하고 있다. 또한 표준발달을 쫓아가고 싶다는 보호자의 기대에 신경을 쓰면서 치료를 지원하는 자세가 필요하다.

증례 9 두개변형이 있는 환자의 증례

환자 초진 시: 5개월 성별: 여 출생 시 체중: 2,214g

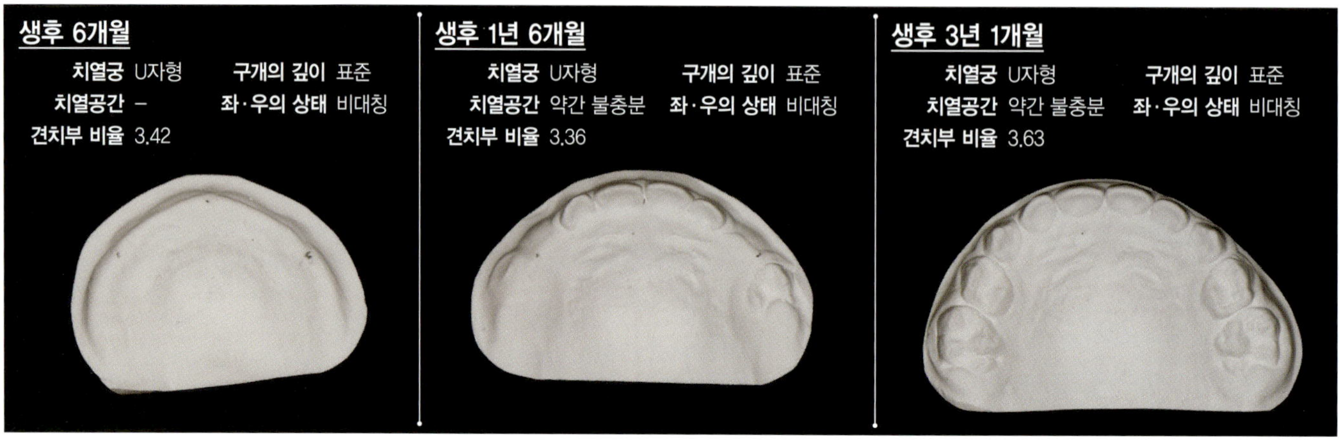

아기치과 진료를 희망하면서 내원한 생후 5개월 된 여자아이이다. 아기 엄마는 흡인분만으로 두개가 변형된 것에 대해 신경을 쓰고 있었으며, 내원 전에 산부인과에서 상담했다. 베개 사용법을 조언받아서 해 봤으나 특별한 변화가 없어서 고민하였다.

초진 모형에서 좌우 비대칭이라는 것과 치조제 형태에서 좌·우 두께 차가 보이는 것은 두개변형의 영향을 받은 것이라고 추측된다. 두개변형 치료로 도수치료와 헬멧요법을 제안하자 도수요법을 선택하였다. 또한 엎드려 놀기에도 좌·우 움직임에 차이가 있기 때문에 몸의 좌·우 차를 개선하기 위한 노력을 했다. 그 후 정기적으로 내원하였기에 수유 시 안는 방법, 재우는 방법 등을 신경써서 지도하였다. 가정에서는 적극적으로 도수요법을 하였다. 아기 엄마는 이유식으로 고형식을 꺼려하였으나, 1년이 지날 때부터 환아 스스로 적극적으로 손으로 먹게 되었다. 환아에게는 먹을 때 턱을 드는 버릇이 있어서 먹는 방법과 손의 사용법을 조언하였다. 1년 6개월경에는 턱 습관이 소실되었다.

1년 6개월 모형에서는 절치부 좌·우 차는 거의 소실되었다. 단 정중구개봉합은 경구개부(모형 후방부)가 좌측으로 틀어진 것을 확인할 수 있다. 3년 시점에도 좌·우 차는 있으나, 구개는 깊어지지 않고 치열궁도 U자형으로 공간이 보인다. 정중구개봉합의 구개후방부의 차이는 두개관부터 접형골부까지 좌·우 차의 영향이라고 생각된다.

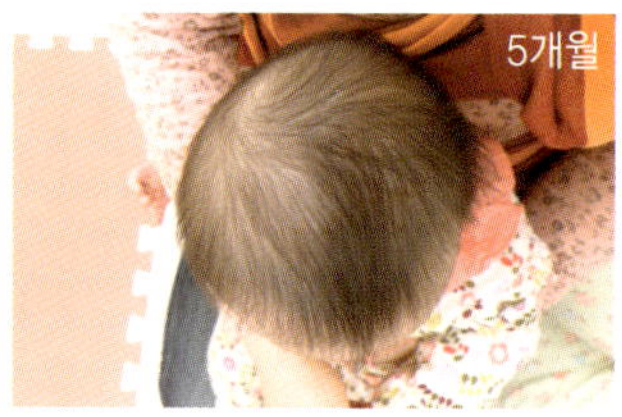

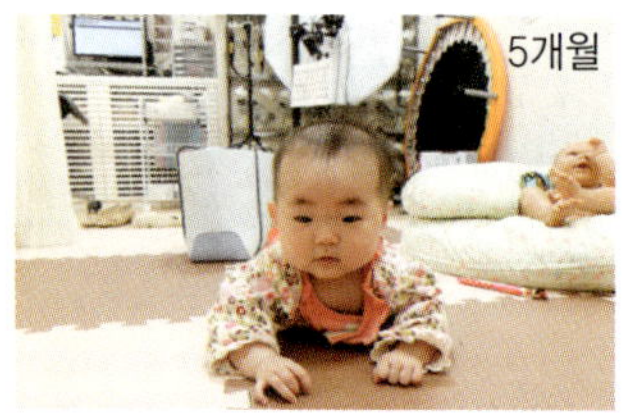

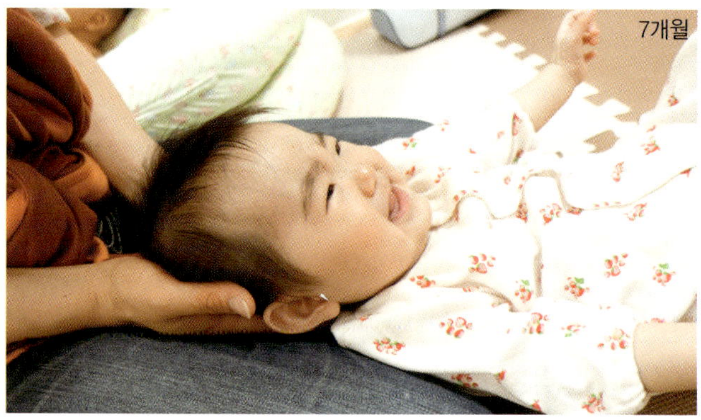

본 증례에서는 구강발육에 있어 좌우대칭의 중요성을 아기 엄마가 충분히 이해했기 때문에 아기치과의 범위에서 충분한 결과를 얻었다. 이후 구치부 교합상태에 따라서는 교정치과치료가 필요할 수도 있다. 앞일을 생각하면서 신뢰관계를 구축해 나가는 것이 중요하다.

증례 10 발달지연이 의심되는 증례

환자 초진 시: 3개월 성별: 남 출생 시 체중: 3,030g

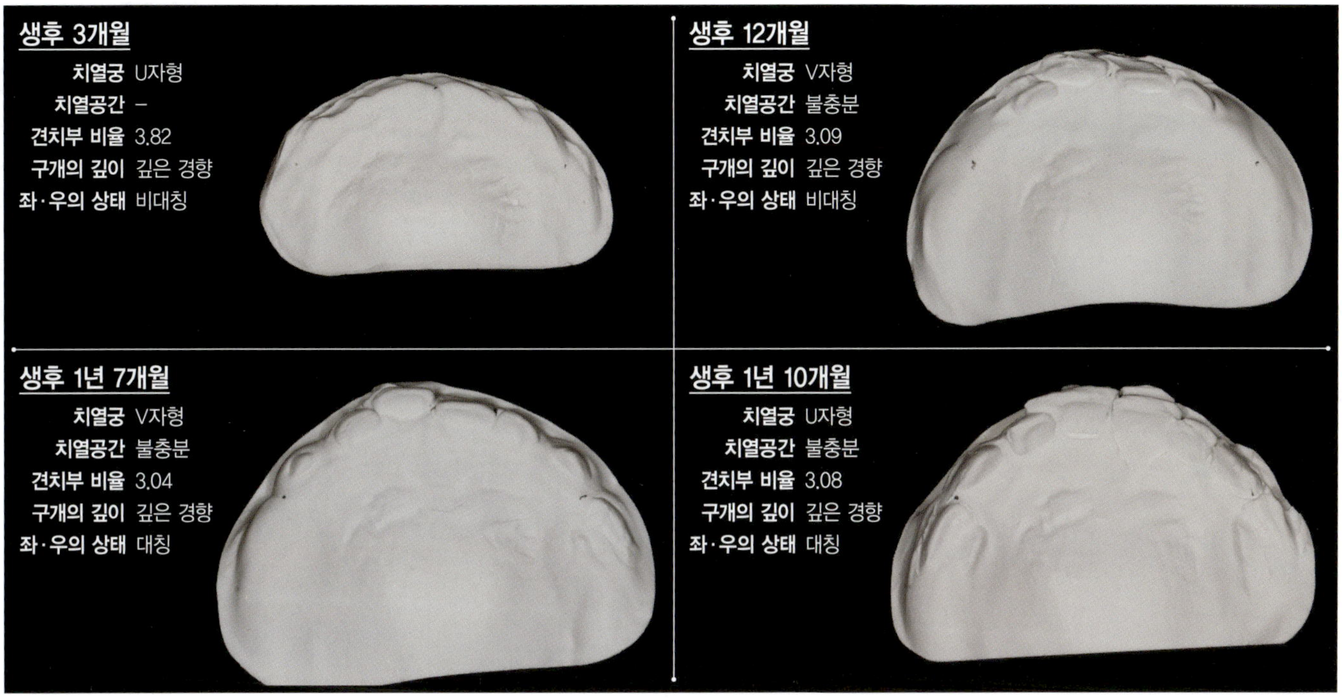

누나가 아기치과 진료를 받아서 환아도 자연스럽게 생후 3개월에 내원하였다. 초진 모형에서는 구개 요철감이 강하고 좌우 비대칭도 컸다. 7개월 때 소아과에서 발달지연을 진단받았고, 구강에도 발육부전이 보였다. 전신 발달을 통해서 구강 발달을 도모하는 것, 월령이 아닌 환아의 발달에 맞게 하는 것의 중요성을 보호자에게 설명하였다.

12개월 시점에서는 구개 형태에 개선이 보이지 않았다. 그 후 엎드려 놀기와 배밀이 자세가 많이 보이면서, 몸을 지지하는 감각을 기억하도록 밸런스볼을 사용한 놀이를 제안했다. 이때부터 먹는 데 흥미를 보이고, 베어 무는 것을 적극적으로 하게 되었다. 1년 7개월이 되면서 구개 형태도 좌우대칭으로 서서히 개선되었다. 1년 10개월 모형에서는 명확해졌다. 견치부 비율은 생후 1년간 변화가 매우 컸으나, 그 후는 안정되었다.

아기치과는 전신적인 영향을 고려한다. 보호자는 발달지연에 대해서 불안한 모습이었다. 그러한 중에 구강 발달은 출산 후에 비하여 놀라울 정도로 양호한 형태와 기능을 획득할 수 있었던 것은 기쁜 일이다. 또한 자주 내원하는 보호자의 이야기를 들으면서 불안요소를 제거해 주는 것도 좋다. 치과의원이 가능한 한 보호자에게 다가갈 수 있는 장소가 되기를 바란다.

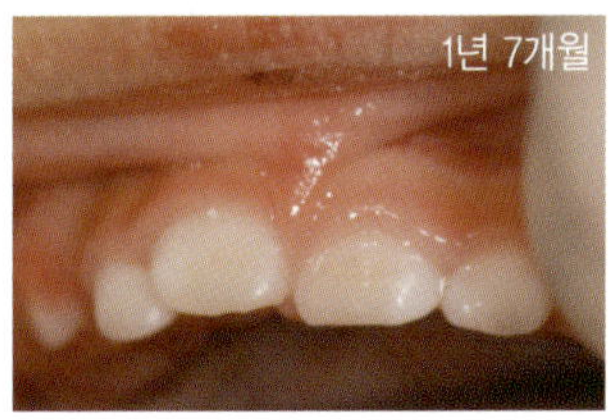

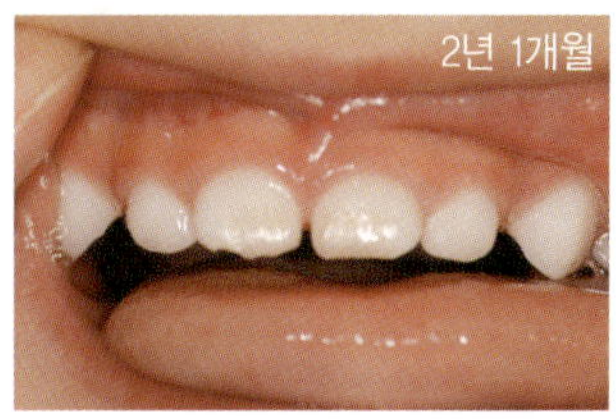

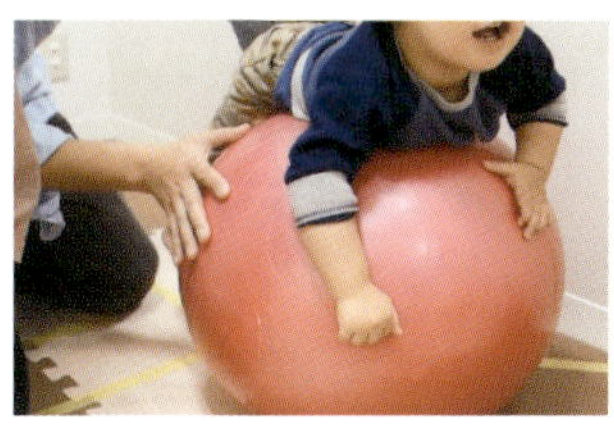
안전을 배려해서 실시한다.

증례 11 표준적인 성장이 보이는 증례

환자 초진 시: 4개월 성별: 여 출생 시 체중: 3,484g

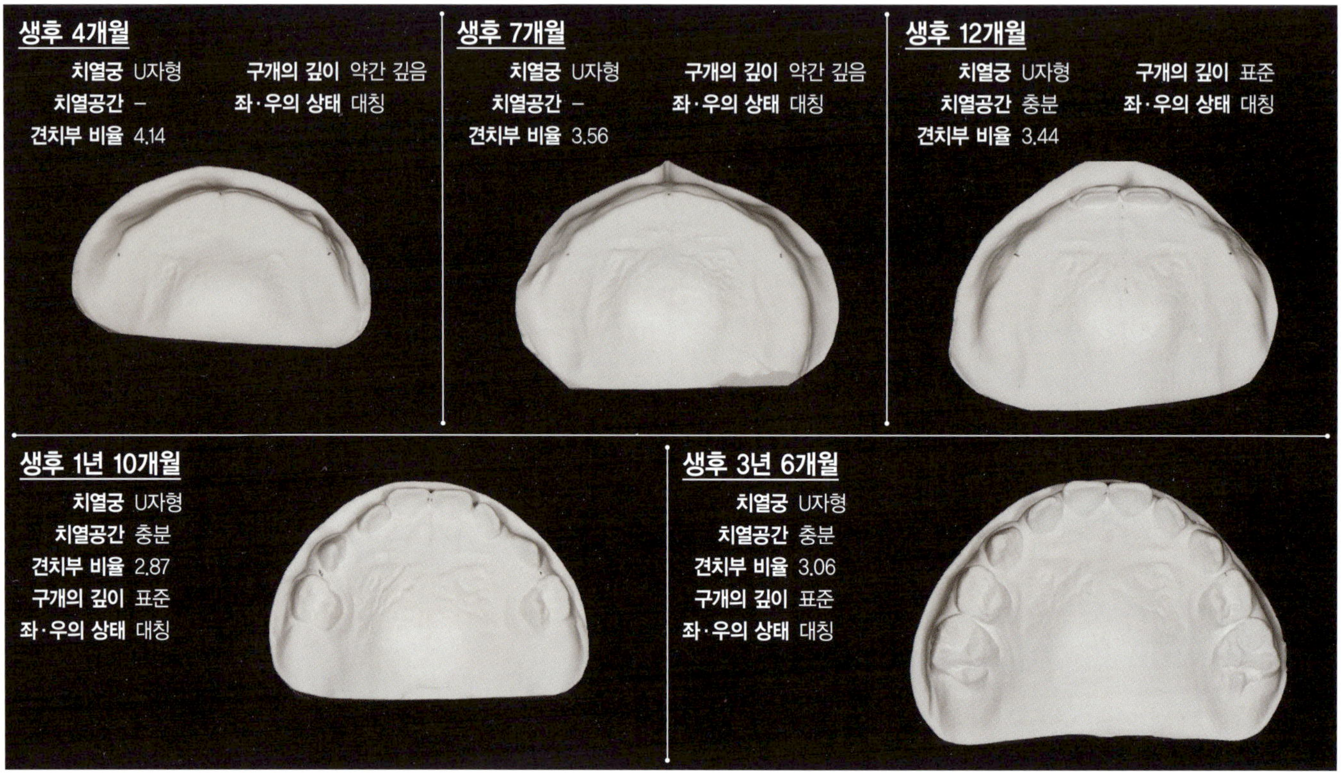

형제가 본원에 다니고 있어서 임신 중에 아기치과를 알았고 4개월에 내원한 여자아이로, 5남매 중 막내이다. 어느 정도 아기치과 내용을 이해하고 있었지만, 위의 아이들과 다른 면이 있어서 환아의 성장에 대해 지도하게 되었다.

초진 모형에서는 구개는 약간 깊고 좌·우 차가 없는 U자형 치열궁으로 양호한 상태를 보였다. 안는 방식과 엎드려 놀기에 대한 조언을 하여, 6개월경에는 몸이 잘 펴지는 모습을 보였다. 11개월경부터는 식욕도 왕성해져서 핑거푸드를 권유하였고 환아가 즐겁게 먹게 되었다.

1년경에 치아 총생이 보였으나, 그 후 치아공간이 충분히 보이게 되고 매우 양호한 경과를 보였다. 견치부 비율을 초진 때부터 지켜보니, 생후 1년간 감소 경향이 있었으나 그 후에는 감소하지 않았다. 견치부 비율 감소에는 두 가지를 생각해야 한다. 측방 폭경에 비해 전방 성장이 크

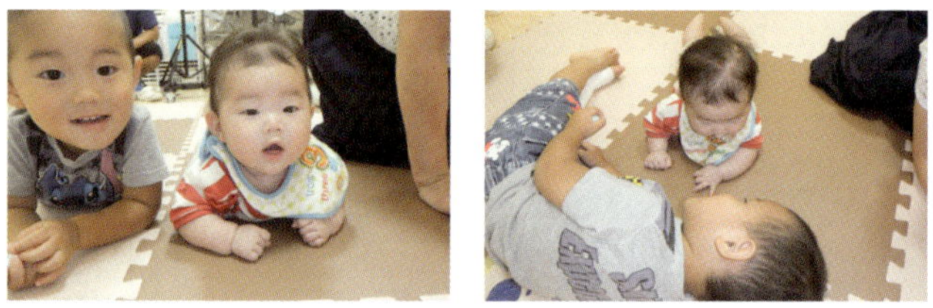
오빠와 언니의 존재는 아기의 좋은 놀이 상대만이 아니라, 아기에게 놀고 싶고 먹고 싶은 욕구를 자연스럽게 불러일으켜 준다.

게 되는 것과, 반대로 견치 간 폭경이 증가하지 않아서이다. 치열궁 형태와 구개 깊이가 표준적이라고 좋은 치열궁이 되는 것은 아니다.

본 증례는 3년 6개월 모형에서 보면 양호한 형태이다. 치열이 양호하다고 아기치과에서 관여할 것이 없다는 것은 아니고, '치료가 되었다고 해도 치료를 견딜 수 있는 기초체력을 얻기 위해' 아기치과로서 대처해 가는 것이 중요하다고 할 수 있다.

참고문헌

Part 1

1. 内閣府. 出生数・出生率の推移. https://www8.cao.go.jp/shoushi/shoushika/data/shusshou.html (2020年2月20日アクセス).
2. 元開富士雄. 保育と口腔・考ー保育という観点から口腔機能をみるー 26. これからの咬合誘導を考える2. 咬合誘導を実践するための準備. 小児歯科臨床 2019;6.
3. 栃内 新. 進化から見た病気―「ダーウィン医学」のすすめ. 東京:講談社, 2009.
4. 鳴本敬一郎, 杉浦 基. 日本人女性の骨盤は変化してきているのか?―骨盤形態に関する研究の道のり―. 助産雑誌 2014;68(2):132-136.
5. 高橋尚彦, 柳澤 隆. 近年の妊婦骨盤形態の特長について― 20 年前との比較検討― 母性衛生1985;26 (2):269-274.
6. 正木健雄. 子どもの体力. 東京:国民文庫, 1979.
7. 清水みどり, 野井真吾, 正木健雄. 子どもの背筋力低下に関する研究 過年度との比較から. 日本体育大学紀要 2004;33(2):119-127.
8. 阿部茂明, 野井真吾, 中島綾子, 下里彩香, 鹿野晶子, 七戸 藍, 正木健雄. 子どもの"からだのおかしさ"に関する保育・教育現場の実感―「子どものからだの調査2010」の結果を基に―. 日本体育大学紀要 2011;41 (1);65-85.
9. Enlow DE, Hans MG(著), 黒田敬之(監訳), 宮下邦彦(訳). 顔面成長発育の基礎 第2版. 東京:クインテッセンス出版, 2016.
10. 金澤英作, 葛西一貴(編著). 歯科に役立つ人類学―進化からさぐる歯科疾患―. 東京:わかば出版, 2010.
11. 石田 晃. 咬合力・咀嚼力および矯正力に対する頭蓋の力学的反応機構に関する実験的研究. 歯基礎誌 1972;14(3):323-341.
12. 天野 仁一朗. 咬合、咀嚼運動および嚥下運動時の顎骨のひずみについて. 歯基礎誌 1970;12(1):52-87.
13. Mew J(著), 北總征男(監訳). 不正咬合の原因と治療. 東京:東京臨床出版, 2017.
14. 木南秀雄. 小児歯科医は咬合育成のために何をすべきなのか? 小児歯科臨床 1999;11(4):81-95.
15. 三谷 寧. 頭位と不正咬合. 赤ちゃん歯科ネットワーク 2019;6:83-91.
16. 清川輝基, 山田眞理子, 古野陽一. ネットに奪われる子どもたち. 東京:少年写真新聞社, 2014.
17. Kendall FP, McCreary EK, Provance PG(著), 栢森良二(監訳). 筋:機能とテスト―姿勢と痛み. 新潟:西村書店, 2006.
18. Milanesi JM, Borin G, Corrêa EC, da Silva AM, Bortoluzzi DC, Souza JA. Impact of the mouth breathing occurred during childhood in the adult age:biophotogrammetric postural analysis. Int J Pediatr Otorhinolaryngol 2011;75(8):999-1004.
19. 総務省. 広域連携が困難な市町村における補完のあり方に関する研究会資料「人口動態・家族のあり方等社会構造の変化について」. http://www.soumu.go.jp/main_content/000452791.pdf(2020年1月6日アクセス).
20. NHKスペシャル取材班. ママたちが非常事態!? 最新科学で読み解くニッポンの子育て. 東京:ポプラ社, 2016.
21. 厚生労働省子ども家庭局保育課. Press Release 保育所等関連状況取りまとめ(平成30年4月1日). https://www.mhlw.go.jp/content/11907000/000350592.pdf(2020年1月6日アクセス).
22. 厚生労働省(編). 保育所保育指針解説書. 東京:フレーベル館, 2018.
23. 厚生労働省雇用均等・児童家庭局. 総合施設モデル事業評価委員会(第2回)議事次第 参考資料 幼稚園と保育所の基準の比較. https://www.mhlw.go.jp/shingi/2005/10/s1024-11d.html(2020年2月12日アクセス).
24. Myers TW(著), 板場英行, 石井慎一郎(訳). アナトミー・トレイン 徒手運動療法のための筋筋膜経線 第3版. 東京:医学書院, 2016.
25. 野中哲士. 具体の知能 新・身体とシステム. 東京:金子書房, 2016.
26. 池田靖子. 「斎藤公子の保育」を実践するこども園での口腔機能獲得―お口育てへのアプローチ―. 小児歯科臨床 2017;22(5):16-23.
27. 山城雄一郎 et, al. 特集 生活習慣病と子ども―DOHaDと健康のカギ. 小児科診療 2018;81(10).

Part 2

1. 多賀厳太郎. 脳と身体の動的デザイン―運動・知覚の非線形力学と発達. 東京:金子書房, 2002.
2. 成田奈緒子. 脳の進化で子どもが育つ―古い脳と新しい脳の機能をよく知って―. 東京:芽ばえ社, 2006.
3. 成田奈緒子. 早起きリズムで脳を育てる―脳・こころ・からだの正三角形―. 東京:芽ばえ社, 2012.
4. 山口平八, 清水フサ子. 子どもの「手づかみ食べ」はなぜ良いのか?. 東京:IDP出版, 2016.
5. 澤口俊之. 幼児教育と脳. 東京:文藝春秋, 1999.
6. 新井邦二郎(編著). 図でわかる発達心理学. 東京:福村出版, 1997.
7. 塩原麻里. ジャック=ダルクローズのリトミック. 音楽教育実践ジャーナル 2009;6(2):55-62.
8. 林万リ(監修). やさしく学ぶからだの発達 Part2. 東京:全国障害者問題研究会出版部, 2015.
9. 江崎 秀, 林 健司, 都甲 潔. 自己組織化とは何か 第2版―自分で自分を作り上げる驚異の現象とその応用. 東京:講談社, 2009.
10. 神山 潤. 「夜ふかし」の脳科学 子どもの心と体を壊すもの. 東京:中央公論新社, 2005.
11. 古谷真樹, 山尾 碧, 田中秀樹. 幼児の夜ふかしと主養育者に対する睡眠教育の重要性. 小児保健研究 2008;6(3):504-512.
12. 安藤寿康. 人間行動遺伝学と教育. 教育心理学研究 1992;40(1):96-107.
13. 益田 慎. 乳幼児の摂食嚥下障害への対応. 口咽科 2018;31:(2):171-173.
14. 金子芳洋. 障害者の摂食のためのリハビリテーション. 日歯医師会誌 1990;43(2);143-148.
15. World Health Organization. The implications for training of embracing :a life course approach to health. World Health Organization, 2000.
16. 厚生労働省. 成長曲線. https://www.mhlw.go.jp/shingi/2004/02/dl/s0219-3b.pdf(2020年2月12日アクセス).
17. 奥田援史. 幼児の身体的不器用さに関する研究. 滋賀大学教育学部紀要 2007;57:1-5.
18. 長谷剛志. 食行動の発達と減退からみた口腔機能の変化―摂食嚥下障害のメカニズムを考える―. 2015;25(4):231-235.
19. 明和政子. ヒトの発達の謎を解く ―胎児期から人類の未来まで. 東京:筑摩書房, 2019.
20. 吉田敦子, 杉上貴子. 新版 おなかにいるときからはじめるべびぃケア:妊娠・出産・育児を気持ちよく. 東京:合同出版, 2018.
21. 奈良貴史. ヒトはなぜ難産なのか お産からみる人類進化. 東京:岩波書店, 2012.
22. 高原和子, 瀧 信子, 矢野咲子, 川 鮎子, 小松恵理子. 幼児の自発的なダンボール遊びにおける動きの内容. 福岡女学院大学大学院紀要 発達教育学 2018;6:33.
23. 多賀厳太郎. 運動と知覚の初期発達. バイオメカニズム学会誌 2002;26(1):3-6.
24. 上杉雅之(監修). イラストでわかる人間発達学. 東京:医歯薬出版, 2015.
25. 北村晋一(編著). 乳幼児の運動発達と支援 気になる動きと弱さへの指導. 東京:群青社, 2013.
26. 冨田昌夫. 臨床動作分析―PT・OTの実践に役立つ理論と技術―. 東京:三輪書店, 2018.
27. 冨田昌夫. アフォーダンスの知覚と理学療法への展開. 理学療法学 2008;35(4):216-222.
28. 榊原洋一. 子どもの脳の発達 臨界期・敏感期 早期教育で知能は大きく伸びるのか?. 東京:講談社, 2004.
29. Pfeifer R, Scheier C(著), 石黒章夫, 小林 宏, 細田 耕 (監訳). 知の創成―身体性認知科学への招待―. 東京:共立出版, 2001.
30. 金子芳洋. 食べる機能の障害 その考え方とリハビリテーション. 東京:医歯薬出版, 1987.

31. 井上美津子. 小児期における歯·口腔の発育と食べる機能·行動の発達. 老年歯学 2015;30(3):288-292.

Part 3

1. 長谷川正康 . 歯科の歴史おもしろ読本. 東京:クインテッセンス出版, 1993.
2. 森 裕紀, 國吉康夫 . 触覚を通して反射的行動を自己組織化する子宮内胎児の神経系発達モデル. 日本ロボット学会誌 2010;28(8):1014-1024.
3. Mew J(著), 北總征男(監訳). 不正咬合の原因と治療. 東京:東京臨床出版, 2017.
4. Ishida F, Ukai Y, Shimizu T. Palate and alveolar ridge development in predental infants: a longitudinal study. Eur J Paediatr Dent 2016;17(2):155-163.
5. 中西正尚, 山田 賢, 中原弘美, 田村康夫. 授乳方法がその後の口腔機能発達に及ぼす影響. 小児歯誌 2006;44(1):48-54.
6. 永石恵子, 小倉英稔, 西田宜弘, 近藤亜子, 田村康夫. 無歯期乳児の口蓋形態の特徴および成長による変化. 小児歯誌 2011;49(5):439-451.
7. 坂下玲子. 口の健康は生後1年が大きなカギを握っている. 赤ちゃん歯科ネットワーク 1(1);2014:8-16.
8. 大村吉幸, 國吉康夫. 初期運動発達に関わる神経発達. ベビーサイエンス 2014;14:44-67.
9. 友永雅己, 松沢哲郎, 河合優年, 落合正行, 牧岡省吾, 定藤規弘, 小田洋一, 藤田哲也. 認知発達と進化 (認知科学の新展開 1). 東京:岩波書店, 2001.
10. 池谷真梨子. 乳幼児の手づかみ食べの発達過程とその料理要因の分析. 日本調理科学会誌 2016;49(6):371-376.

Part 4

1. 上杉雅之(監修). イラストでわかる人間発達学. 東京:医歯薬出版, 2015.
2. 白田千代子, 井上美津子. 特集 乳歯が生えてきた! ばっちりわかるここからのケア&指導 とじ込み付録. 歯科衛生士 2013;37(4).
3. 向井 將, 向井千珈子, 新田暢圭. 新生児·乳児の鼻閉. 耳鼻臨床 1997;90(11):1223-1227.
4. 子どものからだと心連絡会議, 子どものからだと心白書2017編集委員会. 子どものからだと心白書2017. 東京:ブックハウス·エイチディ, 2017.
5. 北村龍二, 平野吉子, 宮崎 正, 西尾順太郎. 超未熟児の学齢期における歯科検診と頭蓋·顎顔面形態のX線学的分析. 小児口腔外科 1992;2(2):124-130.
6. 藤原理彦. 極小未熟児·超未熟児の頭蓋および顎顔面形態に関する研究. 小児歯誌1988;26(1):55-79.
7. 園部恭子. 極小·超未熟児の咬合力および咀嚼能力について:IIA 期およびIII A期における健常児との比較. 小児歯誌1996;34(1):110-128.
8. 船越禧征, 櫛田雄一, 稗田豊治. 低出生体重児(未熟児)の歯科的観察. 小児歯誌 1980;18(1):35-41.
9. Litonjua AA, Carey VJ, Laranjo N, Harshfield BJ, McElrath TF, O'Connor GT, Sandel M, Iverson RE Jr, Lee-Paritz A, Strunk RC, Bacharier LB, Macones GA, Zeiger RS, Schatz M, Hollis BW, Hornsby E, Hawrylowicz C, Wu AC, Weiss ST. Effect of Prenatal Supplementation With Vitamin D on Asthma or Recurrent Wheezing in Offspring by Age 3 Years:The VDAART Randomized Clinical Trial. JAMA 2016;315(4):362 370.
10. 田村英子. 未熟児の燐及びカルシウム代謝に関する研究3.日本小児科学会雑誌1963;67(9):615-619.
11. 吉田憲司, 深谷昌彦, 金子道生, 荒尾宗孝, 稲本 浩, 久保誼修, 白数力也, 古田治彦, 福田仁一, 喜久田利弘, 都 温彦, 宇治寿隆, 升井一朗, 本田武司. 顎変形症患者の疫学調査 質問紙法調査を中心に. 日本顎変形症学会雑誌 1996;6(1):63-75.
12. 名須川知子, 上月素子, 井上千晶, 番匠明美, 濱田格子, 新道由記子. 世代間交流としての子育て支援に関する研究:祖父母世代の意識調査から. 兵庫教育大学研究紀要 2015;47:11-18.
13. 新井陽子, 市川久美子, 稲葉 裕, 岩崎美和, 海野信也, 生地 新, 岡山久代, 香取洋子, 菊池昭彦, 後藤裕明, 齋藤昭彦, 志賀健太郎, 島袋香子, 染谷奈々子, 高橋眞理, 武下草生子, 只木弘美, 立岡弓子, 中村友彦, 深山治久, 福地麻貴子, 鉾碕竜範, 溝田 淳, 宮前多佳子, 森雅 亮, 横田俊平. 母子看護 母性看護 小児看護(第12版). 東京:医学書院, 2018.
14. 川口幸義, 松下明成, 河合尚志, 古田千事. 斜位乳児のハンドリングの指導について. 整形外科と災害外科 1980;29(2):197-201.
15. 吉田敦子, 杉上貴子. 新版 おなかにいるときからはじめるべびぃケア:妊娠·出産·育児を気持ちよく. 東京:合同出版, 2018.
16. 関崎和夫, 高橋喜見子, 有田信一(監著), 里見 優, 菊地紗恵子, 小石 剛, 清水清恵, 相馬美恵, 田井規能, 高野 真, 外木徳子, 中島隆敏, 西川岳儀, 益子正範, 町田直樹, 三谷 寧(著). GP·小児·矯正が共に考える 実践早期治療—子どもの育ちをサポートするために—. 東京:クインテッセンス出版, 2018.
17. 田中肇, 福田郁江, 宮本晶恵, 岡 隆治, 川田友美, 長 和彦. 乳児期における腹臥位遊びと運動発達との関係に関するアンケート調査. 小児歯誌 2010;114(7):1060-1064.
18. Kluba S, Roßkopf F, Kraut W, Peters JP, Calgeer B, Reinert S, Krimmel M. Malocclusion in the primary dentition in children with and without deformational plagiocephaly. Clin Oral Investig 2016;20(9):2395-2401.
19. Deshayes MJ. Biomechanics relative to the process of flexion of the basicranium. Introduction to Cranexplo analysis. 顎顔面口腔育成研究会誌 2016;4(1).
20. マルコ·イアコボーニ(著), 塩原通緒(訳). ミラーニューロンの発見—「物まね細胞」が明かす驚きの脳科学. 早川書房, 2009.
21. 稲坂 恵. 子どもは転んでも顔を守れる 赤ちゃん時代に獲得する防衛反応. 日本セーフティプロモーション学会誌 2018;11(2):23-27.
22. Proffit wr(著), 高田健治(訳). 新版 プロフィトの現代歯科矯正学. 東京:クインテッセンス出版, 2004.
23. 湖城秀久. 乳児の歯列の成長発育に関する研究. 上, 下顎歯槽部および口蓋部の三次元的計測. 小児歯誌1988;26(1):112-130.
24. Ishida F, Mashiko M, Shimabukuro I, Yamamoto S, Shimizu K, Maeda T. 3-D image analysis on palate growth changes from birth to 1 month in healthy infants. Pediatric Dental Journal 2013;23:37-43.
25. Eguchi S, Townsend GC, Richards LC, Hughes T, Kasai K. Genetic contribution to dental arch size variation in Australian twins. Arch Oral Biol 2004;49(12):1015-1024.
26. 新井邦二郎(編著). 図でわかる発達心理学. 東京:福村出版, 1997.
27. 山口 創. 皮膚感覚の不思議. 東京:講談社, 2006.
28. 吉田邦夫. [図解]手を添えるだけで骨のゆがみがなおる!. 京都:PHP研究所, 2008.
29. 阿部ヤヱ(著), 福音館書店母の友編集部(編集).「わらべうた」で子育て 入門編. 東京:福音館書店, 2002.
30. 阿部ヤヱ(著), 福音館書店母の友編集部(編集).「わらべうた」で子育て 応用編. 東京:福音館書店, 2003.
31. 山田好秋. よくわかる 摂食·嚥下のメカニズム 第2版. 東京:医歯薬出版, 2013.
32. 日本小児科学会. Injury Alert(傷害速報). https://www.jpeds.or.jp/modules/injuryalert/(2020年2月13日アクセス).
33. 岡崎好秀. 世界最強の歯科保健指導 上巻—診療室から食育まで—. 東京:クインテッセンス出版, 2017.
34. Hesselmar B, Sjöberg F, Saalman R, Aberg N, Adlerberth I, Wold AE. Pacifier cleaning practices and risk of allergy development. Pediatrics 2013;131(6):e1829-1837.
35. Wakaguri S, Aida J, Osaka K, Morita M, Ando Y. Association between caregiver behaviours to prevent vertical transmission and dental caries in their 3-year-old children. Caries Res 2011;45(3):281-286.
36. 久保良美, 吉澤和子. 児童のアレルギーリスクと乳児期の噛み与えの負の関連性:横断研究. 日本予防医学会雑誌2015;10(1):19-24.
37. van Wijk RM, van Vlimmeren LA, Groothuis-Oudshoorn CG, Van der Ploeg CP, Ijzerman MJ, Boere-Boonekamp MM. Helmet therapy in infants with positional skull deformation:randomised controlled trial. BMJ 2014;348:g2741.
38. 久徳茂雄, 稲垣隆介, 岩永紘征, 梶本宣永, 大谷一弘, 上田晃一. 頭蓋縫合早期癒合症に対する外科治療 本邦での歴史といくつかの考え. 創傷 2017;8(1):1-6.
39. 四元みか, 川越佳昭. 固形食移行期における20食品の摂取状況についての縦断的調査〜鹿児島県の一地方自治体における7月児健診から3歳児健診までのアンケート調査〜. 小児保健研究 2018;77(1):50-60.

Part 5

1. 池田靖子. こども園との取り組みから咬合誘導を考える. 小児歯科臨床 2019;12:61-68.

찾아보기

국문

영문